The Rehabilitation Medicine Volume

Interpretation
of Clinical Pathway

2022年版

临 床 路 径 释 义
INTERPRETATION OF CLINICAL PATHWAY
康复医学科分册

名誉主编 励建安

主 编 岳寿伟

中国协和医科大学出版社
北 京

图书在版编目（CIP）数据

临床路径释义·康复医学科分册/岳寿伟主编．—北京：中国协和医科大学出版社，2022.5
ISBN 978-7-5679-1943-3

Ⅰ．①临… Ⅱ．①岳… Ⅲ．①临床医学-技术操作规程 ②康复医学-技术操作规程 Ⅳ．①R4-65

中国版本图书馆 CIP 数据核字（2022）第 042081 号

临床路径释义·康复医学科分册

名 誉 主 编：励建安
主 　 　 编：岳寿伟
责 任 编 辑：许进力　王朝霞
丛书总策划：张晶晶　冯佳佳
本 书 策 划：刘　雪　张晶晶

出版发行：**中国协和医科大学出版社**
（北京市东城区东单三条 9 号　邮编 100730　电话 010-65260431）
网　　　址：www.pumcp.com
经　　　销：新华书店总店北京发行所
印　　　刷：北京虎彩文化传播有限公司

开　　本：787mm×1092mm　1/16
印　　张：19.5
字　　数：510 千字
版　　次：2022 年 5 月第 1 版
印　　次：2022 年 5 月第 1 次印刷
定　　价：92.00 元

ISBN 978-7-5679-1943-3

编 委 会

陈丽霞　北京协和医院
罗杰峰　广西医科大学第二附属医院
岳寿伟　山东大学齐鲁医院
周谋望　北京大学第三医院
胡昔权　中山大学第三医院
秦安京　首都医科大学附属复兴医院
袁　华　第四军医大学西京医院
倪朝民　安徽省立医院
黄晓琳　华中科技大学同济医学院附属同济医院
黄碧波　首都医科大学附属复兴医院
谢　青　上海交通大学附属瑞金医院
廖维靖　武汉大学中南医院

序 言

　　2017 年国务院经中央政治局批准，颁布《"健康中国 2030"发展规划纲要》，强调疾病早期诊断、早期治疗和早期康复；国家卫生健康委员会已经多次颁布多种疾病的康复医学临床路径，以规范行为，提升水平。为此，由中华医学会物理医学与康复医学分会承担《临床路径释义·康复医学科分册》的撰写，即将奉献给各位读者。

　　本书的作者都是康复医学临床路径的制定者和资深康复医学专家，旨在对国家卫生健康委员会颁布的康复医学临床路径进行对应的临床应用解读，对存在的各种疑虑进行有关解释，并为读者的临床应用提供思路。本书不仅适用于所有开展临床路径的康复医学工作者，也对临床各科专科技术人员更好地理解和应用康复医学知识与技能有重要的参考价值。

　　编写过程中我们深感目前康复医学临床路径制定和执行的困难，这不仅由于康复医疗工作尚存不规范现象，也在于本学科的复杂性和多样性。但是临床路径的工作必须推行。无论前面有多少艰难险阻，我们都不得不积极面对，认真总结，在实践中不断完善。我们期盼广大读者和我们多多联系，及时反馈有关问题，以利今后临床路径修订和本书再版时及时纠正。

南京医科大学第一附属医院康复医学中心主任

美国医学科学院国际院士

前 言

开展临床路径工作是我国医药卫生改革的重要举措。临床路径在医疗机构中的实施为医院医疗质量管理提供标准和依据，是医院管理的抓手，是实实在在的医院内涵建设的基础，是一场重要的医院管理革命。

为更好地贯彻国务院深化医药卫生体制改革的有关精神，帮助各级医疗机构开展临床路径管理，保证临床路径工作顺利进行，自2011年起，受国家卫生健康管理部门委托，中国医学科学院承担了组织编写《临床路径释义》的工作。

在医院管理实践中，提高医疗质量、降低医疗费用、防止过度医疗是世界各国都在努力解决的问题。其重点在于规范医疗行为，控制成本过快增长与有效利用资源。研究与实践证实，临床路径管理是解决上述问题的有效途径，尤其在优化资源利用、节省成本、避免不必要检查与药物应用、建立较好医疗组合、提高患者满意度、减少文书作业、减少人为疏失等诸多方面优势明显。因此，临床路径管理在医改中扮演着重要角色。2016年11月，中共中央办公厅、国务院办公厅转发《国务院深化医药卫生体制改革领导小组关于进一步推广深化医药卫生体制改革经验的若干意见》，提出加强公立医院精细化管理，将推进临床路径管理作为一项重要的经验和任务予以强调。国家卫生健康管理部门也提出了临床路径管理"四个结合"的要求，即临床路径管理与医疗质量控制和绩效考核相结合、与医疗服务费用调整相结合、与支付方式改革相结合、与医疗机构信息化建设相结合。2021年1月，国家卫健委、医保局、财政部等8部委联合下发《关于进一步规范医疗行为促进合理医疗检查的指导意见》，明确要求国家卫健委组织制定国家临床诊疗指南、临床技术操作规范、合理用药指导原则、临床路径等；并要求截至2022年底前，三级医院50%出院患者、二级医院70%出院患者要按照临床路径管理。

临床路径管理工作中遇到的问题，既有临床方面的问题，也有管理方面的问题，最主要是对临床路径的理解一致性问题。这就需要统一思想，在实践中探索解决问题的最佳方案。《临床路径释义》是对临床路径的答疑解惑及补充说明，通过解读每一个具体操作流程，提高医疗机构管理人员和医务人员对临床路径管理工作的认识，帮助相关人员准确地理解、把握和正确运用临床路径，合理配置医疗资源，规范医疗行为，提高医疗质量，保证医疗安全。

本书由岳寿伟教授等数位知名专家亲自编写审定。编写前，各位专家认真研讨了临床路径在实施过程中各级医院遇到的普遍性问题，在专业与管理两个层面，从医师、药师、护士、患者多个角度进行了释义和补充，供临床路径管理者和实践者参考。

对于每个病种，我们在临床路径原文基础上补充了"医疗质量控制指标""疾病编码"和"检索方法""国家医疗保障疾病诊断相关分组"四个项目，将临床路径表单细化为"医师表单""护士表单"和"患者表单"，并对临床路径及释义中涉及的"给药方案"进行了详细的解读，即细化为"给药流程图""用药选择""药学提示""注意事项"，同时补充了"护理规范""营养治疗规范""患者健康宣教"等内容。在本书最后，为帮助实现临床路径病案质量的全程监控，我们在附录中增设"病案质量监控表单"，作为医务人员书写病案时的参考，同时作为病案质控人员在监控及评估时评定标准的指导。

"疾病编码"可以看作适用对象的释义，兼具标准化意义，使全国各医疗机构能够有统一标准，明确进入临床路径的范围。对于临床路径公布时个别不准确的编码我们也给予了修正和补充。增加"检索方法"是为了使医院运用信息化工具管理临床路径时，可以全面考虑所有因素，避免漏检、误检数据。这样医院检索获取的数据才能更完整，也有助于卫生行政部门的统计和考核。增加"国家医疗保障疾病诊断相关分组"是将临床路径与DRG有机结合起来，临床路径的实施可为DRG支付方式的实施提供医疗质量与安全保障，弥补其对临床诊疗过程监管的不足。随着更多病例进入临床路径，也有助于DRG支付方式的科学管理，临床路径与DRG支付方式具有协同互促的效应。

依国际惯例，临床路径表单细化为"医师表单""护士表单"和"患者表单"，责权分明，便于使用。这些仅为专家的建议方案，具体施行起来，各医疗机构还需根据实际情况修改。

实施临床路径管理意义重大，但同时也艰巨而复杂。在组织编写这套释义的过程中，我们对此深有体会。本书附录对制定/修订《临床路径释义》的基本方法与程序进行了详细的描述，因时间和条件限制，书中不足之处难免，欢迎同行诸君批评指正。

编　者

2022 年 2 月

目 录

第一章

颅脑损伤恢复期康复临床路径释义

【医疗质量控制指标】

指标一、所有住院颅脑损伤患者在住院期间至少进行一次以上的康复评定。

指标二、康复评定需在国际功能、残疾和健康分类（International Classification of Functioning, Disability and Health, ICF）框架下3个层面来进行，即组织器官、日常生活能力和社会参与。

指标三、颅脑损伤患者如评定存有功能障碍，应尽早制定康复干预方案，进行康复治疗。

一、颅脑损伤编码

疾病名称及编码：颅内损伤后遗症（ICD-10：T90.5）

二、临床路径检索方法

T90.5

三、国家医疗保障疾病诊断相关分组（CHS-DRG）

MDCB　神经系统疾病及功能障碍

BZ1　神经系统其他疾患

四、颅脑损伤恢复期康复临床路径标准住院流程

（一）适用对象

第一诊断为颅脑损伤，已行手术治疗或无手术治疗指征，生命体征稳定。

> **释义**
>
> ■第一诊断为颅脑损伤，已行手术治疗或无手术治疗指征，生命体征稳定（ICD-10：T90.5）。
>
> ■本路径适用对象为临床诊断为颅脑损伤后恢复期的患者，如合并脑梗死、脑积水、脑出血等并发症，需进入其他相应路径。

（二）诊断依据

根据《临床诊疗指南·物理医学与康复分册》（中华医学会编著，人民卫生出版社，2005）、《临床诊疗指南·神经病学分册》（中华医学会编著，人民卫生出版社，2006）。

> **释义**
>
> ■本路径的制订主要参考国内权威参考书籍和诊疗指南。
>
> ■明确的颅脑损伤病史和急性期治疗过程。

■ 患者存在颅脑损伤后常见的临床表现，如运动、感觉、言语、认知、吞咽、情绪、情感、精神、心理、膀胱、直肠等功能障碍，部分损伤程度严重的可存在较长时间的意识障碍等，并对患者日常生活能力和社会参与构成不同程度的限制。
■ 影像检查：头颅CT、MRI或X线片可证实颅脑损伤改变。

1. 临床表现：
（1）意识障碍。
（2）运动功能障碍。
（3）感觉功能障碍。
（4）言语功能障碍。
（5）吞咽功能障碍。
（6）认知功能障碍。
（7）精神、情感、心理障碍。
（8）膀胱及肠功能障碍。
（9）日常生活功能障碍。
（10）脑神经损伤。

释义

■ 临床表现可包括如下：
（1）意识障碍：主要包括植物状态、微小意识状态、闭锁状态等。
（2）运动功能障碍：包括偏瘫、双下肢瘫痪、单肢瘫痪、共济失调、平衡障碍等。
（3）感觉功能障碍：包括异常感觉、感觉过敏、感觉减退、感觉消失。
（4）言语障碍：包括失语（涵盖运动性失语、感觉性失语、混合型失语、命名性失语、传导性失语症等）和构音障碍等。
（5）吞咽障碍：包括口咽部感觉运动功能障碍或运动不协调等所致吞咽障碍。
（6）认知障碍：包括注意力、理解力、记忆力、计算力、定时定向能力、空间想象力等，均属于大脑皮质的高级活动范畴。
（7）精神、情感、心理障碍：包括抑郁状态、狂躁状态、双相障碍、焦虑症等。
（8）膀胱及直肠功能障碍：包括神经源性膀胱和神经源性肠。
（9）日常生活功能障碍：包括进食、洗澡、修饰、穿衣、控制大小便、如厕、床椅转移、上下楼梯等功能障碍。

2. 影像检查：头颅CT、MRI或X线片可证实颅脑损伤改变。

释义

■ 颅底X线可快速明确是否存在颅底骨折。
■ 头颅CT为脑外伤首选影像学检查，可见直接撞击侧和对冲侧的脑实质损伤的高密度影（硬膜外血肿或硬膜下血肿），部分可伴有颅骨骨折或颅骨缺损，同时可伴有蛛网膜下腔出血、脑出血等；能快速通过脑室大小、环池清晰度以及中线有否偏移来判断是否存在颅内压增高，甚至脑疝的形成。

■ 头颅 MRI 较 CT 对脑实质分辨率更高，能精确的显示微小形态结构的变化，特别是后颅凹脑干损伤的变化。主要用于恢复期及后遗症期观察脑实质病灶的变化。

（三）康复评定

根据《临床诊疗指南·物理医学与康复分册》（中华医学会编著，人民卫生出版社，2005）、《康复医学（第 6 版）》（黄晓琳、燕铁斌主编，人民卫生出版社，2018）、《脑外伤、脑出血术后和脑卒中早期康复诊疗原则》（卫办医政发〔2013〕25 号）。

1. 一般情况，包括生命体征，饮食、睡眠和大小便等基本情况。

> **释义**
>
> ■ 生命体征：包括体温、心率、呼吸、血压等。
> ■ 饮食：包括主动饮食或被动饮食，饮食量较发病前的变化等。
> ■ 睡眠：包括睡眠情况，是否需要用药助眠等。
> ■ 大小便：包括大小便频率是否如常，有无便秘或腹泻，是否长期应用药物排便排尿等。

2. 康复专科评定，入院后 3 天内进行初期评定，住院期间根据功能变化情况进行 1 次中期评定（大约住院 2 周左右），出院前进行末期评定。评定内容包括：
（1）意识状态的评定。
（2）运动功能的评定。
（3）感觉功能的评定。
（4）言语功能的评定。
（5）吞咽功能的评定。
（6）认知功能的评定。
（7）精神、情感、心理状态的评定。
（8）膀胱及直肠功能的评定。
（9）日常生活功能的评定。

> **释义**
>
> ■ 康复专科评定内容常包括意识、运动、感觉、言语、吞咽、认知、情绪、情感、精神、心理、膀胱、直肠和日常生活功能等功能评定。
>
> （1）意识状态评定：可根据格拉斯哥昏迷量表（Glasgow coma scale, GCS）评分和昏迷时间来进行评定。轻度脑损伤 GCS 评分为 13~15 分，伤后昏迷时间 30 分钟内；中度脑损伤 GCS 评分为 9~12 分，伤后昏迷时间 30 分钟至 6 小时；重度脑损伤 GCS 评分为 3~8 分，伤后昏迷时间在 6 小时以上，或在伤后 24 小时内出现意识恶化并昏迷在 6 小时以上。

（2）运动功能评定：包括肌力评定、肌张力评定、关节活动度评定、平衡功能评定，以及上下肢的运动功能评定（Fugl-Meyer 运动评分）。

（3）感觉功能评定：触压觉，痛温觉，以及本体感觉等。

（4）言语功能评定：常用包括 Frenchay 构音障碍评定量表、中国康复研究中心构音障碍评定法，西方失语症成套测验（western aphasia battery，WAB）、汉语失语成套测验（aphasia battery in Chinese，ABC）、波士顿诊断性失语症检查法等。

（5）吞咽功能评定：常包括洼田饮水试验、标准吞咽功能评价量表（standardized swallowing assessment，SSA）、Gugging 吞咽功能评估表（Gugging Swallowing Screen，GUSS）、吞咽造影录像检查（video fluoroscopic swallowing study，VFSS）及纤维喉镜吞咽功能检查。

（6）认知功能评定：包括简易精神状态检查量表（Mini-Mental State Examination，MMSE）、蒙特利尔认知评估（Montreal Cognitive Assessment，MoCA）、洛文斯坦因作业疗法认知评定（Loeweistein occupational therapy cognitive assessment，LOTCA）及韦克斯勒记忆量表。可根据患者粗评的结果对具体功能进行评估。

（7）精神、情感、心理状态的评定：常包括焦虑自评量表（self-rating anxiety scale，SAS）、抑郁自评量表（self-rating depression scale，SDS）、汉密尔顿抑郁量表（Hamilton depression scale，HAMD）以及汉密尔顿焦虑量表（Hamilton anxiety scale，HAMA）等。

（8）膀胱及直肠功能的评定：包括泌尿系超声、残余尿检查、尿流动力学检查等。

（9）日常生活功能的评定：包括 Barthel 指数、功能独立性评定（functional independence measure，FIM）、健康调查量表 36（short form 36，SF-36）。

（四）治疗方案的选择

根据《临床诊疗指南·物理医学与康复分册》（中华医学会编著，人民卫生出版社，2005）、《康复医学（第 6 版）》（黄晓琳、燕铁斌主编，人民卫生出版社，2018）。

1. 临床常规治疗。

2. 康复治疗：

（1）体位摆放与处理。

（2）意识障碍处理。

（3）运动治疗。

（4）作业治疗。

（5）物理因子治疗。

（6）认知功能训练。

（7）言语治疗。

（8）吞咽治疗。

（9）矫形器具及其他辅助器具装配与训练。

（10）心理行为治疗。

（11）中医治疗。

（12）痉挛处理。

释义

　　■ 体位摆放与处理：宣教内容包括健侧卧位、患侧卧位以及仰卧位的体位摆放，转移时的注意事项等，必要时可以应用床垫、支具等帮助保护偏瘫侧肢体。良好的体位摆放能够一定程度上帮助患者防止肢体静脉血栓、水肿、压疮、肩痛、痉挛、挛缩、坠积性肺炎等。

　　■ 意识障碍处理：在保持一般情况稳定的情况下，应用脑兴奋药物，增加各种刺激（包括被动肢体活动，针灸强痛刺激，声、光以及触觉刺激等），改善意识状态。

　　■ 运动障碍处理：包括偏瘫肢体功能训练、关节松动训练、平衡训练、站立床训练、踏车训练、等速肌力训练、减重下的步行训练等。

　　■ 作业治疗：包括日常生活能力训练和手功能训练等。

　　■ 物理因子治疗：常包括低频电刺激防止肌肉萎缩，气压治疗防止静脉血栓，中频治疗改善膀胱功能以及改善组织粘连挛缩，微波治疗改善软组织损伤或无菌性炎症，红外线以及激光改善局部循环和疼痛。

　　■ 认知功能训练：常包括注意力训练、记忆力训练、执行功能训练、思维训练、知觉训练等。认知损伤的治疗可以在认知功能训练的基础上辅以药物治疗，如石杉碱甲注射液及口服制剂、多奈哌齐、脑苷肌肽等，能够促进颅脑损伤修复及改善脑器质性病变引起的认知障碍。

　　■ 言语治疗：常用的失语症治疗包括听理解训练、命名训练、阅读朗读训练、书写训练以及交流效果促进法等。常用的构音障碍治疗包括呼吸训练、放松训练、构音训练（构音器官活动训练）等。

　　■ 吞咽治疗：常包括吞咽器官运动训练（手法口咽肌按摩）、感觉促进综合训练（吞咽冰刺激治疗）、摄食训练（增稠剂吞咽训练治疗）、吞咽电刺激治疗、球囊扩张等。

　　■ 矫形器具及其他辅助器具装配与训练：常包括踝足矫形器（改善足下垂内翻）、肩托（预防肩关节半脱位）、膝关节支具（防止膝关节过伸和伸直欠充分）、分指板和分指器（防止指间以及掌指关节挛缩）等装配和训练。

　　■ 心理行为治疗：针对患者的情绪问题如焦虑、抑郁等进行治疗。

　　■ 中医治疗：常包括针灸、推拿等，改善身体内环境，防止肌肉萎缩等。

　　■ 痉挛处理：包括自体牵伸、拮抗肌肌力训练、支具牵伸、口服降肌张力药物治疗以及肉毒毒素注射降肌张力治疗。

3. 常见并发症的处理：
（1）感染的治疗。
（2）深静脉血栓的治疗。
（3）压疮的治疗。
（4）异位骨化的治疗。
（5）其他并发症的治疗，如骨质疏松、关节挛缩。

释义

　　■ 感染的治疗：包括查体并完善相关检查（三大常规、X线胸片），明确感染来源后，留微生物检查培养。给予相关对症处理同时，经验性抗菌药物应用，待微生物检查药敏结果后可调整用药。如出现颅内感染或其他严重感染，需请相关科室会诊，协助诊疗。

　　■ 深静脉血栓的治疗：通过血管超声以及 D-二聚体检查明确诊断，并预约肺部 CTA 检查排除肺栓塞，同时根据检查结果选择抗凝药物治疗，定期检测凝血指标，防止过度抗凝引起出血，同时患肢制动，防止血栓掉落引起更严重的并发症。

　　■ 压疮的治疗：入院后进行健康宣教包括肢位摆放、定时翻身减压、应用气垫床（必要时压疮坐垫）等。对压疮分级评估后，应定时换药，必要时应用促上皮生长药物加速压疮愈合，并可应用激光或红外线照射加速伤口干燥。如创口过大和过深，可外科治疗。

　　■ 异位骨化的治疗：入院后进行健康宣教，重点强调应避免牵拉患肢，以免造成患肢的损伤，加重异位骨化。对于异位骨化患者应给予非甾体抗炎药配合超声波、红外线、中频等治疗，以软化软组织、改善疼痛以及改善关节活动度。如异位骨化组织对关节活动度影响显著或造成局部血管、神经受压，可待异位骨化组织成熟时行骨科手术后继续康复治疗。

　　■ 其他并发症的治疗：如针对骨质疏松可在条件允许的情况下，尽早负重，增加承重骨应力，从而改善骨质疏松。如骨质疏松较重，可予补充钙剂以及活性维生素 D 等改善骨质疏松。针对关节挛缩可通过关节牵伸、拮抗肌肌力训练、超声等理疗因子以及支具矫正，如挛缩较重，可外科手术后继续康复治疗。

（五）标准住院日为 21~28 天

释义

　　■ 颅脑外伤后或术后患者进入恢复期，入院后康复评定以及一般情况检查需 2 天，第 3 天确定短期目标以及相应的治疗计划，开始进行综合性康复治疗。其后每 10 天进行一次康复评定，明确患者是否达到目标，并且制订下一步目标及治疗计划。总住院时间约为 21~28 天。

（六）进入临床路径标准

1. 第一诊断必须符合颅脑损伤。
2. 当患者同时具有其他疾病诊断，但在住院期间控制良好，不需要特殊处理也不影响第一诊断的临床路径流程实施时，可以进入路径。
3. 患者生命体征稳定，神经科临床处理已结束，且存在需要康复治疗的功能障碍。

释义

　　■ 进入本路径的患者为第一诊断为颅脑外伤，需除外合并急性脑卒中、脑积水等脑外伤后的并发症以及合并多发伤的患者。

　　■ 入院后常规检查发现有基础疾病，如高血压、冠状动脉粥样硬化性心脏病、糖尿病、肝肾功能不全等，经系统评估后对颅脑外伤诊断治疗无特殊影响者，可进入路径。但可能增加医疗费用，延长住院时间。

（七）住院期间检查项目

1. 必需的检查项目：

（1）血常规、尿常规、粪便常规。

（2）肝肾功能、电解质、血糖、血脂、凝血功能、同型半胱氨酸。

（3）感染性疾病筛查（乙型肝炎、丙型肝炎、梅毒、艾滋病等）。

（4）心电图检查。

2. 根据具体情况可选择的检查项目：

（1）头颅 CT，MRI，CTA、MRA 或 DSA。

（2）心、肺功能检查。

（3）超声检查：心脏、血管、腹部等。

（4）下丘脑-垂体-肾上腺轴相关内分泌激素的评定，诸如血甲状腺、性腺和肾上腺皮质激素的测量。

> **释义**
>
> ■ 血常规、尿常规、粪便常规+隐血是最基本的三大常规检查，进入路径的患者均需完成。粪便隐血试验和血红蛋白检测可以了解患者有无急性或慢性失血；肝肾功能、电解质、血糖、凝血功能、心电图、胸部 X 线片、心脏超声、血管超声、腹部超声等可评估有无基础疾病，是否影响住院时间、费用及其治疗预后。
>
> ■ 头颅 CT、MRI 检查旨在明确颅脑损伤的严重程度、血肿和水肿的吸收情况、有无继发脑积水及判断患者预后，头颅 MRA、MRV、CTA 或 DSA 旨在明确有无外伤后继发血管病变。可根据病程长短以及脑损伤的严重程度，有无并发症等来选择必要的检查项目。
>
> ■ 下丘脑-垂体-肾上腺轴相关内分泌激素的评定主要旨在明确颅脑损伤过程中有无下丘脑-垂体轴的损伤。

（八）出院标准

1. 已达到预期康复目标，功能已进入平台期。

2. 无严重并发症或并发症已得到有效控制。

> **释义**
>
> ■ 患者出院前完成必需的检查项目，病情稳定，功能改善已达到入院初制订的短期目标。
>
> ■ 患者住院期间无并发症或出现的并发症已经得到有效控制，可通过服药、定期相关科室随访，以及门诊康复治疗进行有效控制。

（九）变异及原因分析

1. 合并其他严重疾病而影响第一诊断者，需退出路径。

2. 辅助检查结果异常，需要复查，导致住院时间延长和住院费用增加。

3. 住院期间病情加重，出现并发症，需要进一步诊治，导致住院时间延长和住院费用增加。

4. 既往合并有其他系统疾病，住院期间既往疾病加重而需要治疗，导致住院时间延长和住院费用增加。

> **释义**
>
> ■ 按标准治疗方案，如患者功能障碍改善不明显或加重，或发现其他严重基础疾病需调整药物治疗以及康复方案，或继续其他基础疾病的治疗，则中止本路径；重症颅脑损伤治疗疗程长、治疗费用高者，需退出本路径；出现脑卒中、脑积水、深静脉血栓、肺栓塞、肺炎、尿路感染等并发症时，需转入相应路径。
>
> ■ 认可的变异原因主要是指患者入选路径后，在检查及治疗过程中发现患者合并存在事前未预知的、对本路径治疗可能产生影响的情况，需要终止执行路径或延长治疗时间、增加治疗费用。医师需在表单中明确说明。
>
> ■ 因患者方面的主观原因导致执行路径出现变异，需医师在表单中予以说明。

五、颅脑损伤护理规范

1. 颅脑损伤恢复期患者住院时应定时接受护理宣教及预防并发症的教育，如压疮、深静脉血栓、肺部感染等。
2. 甄别发生跌倒、坠床和拔管风险高的患者，做出相应标识和给予相应预防措施。
3. 定时巡视病房，密切观察气管切开患者的痰量、颜色及黏稠度等，对于痰多、黏稠患者应强化翻身、拍背、吸痰及雾化等护理操作。
4. 对于意识障碍和生活能力完全依赖的患者应强化口腔护理，防止牙龈炎和口腔真菌感染等。
5. 加强对鼻饲管、胃造瘘管等管饲饮食患者的营养摄入的操作指导和注意事项的宣教。
6. 按照护理常规，定时维护各种留置导管的皮肤入口，譬如消毒和敷料更换。
7. 强化良肢位的摆放，关注留置皮肤颜色及完整性、四肢周径的变化、导尿管的走向和长度等。
8. 密切关注患者、患者照护人的心理情绪变化，并根据情况给予相应干预和支持。

六、颅脑损伤营养治疗规范

1. 恢复期颅脑损伤患者首选肠内营养，如能肠内营养就不选择肠外营养。
2. 对于不能经口进食的恢复期颅脑损伤患者，短期内可选用鼻胃管进行营养的补充，不能耐受鼻胃管喂养或有反流和误吸风险高的患者选择鼻肠管喂养。
3. 长期不能恢复经口进食的患者可以考虑经皮内镜下胃/空肠造瘘术。
4. 根据患者的胃肠消化功能选择不同肠内营养剂型，一般胃肠功能低下患者选择短肽型或氨基酸型营养补充剂，对于胃肠功能较好的患者则可以选用整蛋白型或匀浆膳型。
5. 在管饲饮食时，补充量需从少到多，速度需从慢到快，早期可采用营养输注泵来控制输注速度。

七、颅脑损伤健康宣教

1. 避免抓伤伤口，待伤口愈合后方可洗头。头部外形改变者可以暂时戴帽或假发。
2. 颅骨缺损患者应注意避免局部碰撞，保护缺损部位，可在伤后半年做颅骨缺损修补术。
3. 颅骨骨折患者请勿挖耳、抠鼻，也勿用力屏气排便、咳嗽、打喷嚏，以免鼻窦或乳突气房内气压被压入或吸入颅内，导致气颅或感染。
4. 加强对患者、患者家人和照护者的宣教，涉及康复治疗、护理、心理支持及预后等方面。

八、推荐表单

(一) 医师表单

颅脑损伤恢复期康复临床路径医师表单

适用对象：第一诊断为颅脑损伤，已行或未行手术治疗

患者姓名：	性别： 年龄： 门诊号：	住院号：
住院日期： 年 月 日	出院日期： 年 月 日	标准住院日：21~28 天

时间	住院第 1 天
主要诊疗工作	□ 采集病史，体格检查 □ 上级医师查房与入院病情康复评定 □ 完善辅助检查 □ 评估既往辅助检查结果，确定复查时间 □ 确定初步诊断及治疗方案 □ 签订相关医疗文书及项目实施协议 □ 完成首次病程记录，入院记录等病历书写
重点医嘱	**长期医嘱：** □ 康复医学科护理常规 □ 二级护理 □ 基础疾病用药 □ 神经系统用药 □ 其他用药依据病情下达 **临时医嘱：** □ 初期康复评定 □ 血常规、尿常规、粪便常规 □ 肝肾功能、血糖、血脂、电解质、凝血功能、心肌酶谱 □ 乙型肝炎五项、丙型肝炎病毒抗体、人类免疫缺陷病毒抗体、梅毒抗体 □ 心电图、X 线胸片、超声 □ 其他临时医嘱
病情变异记录	□ 无 □ 有，原因： 1. 2.
医师签名	

时间	住院第 2 天	住院第 3 天	住院第 4~12 天
主要诊疗工作	□ 常规血液、尿液、大便取样检查 □ 主治医师查房 □ 追访检查结果 □ 书写病程记录 □ 完成上级医师查房记录 □ 申请相应康复治疗项目并签订治疗知情同意书 □ 继续观察病情变化，并及时与患者家属沟通 □ 康复训练	□ 主任/副主任医师查房 □ 完成上级医师查房记录 □ 向患者及家属介绍病情及相关检查结果 □ 相关科室会诊 □ 复查结果异常的检查 □ 完成初期康复评定并记录 □ 制订近期和远期康复目标，制订康复治疗计划 □ 康复训练	□ 三级医师查房 □ 评定患者神经功能状态及康复训练情况，调整治疗方案和检查项目 □ 完成上级医师查房记录 □ 相关科室会诊 □ 复查结果异常的检查 □ 康复训练
重点医嘱	长期医嘱： □ 康复医学科护理常规 □ 神经营养药物 □ 其他用药依据病情下达 □ 运动疗法 □ 作业治疗 □ 针灸治疗 □ 认知和言语治疗 □ 促醒治疗（昏迷患者） □ 物理因子治疗 临时医嘱： □ 康复评定 □ 必要的辅助检查 □ 依据病情需要下达	长期医嘱： □ 康复医学科护理常规 □ 神经营养药物 □ 其他用药依据病情下达 □ 运动疗法 □ 作业治疗 □ 针灸治疗 □ 认知和言语治疗 □ 促醒治疗（昏迷患者） □ 物理因子治疗 临时医嘱： □ 复查异常实验室检查 □ 必要的辅助检查 □ 初期康复评定 □ 依据病情需要下达	长期医嘱： □ 康复医学科护理常规 □ 神经营养药物 □ 其他用药依据病情下达 □ 运动疗法 □ 作业治疗 □ 针灸治疗 □ 认知和言语治疗 □ 促醒治疗（昏迷患者） □ 物理因子治疗 临时医嘱： □ 复查异常实验室检查 □ 必要的辅助检查 □ 依据病情需要下达
病情变异记录	□ 无　□ 有，原因： 1. 2.	□ 无　□ 有，原因： 1. 2.	□ 无　□ 有，原因： 1. 2.
医师签名			

时间	住院第 13~19 天	住院第 20~27 天 （出院前日）	住院 21~28 天 （出院日）
主要诊疗工作	□ 三级医师查房 □ 评定患者神经功能状态及康复训练情况 □ 完成上级医师查房记录 □ 向患者及家属介绍病情及相关检查结果 □ 康复训练 □ 完成中期康复评定	□ 三级医师查房 □ 根据中期康复评定调整治疗方案 □ 完成上级医师查房记录 □ 康复训练 □ 完成末期康复评定 □ 完成出院康复指导，交代注意事项	□ 再次向患者及家属介绍出院后注意事项，出院康复指导 □ 患者办理出院手续，出院
重点医嘱	长期医嘱： □ 康复医学科护理常规 □ 神经营养药物 □ 其他用药依据病情下达 □ 运动疗法 □ 作业治疗 □ 针灸治疗 □ 认知和言语治疗 □ 促醒治疗（昏迷患者） □ 物理因子治疗 临时医嘱： □ 复查异常实验室检查 □ 必要的辅助检查 □ 依据病情需要下达 □ 中期康复评定	长期医嘱： □ 康复医学科护理常规 □ 神经营养药物 □ 其他用药依据病情下达 □ 运动疗法 □ 作业治疗 □ 针灸治疗 □ 认知和言语治疗 □ 促醒治疗（昏迷患者） □ 物理因子治疗 临时医嘱： □ 复查异常实验室检查 □ 必要的辅助检查 □ 依据病情需要下达 □ 末期康复评定 □ 矫形器制作	临时医嘱： □ 通知出院 □ 依据病情给予出院带药及出院康复指导 □ 出院带药
病情变异记录	□ 无　□ 有，原因： 1. 2.	□ 无　□ 有，原因： 1. 2.	□ 无　□ 有，原因： 1. 2.
医师签名			

（二）护士表单

颅脑损伤恢复康复期临床路径护士表单

适用对象：第一诊断为颅脑损伤，已行或未行手术治疗

患者姓名：	性别：	年龄：	门诊号：	住院号：
住院日期： 年 月 日	出院日期： 年 月 日		标准住院日：21~28 天	

时间	住院第 1 天	住院第 2 天	住院第 3~12 天
健康宣教	□ 入院宣教 □ 介绍主管医师、护士 □ 介绍环境、设施 □ 介绍住院注意事项 □ 介绍探视和陪伴制度 □ 介绍贵重物品制度	□ 药物以及良肢位摆放等宣教 □ 康复治疗前宣教 □ 合适的衣物 □ 足够的饮食以及液体 □ 所有治疗均以患者出发量力而行 □ 康复治疗期间必须有家属全程陪同，避免意外发生	□ 药物以及良肢位摆放等宣教
护理处置	□ 核对患者，佩戴腕带 □ 建立入院护理病历 □ 协助患者留取各种标本 □ 测量体重	□ 协助医师完成相关化验	□ 检测一般生命体征 □ 执行药物医嘱
基础护理	□ 根据患者日常生活能力给予对应级别护理 □ 晨晚间护理 □ 排泄管理 □ 患者安全管理	□ 日常生活能力给予对应级别护理 □ 晨晚间护理 □ 排泄管理 □ 患者安全管理	□ 日常生活能力给予对应级别护理 □ 晨晚间护理 □ 排泄管理 □ 患者安全管理
专科护理	□ 护理查体 □ 病情观察，包括胃管、导尿管护理 □ 需要时，填写跌倒及压疮防范表 □ 需要时，请家属陪伴 □ 确定饮食种类 □ 心理护理 □ 评价患者日常生活能力	□ 病情观察 □ 包括胃管、导尿管护理 □ 遵医嘱完成相关检查 □ 心理护理	□ 病情观察 □ 包括胃管、导尿管护理 □ 心理护理 □ 10 天再次评价患者日常生活能力
重点医嘱	□ 详见医嘱执行单	□ 详见医嘱执行单	□ 详见医嘱执行单
病情变异记录	□ 无 □ 有，原因： 1. 2.	□ 无 □ 有，原因： 1. 2.	□ 无 □ 有，原因： 1. 2.
护士签名			

时间	住院第 13~19 天	住院第 20~28 天 （出院日）
健康宣教	□ 药物以及良肢位摆放等宣教	□ 出院宣教 □ 随访时间 □ 服药方法 □ 活动休息 □ 指导饮食 □ 指导办理出院手续
护理处置	□ 监测生命体征 □ 执行药物医嘱	□ 办理出院手续 □ 书写出院小结
基础护理	□ 日常生活能力给予对应级别护理 □ 晨晚间护理 □ 排泄管理 □ 患者安全管理	□ 日常生活能力给予对应级别护理 □ 晨晚间护理 □ 排泄管理 □ 患者安全管理
专科护理	□ 病情观察 □ 胃管、导尿管护理 □ 心理护理 □ 20 天再次评价患者日常生活能力	□ 病情观察 □ 胃管、导尿管护理 □ 出院指导 □ 心理护理
重点医嘱	□ 详见医嘱执行单	□ 详见医嘱执行单
病情变异记录	□ 无 □ 有，原因： 1. 2.	□ 无 □ 有，原因： 1. 2.
护士签名		

（三）患者表单

颅脑损伤恢复期临床路径患者表单

适用对象：第一诊断为颅脑损伤，已行或未行手术治疗

患者姓名：	性别： 年龄： 门诊号：	住院号：
住院日期： 年 月 日	出院日期： 年 月 日	标准住院日：21~28 天

时间	入院 1~2 天	3~26 天	27~28 天（出院）
医患配合	□ 配合询问病史、收集资料，请务必详细告知既往史、用药史、过敏史 □ 配合进行体格检查 □ 配合进行康复评定 □ 有任何不适请告知医师 □ 配合完善相关检查，如采血、留尿、心电图、X 线片 □ 医师与患者及家属介绍病情 □ 设立出院前的功能恢复目标、相关康复治疗计划以及注意事项	□ 积极参与康复治疗中 □ 及时反馈自己的身体情况 □ 规律服药，合理服药	□ 配合进行康复评定 □ 告知患者回家后的功能训练方法以及注意事项，并且确保患者在家中进行这些训练时没有安全隐患
护患配合	□ 配合测量体温、脉搏、呼吸 3 次，血压、体重 1 次 □ 配合完成入院护理评估（简单询问病史、过敏史、用药史） □ 接受入院宣教（环境介绍、病室规定、订餐制度、贵重物品保管等） □ 配合执行探视和陪伴制度 □ 有任何不适请告知护士	□ 配合测量体温、脉搏、呼吸 3 次，询问大便情况 1 次 □ 接受康复宣教 □ 接受饮食宣教 □ 接受药物宣教 □ 有任何不适请告知护士	□ 配合测量体温、脉搏、呼吸 3 次，询问大便情况 1 次 □ 带齐影像资料及用药 □ 接受康复宣教 □ 接受饮食宣教 □ 接受药物宣教 □ 有任何不适请告知护士
饮食	□ 遵医嘱饮食	□ 遵医嘱饮食	□ 遵医嘱饮食
排泄	□ 正常排尿便	□ 正常排尿便	□ 正常排尿便
活动	□ 治疗师或家属陪同下进行活动	□ 治疗师或家属陪同下进行活动	□ 治疗师或家属陪同下进行活动

附：原表单（2016 年版）

颅脑损伤恢复期康复临床路径表单

适用对象：第一诊断为颅脑损伤，已行或未行手术治疗

患者姓名：	性别：　　年龄：　　门诊号：	住院号：
住院日期：　　年　月　日	出院日期：　　年　月　日	标准住院日：21～28 天

时间	住院第 1 天
主要诊疗工作	□ 采集病史，体格检查 □ 上级医师查房与入院病情康复评定 □ 完善辅助检查 □ 评估既往辅助检查结果，确定复查时间 □ 确定初步诊断及治疗方案 □ 签订相关医疗文书及项目实施协议 □ 完成首次病程记录，入院记录等病历书写
重点医嘱	**长期医嘱：** □ 康复医学科护理常规 □ 二级护理 □ 基础疾病用药 □ 神经系统用药 □ 其他用药依据病情下达 **临时医嘱：** □ 初期康复评定 □ 血常规、尿常规、粪便常规 □ 肝肾功能、血糖、血脂、电解质、凝血功能、心肌酶谱 □ 乙型肝炎五项、丙型肝炎病毒抗体、人类免疫缺陷病毒抗体、梅毒抗体 □ 心电图、X 线胸片、超声 □ 其他临时医嘱
主要护理工作	□ 入院宣教及护理评估记录 □ 正确体位摆放 □ 正确执行医嘱 □ 观察病情变化
病情变异记录	□ 无　□ 有，原因： 1. 2.
护士签名	
医师签名	

时间	住院第 2 天	住院第 3 天	住院第 4~12 天
主要诊疗工作	□ 常规血液、尿液、大便取样检查 □ 主治医师查房 □ 追访检查结果 □ 书写病程记录 □ 完成上级医师查房记录 □ 申请相应康复治疗项目并签订治疗知情同意书 □ 继续观察病情变化，并及时与患者家属沟通 □ 康复训练	□ 主任/副主任医师查房 □ 完成上级医师查房记录 □ 向患者及家属介绍病情及相关检查结果 □ 相关科室会诊 □ 复查结果异常的检查 □ 完成初期康复评定并记录 □ 制订近期和远期康复目标，制订康复治疗计划 □ 康复训练	□ 三级医师查房 □ 评定患者神经功能状态及康复训练情况，调整治疗方案和检查项目 □ 完成上级医师查房记录 □ 相关科室会诊 □ 复查结果异常的检查 □ 康复训练
重点医嘱	**长期医嘱：** □ 康复医学科护理常规 □ 神经营养药物 □ 其他用药依据病情下达 □ 运动疗法 □ 作业治疗 □ 针灸治疗 □ 认知和言语治疗 □ 促醒治疗（昏迷患者） □ 物理因子治疗 **临时医嘱：** □ 康复评定 □ 必要的辅助检查 □ 依据病情需要下达	**长期医嘱：** □ 康复医学科护理常规 □ 神经营养药物 □ 其他用药依据病情下达 □ 运动疗法 □ 作业治疗 □ 针灸治疗 □ 认知和言语治疗 □ 促醒治疗（昏迷患者） □ 物理因子治疗 **临时医嘱：** □ 复查异常实验室检查 □ 必要的辅助检查 □ 初期康复评定 □ 依据病情需要下达	**长期医嘱：** □ 康复医学科护理常规 □ 神经营养药物 □ 其他用药依据病情下达 □ 运动疗法 □ 作业治疗 □ 针灸治疗 □ 认知和言语治疗 □ 促醒治疗（昏迷患者） □ 物理因子治疗 **临时医嘱：** □ 复查异常实验室检查 □ 必要的辅助检查 □ 依据病情需要下达
主要护理工作	□ 正确执行医嘱 □ 正确体位摆放 □ 观察病情变化 □ 生活与心理护理	□ 正确执行医嘱 □ 正确体位摆放 □ 观察病情变化 □ 生活与心理护理	□ 正确执行医嘱 □ 正确体位摆放 □ 观察病情变化 □ 生活与心理护理
病情变异记录	□ 无　□ 有，原因： 1. 2.	□ 无　□ 有，原因： 1. 2.	□ 无　□ 有，原因： 1. 2.
护士签名			
医师签名			

时间	住院第 13~19 天	住院第 20~27 天 （出院前日）	住院 21~28 天 （出院日）
主要诊疗工作	□ 三级医师查房 □ 评定患者神经功能状态及康复训练情况 □ 完成上级医师查房记录 □ 向患者及家属介绍病情及相关检查结果 □ 康复训练 □ 完成中期康复评定	□ 三级医师查房 □ 根据中期康复评定调整治疗方案 □ 完成上级医师查房记录 □ 康复训练 □ 完成末期康复评定 □ 完成出院康复指导，交代注意事项	□ 再次向患者及家属介绍出院后注意事项，出院康复指导 □ 患者办理出院手续，出院
重点医嘱	**长期医嘱：** □ 康复医学科护理常规 □ 神经营养药物 □ 其他用药依据病情下达 □ 运动疗法 □ 作业治疗 □ 针灸治疗 □ 认知和言语治疗 □ 促醒治疗（昏迷患者） □ 物理因子治疗 **临时医嘱：** □ 复查异常实验室检查 □ 必要的辅助检查 □ 依据病情需要下达 □ 中期康复评定	**长期医嘱：** □ 康复医学科护理常规 □ 神经营养药物 □ 其他用药依据病情下达 □ 运动疗法 □ 作业治疗 □ 针灸治疗 □ 认知和言语治疗 □ 促醒治疗（昏迷患者） □ 物理因子治疗 **临时医嘱：** □ 复查异常实验室检查 □ 必要的辅助检查 □ 依据病情需要下达 □ 末期康复评定 □ 矫形器制作	**临时医嘱：** □ 通知出院 □ 依据病情给予出院带药及出院康复指导 □ 出院带药
主要护理工作	□ 正确执行医嘱 □ 正确体位摆放 □ 观察病情变化 □ 生活与心理护理	□ 正确执行医嘱 □ 正确体位摆放 □ 观察病情变化 □ 出院用药指导 □ 出院护理指导	□ 出院带药服用指导 □ 康复护理指导 □ 告知复诊时间和地点
病情变异记录	□ 无 □ 有，原因： 1. 2.	□ 无 □ 有，原因： 1. 2.	□ 无 □ 有，原因： 1. 2.
护士签名			
医师签名			

第二章

脑出血恢复期康复临床路径释义

【医疗质量控制指标】

指标一、明确发病原因，做好二级预防。

指标二、动态监测血压等危险因素指标，制订综合防治并发症和继发性损害的措施。

指标三、及时对患者进行康复评定，找出其存在的功能障碍。

指标四、明确康复目标，早期开展促醒、认知功能训练等综合康复治疗。

指标五、康复治疗过程中需有患者及其家属的参与。

一、脑出血编码

疾病名称及编码：脑内出血后遗症（ICD-10：I69.1）

二、临床路径检索方法

I69.1

三、国家医疗保障疾病诊断相关分组（CHS-DRG）

MDCB　神经系统疾病及功能障碍

BR1　颅内出血性疾患

四、脑出血恢复期康复临床路径标准住院流程

（一）适用对象

第一诊断为脑出血，已行手术治疗或无手术治疗指征，生命体征稳定。

> **释义**
>
> ■ 适用对象编码参见第一部分。
> ■ 本路径适用对象为临床诊断为脑出血恢复期的患者，如继发脑梗死、肺动脉栓塞、严重感染等并发症，需进入其他相应路径。

（二）诊断依据

根据《临床诊疗指南·物理医学与康复分册》（中华医学会编著，人民卫生出版社，2005）、《临床诊疗指南·神经病学分册》（中华医学会编著，人民卫生出版社，2006）。

1. 临床表现：

（1）意识障碍。

（2）运动功能障碍。

（3）感觉功能障碍。

（4）言语功能障碍。

（5）吞咽功能障碍。

（6）认知功能障碍。

（7）精神、情感、心理障碍。

（8）膀胱及直肠功能障碍。

（9）日常生活功能障碍。

（10）脑神经麻痹。

2. 影像检查：CT 或 MRI 等影像学检查发现脑出血表现。

> **释义**
>
> ■ 本路径的制订主要参考国内权威参考书籍和诊疗指南。
>
> ■ 病史和临床表现是诊断脑出血的初步依据，多数患者表现为突发一侧运动感觉障碍，可伴有言语和吞咽功能障碍，严重的可出现意识障碍。头颅 CT 检查可见病变区高密度血肿向心性缩小，血肿周围低密度逐渐扩大，边界模糊等，MRI 检查示血肿在 T1WI 和 T2WI 上均为高信号，在 T2WI 上血肿周边出血低信号环可明确诊断脑出血恢复期。部分患者临床表现不典型，如果 CT 检查示病灶内或周边密度均匀的高密度影，中线结构移位等，MRI 检查示血肿逐渐吸收或液化，在 T1WI 上为低信号，在 T2WI 上为高信号，亦可进入路径。
>
> ■ 此外，建议增加营养风险评估。

（三）康复评定

根据《临床诊疗指南·物理医学与康复分册》（中华医学会编著，人民卫生出版社，2005）、《康复医学（第 6 版）》（黄晓琳、燕铁斌主编，人民卫生出版社，2018）、《脑外伤、脑出血术后和脑卒中早期康复诊疗原则》（卫办医政发〔2013〕25 号）。

1. 一般情况，包括生命体征，饮食、睡眠和大小便等基本情况。

2. 康复专科评定：入院后 3 天内进行初期评定，住院期间根据功能变化情况进行 1 次中期评定（大约住院 2 周左右），出院前进行末期评定。

（1）意识状态的评定。

（2）运动功能的评定。

（3）感觉功能的评定。

（4）言语功能的评定。

（5）吞咽功能的评定。

（6）认知功能的评定。

（7）精神、情感、心理状态的评定。

（8）膀胱及肠功能的评定。

（9）日常生活活动能力的评定。

> **释义**
>
> ■ 康复评定是康复治疗的基础，是客观地、准确地评定功能障碍的原因、性质、部位、范围、严重程度、发展趋势、预后和转归，为制订、修改治疗计划和对康复治疗效果与结局做出客观的评价提供科学依据。康复医疗应该始于评定，终于评定。
>
> ■ 康复专科评定在入院后 24 小时内进行初期评定，某些特殊功能评定花费时间长，可在 3 天内完成；住院期间根据功能变化情况进行一次中期评定（大约住院 2 周左右），出院前进行末期评定。

（四）治疗方案的选择

根据《临床诊疗指南·物理医学与康复分册》（中华医学会编著，人民卫生出版社，2005）、《康复医学（第6版）》（黄晓琳、燕铁斌主编，人民卫生出版社，2018）。

1. 临床常规治疗。

2. 康复治疗：

（1）体位摆放与处理。

（2）意识障碍处理。

（3）运动治疗。

（4）作业治疗。

（5）物理因子治疗。

（6）认知功能训练。

（7）言语治疗。

（8）吞咽治疗。

（9）矫形器具及其他辅助器具装配与训练。

（10）心理行为治疗。

（11）中医治疗。

（12）营养支持治疗。

3. 常见并发症的处理：

（1）感染的治疗。

（2）深静脉血栓的治疗。

（3）压疮的治疗。

（4）异位骨化的治疗。

（5）痉挛处理。

（6）其他：如骨质疏松、关节挛缩。

【释义】

■ 入院后应针对患者的原发病、合并症和并发症进行积极的临床常规治疗，针对患者存在的功能障碍进行相关的康复治疗。此外，系统评价显示，常规治疗联合脑苷肌肽可有效改善患者神经功能缺损，提高患者日常生活能力。

■ 脑出血恢复期康复方案：脑出血恢复期的康复方案是根据患者的病史、临床表现、体格检查、辅助检查、专科功能评估，以及患者及其家属的康复愿望，并综合现有条件、康复近期目标和远期目标，由康复医师领导的康复治疗组共同制订。康复医师、康复治疗师和康复护士应当对患者的现病史、既往史、工作史、家族史、功能状况和兴趣爱好等要有全面的了解，包括现存的危险因素和合并症，为二级预防和有效利用康复治疗相关元素，完善康复方案奠定基础。

【康复治疗选择】

1. 体位摆放与处理：医务人员应当正确认识和处理中枢性损害引起的紧张性反射对肌张力的影响，保持患者休息时良肢位摆放和定时翻身。

2. 意识障碍处理：充分利用各种感觉刺激，尤其是视觉刺激、听觉刺激和本体感觉刺激，注重强化有效刺激。建议在条件允许的情况下增加无创伤脑刺激，TMS或 tDCS。

3. 运动治疗：结合患者瘫痪肢体的功能状况和康复近期目标，抓住主要问题，按照先近端后远端、先粗大后精细、先静态后动态的原则，如以提高患者转移能力为突破口，逐步实现从卧位向坐位、站立位到行走的功能转变等。

4. 作业治疗：围绕日常生活活动，为患者制订切实可行的功能训练内容，必要时可以借助康复辅助器具提高其上肢和手功能，改善下肢和步行功能。

5. 物理因子治疗：各种声光电磁热等物理因子合理选择性运用有助于改善患者的肌肉张力和运动感觉功能，减轻疼痛。

6. 认知功能训练：选择有效的针对性活动，并结合日常生活活动和相关运动进行功能训练，包括对事物的认知和二便控制。

7. 言语治疗：根据患者言语功能状况，选择进行口面部发音和发声器官的运动训练，以及听理解和言语表达能力训练；阅读和书写能力训练有助于其语言功能提高。非言语功能训练对于实用交流能力改善有积极意义。

8. 吞咽治疗：吞咽器官运动训练与功能性电刺激相结合有助于提高吞咽治疗的效果。

9. 矫形器具及其他辅助器具装配与训练有助于实用功能的提高。

10. 心理行为治疗是患者主动参与康复治疗的重要环节。

11. 中医治疗：适时选择针灸和医疗体操等中医传统康复治疗有助于偏瘫患者受损功能的改善。根据患者具体情况，可适当配合使用具有化瘀、通脉等作用的中药制剂，如脉血康胶囊等，有效改善患者神经功能。

12. 痉挛处理：积极采用良肢位摆放，适度进行主动运动训练，减少异常体位和过度运动对肌张力的不利影响。酌情选择口服或肌内注射肌松剂可降低异常肌张力，促进运动功能改善。

【注意事项】

1. 循序渐进，持之以恒是取得康复治疗预期成效的基本原则。

2. 防治并发症（呼吸道感染、尿路感染、下肢深静脉血栓形成、肺动脉栓塞、关节挛缩畸形等），注重二级预防，控制危险因素和合并症有利于康复方案的顺利进行。

3. 患者及其家属的主动参与有助于巩固和提高康复治疗效果。

（五）临床路径标准住院日为 21~28 天

释义

■ 入院检查后开始相关临床治疗和康复治疗，总住院时间不超过 28 天符合本路径要求。

（六）进入临床路径标准

1. 第一诊断必须符合脑出血。

2. 当患者同时具有其他疾病诊断，但在住院期间控制良好、不需要特殊处理也不影响第一诊断的临床路径流程实施时，可以进入路径。

3. 患者生命体征稳定，神经科临床处理已结束，且存在需要康复治疗的功能障碍。

> **释义**
> ■ 进入路径的第一诊断为脑出血恢复期,需排除脑梗死、肺动脉栓塞、严重感染等并发症。
> ■ 入院后常规检查发现有基础病,如高血压、糖尿病、高脂血症、冠心病等,经系统评估后对脑梗死恢复期诊断治疗无特殊影响者,可进入路径,但可能增加医疗费用,延长住院时间。

(七) 住院期间检查项目

1. 必需的检查项目:

(1) 血常规、尿常规、粪便常规。

(2) 肝肾功能、电解质、血糖、血脂、凝血功能、同型半胱氨酸。

(3) 感染性疾病筛查 (乙型肝炎、丙型肝炎、梅毒、艾滋病等)。

(4) 心电图检查。

2. 根据具体情况可选择的检查项目:

(1) 头颅 MRI, CTA、MRA 或 DSA。

(2) 心、肺功能检查。

(3) 超声检查:心脏、血管、腹部等。

> **释义**
> ■ 血常规、尿常规、粪便常规是最基本的三大常规检查,进入路径的患者均需完成。肝肾功能、电解质、血糖、血脂、凝血功能、同型半胱氨酸,以及感染性疾病筛查 (乙型肝炎、丙型肝炎、梅毒、艾滋病等) 和心电图检查可评估有无基础疾病,是否影响住院时间、费用及其治疗。若无禁忌证患者均应行头颅 CT/MRI 检查,必要时可选择进行 CTA、MRA、DSA 检查,以及心、肺功能检查和超声检查 (心脏、血管、腹部、胸部等)。
> ■ 本病需与其他引起偏瘫等功能障碍的疾病相鉴别,如脑梗死、蛛网膜下腔出血等,应行 CT 或 MRI 检查。

(八) 出院标准

1. 已达到预期康复目标,功能已进入平台期。

2. 无严重并发症或并发症已得到有效控制。

> **释义**
> ■ 患者出院前应完成所有必要的检查项目,观察临床表现和受损功能是否改善,已达到预期康复目标,并发症已得到有效控制。

(九) 变异及原因分析

1. 合并梗死或再出血或其他严重疾病而影响第一诊断者需退出路径。

2. 辅助检查结果异常，需要复查，导致住院时间延长和住院费用增加。

3. 住院期间病情加重，出现并发症，需要进一步诊治，导致住院时间延长和住院费用增加。

4. 既往合并有其他系统疾病，住院期间既往疾病加重而需要治疗，导致住院时间延长和住院费用增加。

> **释义**
>
> ■ 按标准康复治疗方案如患者受损功能改善不明显，发现其他严重基础疾病或严重感染未得到有效控制，需要调整药物治疗或继续其他疾病的治疗，则终止本路径。出现脑梗死、肺动脉栓塞等并发症时，需转入相应路径。
>
> ■ 认可的变异原因主要是指患者入选路径后，在检查及治疗过程中发现患者合并存在事先未预知的、对本路径治疗可能产生影响的情况，需要终止执行路径或延长治疗时间、增加治疗费用。医师需要在表单中明确说明。
>
> ■ 因患者方面的主观原因导致执行路径出现变异，需医师在表单中予以说明。

五、脑出血护理规范

1. 根据患者的日常生活活动和功能障碍情况，制订相应的康复护理计划，包括气道管理、二便管理等。督促和指导患者进行体位适应性训练（从抬高床头，逐步过渡到床边坐和下床）、体位摆放、呼吸与吞咽功能训练、翻身训练、双上肢上举运动、桥式运动，以及床边患腿站立训练和日常生活活动训练等。

2. 预防肩关节半脱位、压疮等并发症。

3. 预防跌倒、走失等不良事件的发生。

4. 提高患者生活质量和社会参与能力。

5. 实施教育学习的原则：强调残疾者和家属（或照顾者）掌握康复知识和技能。

六、脑出血营养治疗规范

1. 正确指导患者及其家属进行低盐、低脂和糖尿病饮食。

2. 针对吞咽障碍和低蛋白血症患者，制订详细的膳食计划。

七、脑出血健康宣教

1. 鼓励患者及其家属积极参与康复治疗，以及床上和床边自我康复功能训练。

2. 掌握自我监测血压、血糖等危险因素的方法。

3. 保持良好的生活习惯，包括饮食、睡眠、运动、情绪、排尿便等。

4. 出现症状反复或加重等新问题，应及时告知主治医师或到医院就诊。

八、推荐表单

（一）医师表单

脑出血恢复期康复临床路径医师表单

适用对象：第一诊断为脑出血，已行或未行手术治疗

患者姓名：	性别：　　　年龄：　　　门诊号：		住院号：
住院日期：　　年　月　日	出院日期：　　年　月　日		标准住院日：21~28 天

时间	住院第 1 天	住院第 2 天	住院第 3 天
主要诊疗工作	□ 询问病史及体格检查 □ 入院初期康复评定 □ 完成入院录、首次病程记录等病历书写 □ 确定初步诊断及治疗方案 □ 完善常规检查 □ 医患沟通，交代病情、治疗方案及注意事项 □ 签订相关医疗文书及项目实施知情同意书	□ 其他特殊初期康复评定 □ 上级医师查房：根据病情及检查结果调整治疗方案 □ 完成上级医师查房记录 □ 继续观察病情变化，并及时与患者家属沟通 □ 康复功能训练 □ 防治并发症	□ 完成初期康复评定并记录 □ 上级医师查房：根据病情及检查结果调整治疗方案 □ 完成上级医师查房记录 □ 向患者及家属介绍病情及相关检查结果 □ 相关科室会诊 □ 复查结果异常的检查 □ 制订近期和远期康复目标，制订康复治疗计划及个体化二级预防方案 □ 康复功能训练
重点医嘱	**长期医嘱：** □ 康复医学科护理常规 □ 分级护理 □ 基础疾病用药 □ 神经系统用药 **临时医嘱：** □ 康复评定 □ 血常规、尿常规、粪便常规 □ 肝肾功能、血糖、血脂、电解质、凝血功能、心肌酶谱 □ 乙型肝炎五项、丙型肝炎病毒抗体、人类免疫缺陷病毒抗体、梅毒抗体 □ 心电图、X 线胸片、超声 □ 依据病情需要下达其他临时医嘱	**长期医嘱：** □ 康复医学科护理常规 □ 分级护理 □ 基础疾病用药 □ 神经系统用药 □ 运动疗法 □ 作业治疗 □ 吞咽治疗 □ 针灸治疗 □ 认知和言语治疗 □ 促醒治疗（昏迷患者） □ 物理因子治疗 **临时医嘱：** □ 依据病情需要下达必要的辅助检查 □ 其他特殊医嘱	**长期医嘱：** □ 康复医学科护理常规 □ 分级护理 □ 基础疾病用药 □ 神经营养药物 □ 运动疗法 □ 吞咽治疗 □ 针灸治疗 □ 认知和言语治疗 □ 促醒治疗（昏迷患者） □ 物理因子治疗 **临时医嘱：** □ 复查异常实验室检查及必要的辅助检查 □ 完成初期康复评定 □ 依据病情需要下达其他特殊医嘱
病情变异记录	□ 无　□ 有，原因： 1. 2.	□ 无　□ 有，原因： 1. 2.	□ 无　□ 有，原因： 1. 2.
医师签名			

时间	住院第 4~14 天	住院第 15~27 天	住院 28 天（出院日）
主要诊疗工作	□ 三级医师查房 □ 评定患者神经功能状态及康复训练情况，调整治疗方案和检查项目 □ 完成上级医师查房记录 □ 相关科室会诊 □ 复查结果异常的检查 □ 康复训练 □ 完成中期康复评定	□ 三级医师查房 □ 根据中期康复评定调整治疗方案 □ 完成上级医师查房记录 □ 复查结果异常的检查 □ 康复训练 □ 完成末期康复评定 □ 出院前日完成出院康复指导，交代出院注意事项及如何办理出院手续	□ 再次向患者及家属介绍出院后注意事项，出院康复指导 □ 患者办理出院手续
重点医嘱	长期医嘱： □ 康复医学科护理常规 □ 分级护理 □ 基础疾病用药 □ 神经营养药物 □ 运动疗法 □ 作业治疗 □ 吞咽治疗 □ 针灸治疗 □ 认知和言语治疗 □ 促醒治疗（昏迷患者） □ 物理因子治疗 临时医嘱： □ 复查异常实验室检查 □ 必要的辅助检查 □ 依据病情需要下达 □ 其他特殊医嘱	长期医嘱： □ 康复医学科护理常规 □ 分级护理 □ 基础疾病用药 □ 神经营养药物 □ 运动疗法 □ 作业治疗 □ 吞咽治疗 □ 针灸治疗 □ 认知和言语治疗 □ 促醒治疗（昏迷患者） □ 物理因子治疗 临时医嘱： □ 复查异常实验室检查 □ 必要的辅助检查 □ 依据病情需要下达 □ 中期康复评定 □ 其他特殊医嘱	临时医嘱： □ 通知出院 □ 依据病情给予出院带药 □ 给予出院康复指导
病情变异记录	□ 无　□ 有，原因： 1. 2.	□ 无　□ 有，原因： 1. 2.	□ 无　□ 有，原因： 1. 2.
医师签名			

（二）护士表单

脑出血恢复期康复临床路径护士表单

适用对象：第一诊断为脑出血，已行或未行手术治疗

患者姓名：	性别： 年龄： 门诊号：	住院号：
住院日期： 年 月 日	出院日期： 年 月 日	标准住院日：21~28天

时间	住院第1天	住院第2天	住院第3天
健康宣教	□ 入院宣教 □ 介绍主管医师、护士 □ 介绍环境、设施 □ 介绍住院注意事项 □ 介绍探视和陪伴制度 □ 介绍贵重物品制度 □ 安全宣教	□ 健康宣教 □ 预防压疮 □ 预防肺部感染 □ 预防跌倒 □ 床上及床边主被动活动注意事项宣教 □ 脑出血疾病相关知识	□ 健康宣教 □ 预防压疮 □ 预防肺部感染 □ 预防跌倒 □ 床上及床边主被动活动注意事项宣教 □ 预防脑出血再次发作的相关知识
护理处置	□ 核对患者，佩戴腕带 □ 建立入院护理病历 □ 协助患者留取各种标本 □ 测量体重	□ 遵医嘱完成相关检查	□ 遵医嘱完成相关检查
基础护理	□ 二级护理 □ 晨晚间护理 □ 排泄管理 □ 患者安全管理	□ 分级护理 □ 根据对患者病情的轻、重、缓、急及患者自理能力的评估，给予不同级别的护理	□ 分级护理 □ 根据对患者病情的轻、重、缓、急及患者自理能力的评估，给予不同级别的护理
专科护理	□ 护理评定 □ 正确执行医嘱 □ 正确体位摆放 □ 注意并发症的护理 □ 需要时，填写跌倒及压疮防范表 □ 观察患者病情变化 □ 生活与心理护理	□ 正确执行医嘱 □ 正确体位摆放 □ 注意并发症的护理 □ 需要时，填写跌倒及压疮防范表 □ 观察患者病情变化 □ 生活与心理护理	□ 正确执行医嘱 □ 正确体位摆放 □ 注意并发症的护理 □ 需要时，填写跌倒及压疮防范表 □ 观察患者病情变化 □ 生活与心理护理
重点医嘱	□ 详见医嘱执行单	□ 详见医嘱执行单	□ 详见医嘱执行单
病情变异记录	□ 无 □ 有，原因： 1. 2.	□ 无 □ 有，原因： 1. 2.	□ 无 □ 有，原因： 1. 2.
护士签名			

时间	住院第 4~14 天	住院第 15~27 天	住院第 28 天（出院日）
健康宣教	□ 健康宣教 □ 预防压疮 □ 预防肺部感染 □ 预防跌倒 □ 床上及床边主被动活动注意事项宣教 □ 预防脑出血再次发作的相关知识 □ 需要时，指导辅助器具的使用	□ 健康宣教 □ 预防压疮 □ 预防肺部感染 □ 预防跌倒 □ 床上及床边主被动活动注意事项宣教 □ 预防脑出血再次发作的相关知识 □ 需要时，指导辅助器具的使用 □ 出院前日指导办理出院手续	□ 出院宣教 □ 复诊时间 □ 复诊地点 □ 活动休息 □ 指导饮食 □ 注意安全、预防跌倒 □ 预防脑出血再次发作的相关知识 □ 再次指导办理出院手续
护理处置	□ 遵医嘱完成相关检查	□ 遵医嘱完成相关检查	□ 办理出院手续 □ 发放出院小结
基础护理	□ 分级护理 □ 根据对患者病情的轻、重、缓、急及患者自理能力的评估，给予不同级别的护理	□ 分级护理 □ 根据对患者病情的轻、重、缓、急及患者自理能力的评估，给予不同级别的护理	□ 分级护理 □ 根据对患者病情的轻、重、缓、急及患者自理能力的评估，给予不同级别的护理
专科护理	□ 正确执行医嘱 □ 正确体位摆放 □ 注意并发症的护理 □ 需要时，填写跌倒及压疮防范表 □ 观察患者病情变化 □ 生活与心理护理	□ 正确执行医嘱 □ 正确体位摆放 □ 注意并发症的护理 □ 需要时，填写跌倒及压疮防范表 □ 观察患者病情变化 □ 生活与心理护理	□ 出院带药服用指导 □ 康复护理指导 □ 心理护理
重点医嘱	□ 详见医嘱执行单	□ 详见医嘱执行单	□ 详见医嘱执行单
病情变异记录	□ 无 □ 有，原因： 1. 2.	□ 无 □ 有，原因： 1. 2.	□ 无 □ 有，原因： 1. 2.
护士签名			

（三）患者表单

脑出血恢复期康复临床路径患者表单

适用对象：第一诊断为脑出血，已行或未行手术治疗

患者姓名：	性别： 年龄： 门诊号：	住院号：
住院日期： 年 月 日	出院日期： 年 月 日	标准住院日：21～28 天

时间	入院日	康复治疗前	住院康复治疗期间
医患配合	□ 配合询问病史、收集资料，请务必详细告知既往史、用药史、过敏史 □ 配合进行体格检查 □ 有任何不适请告知医师	□ 配合完善康复治疗前相关检查 □ 配合医师完成入院康复评定 □ 医师与患者及家属介绍病情及康复治疗谈话签字	□ 配合完善相关检查 □ 配合医师进行中期评定
护患配合	□ 配合定时测量生命体征 □ 配合完成入院护理评估（简单询问病史、过敏史、用药史） □ 接受入院宣教（环境介绍、病室规定、订餐制度、贵重物品保管等） □ 配合执行探视和陪伴制度 □ 有任何不适请告知护士	□ 配合定时测量生命体征、每日询问大便情况 □ 配合完成相关检查前准备 □ 接受饮食宣教 □ 接受药物宣教 □ 接受健康宣教 □ 接受康复治疗注意事项宣教	□ 配合定时测量生命体征、每日询问大便情况 □ 配合完成相关检查前准备 □ 接受输液、服药等治疗 □ 配合进行康复护理 □ 配合进行并发症预防 □ 接受健康宣教 □ 配合执行探视及陪伴
饮食	□ 遵医嘱饮食	□ 医嘱饮食	□ 遵医嘱饮食
排泄	□ 正常排尿便 □ 需要时，配合放置导尿管 □ 需要时，配合间歇导尿	□ 正常排尿便 □ 需要时，配合放置导尿管 □ 需要时，配合间歇导尿	□ 正常排尿便 □ 需要时，配合放置导尿管 □ 需要时，配合间歇导尿
活动	□ 监护或指导下活动	□ 监护或指导下活动	□ 监护或指导下活动

时间	出院日
医患配合	□ 接受出院前康复指导 □ 了解复查程序 □ 获取出院诊断书
护患配合	□ 接受出院宣教 □ 办理出院手续 □ 获取出院带药 □ 了解服药方法、作用、注意事项 □ 了解复印病历程序
饮食	□ 遵医嘱饮食
排泄	□ 正常排尿便 □ 需要时，配合放置导尿管 □ 需要时，配合间歇导尿
活动	□ 适度活动，避免疲劳
患者或家属签字	

附：原表单（2016 年版）

脑出血恢复期康复临床路径表单

适用对象：第一诊断为脑出血，已行或未行手术治疗

患者姓名：	性别：	年龄：	门诊号：	住院号：
住院日期：　　年　月　日	出院日期：　　年　月　日		标准住院日：21~28 天	

时间	住院第 1 天
主要诊疗工作	□ 采集病史，体格检查 □ 上级医师查房与入院病情康复评定 □ 完善辅助检查 □ 评定既往辅助检查结果，确定复查时间 □ 确定初步诊断及治疗方案 □ 签订相关医疗文书及项目实施协议 □ 完成首次病程记录，入院记录等病历书写
重点医嘱	**长期医嘱：** □ 康复医学科护理常规 □ 二级护理 □ 血压、血糖监测 □ 基础疾病用药 □ 神经系统用药 □ 其他用药依据病情下达 **临时医嘱：** □ 康复评定 □ 血常规、尿常规、粪便常规 □ 肝肾功能、血糖、血脂、电解质、凝血功能、心肌酶谱 □ 乙型肝炎五项、丙型肝炎病毒抗体、人类免疫缺陷病毒抗体、梅毒抗体 □ 心电图、X 线胸片、超声 □ 其他临时医嘱
主要护理工作	□ 入院宣教及护理评定记录 □ 正确体位摆放 □ 正确执行医嘱 □ 观察病情变化
病情变异记录	□ 无　□ 有，原因： 1. 2.
护士签名	
医师签名	

时间	住院第 2 天	住院第 3 天	住院第 4~12 天
主要诊疗工作	□ 主治医师查房 □ 追访检查结果 □ 书写病程记录 □ 完成上级医师查房记录 □ 申请相应康复治疗项目并签订治疗知情同意书 □ 继续观察病情变化，并及时与患者家属沟通 □ 康复训练	□ 主任/副主任医师查房 □ 完成上级医师查房记录 □ 向患者及家属介绍病情及相关检查结果 □ 相关科室会诊 □ 复查结果异常的检查 □ 完成初期康复评定并记录 □ 制订近期和远期康复目标，制订康复治疗计划 □ 康复训练	□ 三级医师查房 □ 评定患者神经功能状态及康复训练情况，调整治疗方案和检查项目 □ 完成上级医师查房记录 □ 相关科室会诊 □ 复查结果异常的化验检查 □ 康复训练
重点医嘱	长期医嘱： □ 康复医学科护理常规 □ 神经营养药物 □ 基础疾病用药 □ 其他用药依据病情下达 □ 运动疗法 □ 作业治疗 □ 吞咽治疗 □ 针灸治疗 □ 认知和言语治疗 □ 促醒治疗（昏迷患者） □ 物理因子治疗 临时医嘱： □ 必要的辅助检查 □ 依据病情需要下达	长期医嘱： □ 康复医学科护理常规 □ 神经营养药物 □ 基础疾病用药 □ 其他用药依据病情下达 □ 运动疗法 □ 作业治疗 □ 吞咽治疗 □ 针灸治疗 □ 认知和言语治疗 □ 促醒治疗（昏迷患者） □ 物理因子治疗 临时医嘱： □ 复查异常实验室检查 □ 必要的辅助检查 □ 初期康复评定 □ 依据病情需要下达	长期医嘱： □ 康复医学科护理常规 □ 神经营养药物 □ 基础疾病用药 □ 其他用药依据病情下达 □ 运动疗法 □ 作业治疗 □ 吞咽治疗 □ 针灸治疗 □ 认知和言语治疗 □ 促醒治疗（昏迷患者） □ 物理因子治疗 临时医嘱： □ 复查异常实验室检查 □ 必要的辅助检查 □ 依据病情需要下达
主要护理工作	□ 正确执行医嘱 □ 正确体位摆放 □ 观察病情变化 □ 生活与心理护理	□ 正确执行医嘱 □ 正确体位摆放 □ 观察病情变化 □ 生活与心理护理	□ 正确执行医嘱 □ 正确体位摆放 □ 观察病情变化 □ 生活与心理护理
病情变异记录	□ 无　□ 有，原因： 1. 2.	□ 无　□ 有，原因： 1. 2.	□ 无　□ 有，原因： 1. 2.
护士签名			
医师签名			

时间	住院第 13~19 天	住院第 20~27 天 （出院前日）	住院 21~28 天 （出院日）
主要诊疗工作	□ 三级医师查房 □ 评定患者神经功能状态及康复训练情况 □ 完成上级医师查房记录 □ 向患者及家属介绍病情及相关检查结果 □ 康复训练 □ 完成中期康复评定	□ 三级医师查房 □ 根据中期康复评定调整治疗方案 □ 完成上级医师查房记录 □ 康复训练 □ 完成末期康复评定 □ 完成出院康复指导，交代注意事项	□ 再次向患者及家属介绍出院后注意事项，出院康复指导 □ 患者办理出院手续，出院
重点医嘱	**长期医嘱：** □ 康复医学科护理常规 □ 神经营养药物 □ 基础疾病用药 □ 其他用药依据病情下达 □ 运动疗法 □ 作业治疗 □ 吞咽治疗 □ 针灸治疗 □ 认知和言语治疗 □ 促醒治疗（昏迷患者） □ 物理因子治疗 **临时医嘱：** □ 复查异常实验室检查 □ 必要的辅助检查 □ 依据病情需要下达 □ 中期康复评定	**长期医嘱：** □ 康复医学科护理常规 □ 神经营养药物 □ 基础疾病用药 □ 其他用药依据病情下达 □ 运动疗法 □ 作业治疗 □ 吞咽治疗 □ 针灸治疗 □ 认知和言语治疗 □ 促醒治疗（昏迷患者） □ 物理因子治疗 **临时医嘱：** □ 复查异常实验室检查 □ 必要的辅助检查 □ 依据病情需要下达 □ 末期康复评定 □ 矫形器制作	**临时医嘱：** □ 通知出院 □ 依据病情给予出院带药及出院康复指导 □ 出院带药
主要护理工作	□ 正确执行医嘱 □ 正确体位摆放 □ 观察病情变化 □ 生活与心理护理	□ 正确执行医嘱 □ 正确体位摆放 □ 观察病情变化 □ 出院用药指导 □ 出院护理指导	□ 出院带药服用指导 □ 康复护理指导 □ 告知复诊时间和地点
病情变异记录	□ 无 □ 有，原因： 1. 2.	□ 无 □ 有，原因： 1. 2.	□ 无 □ 有，原因： 1. 2.
护士签名			
医师签名			

第三章

脑梗死恢复期康复临床路径释义

【医疗质量控制指标】

指标一、脑梗死住院患者早期康复介入率。

指标二、及时对患者进行康复评定，找出其存在的功能障碍。

指标三、脑梗死住院患者平均住院日、住院总费用、康复治疗费用、用药占比等，可作为反映工作效率的指标。

指标四、脑梗死住院患者并发症的发生率。

一、脑梗死编码

疾病名称及编码：脑梗死后遗症（ICD-10：I69.3）

二、临床路径检索方法

I69.3

三、国家医疗保障疾病诊断相关分组（CHS-DRG）

MDCB　神经系统疾病及功能障碍

BZ1　神经系统其他疾患

四、脑梗死恢复期康复临床路径标准住院流程

（一）适用对象

第一诊断为脑梗死（ICD-10：I63.900）（无严重并发症患者）。

> 释义
>
> ■ 适用对象编码参见第一部分。
> ■ 本路径适用对象为临床诊断为脑梗死恢复期的患者，如继发脑出血、蛛网膜下腔出血、肺动脉栓塞、严重感染等并发症，需进入其他相应路径。

（二）诊断依据

根据《临床诊疗指南·物理医学与康复分册》（中华医学会编著，人民卫生出版社，2005）、《临床诊疗指南·神经病学分册》（中华医学会编著，人民卫生出版社，2006）。

1. 临床表现：

（1）意识障碍。

（2）运动功能障碍。

（3）感觉功能障碍。

（4）言语功能障碍。

（5）吞咽功能障碍。

（6）认知功能障碍。

（7）精神、情感、心理障碍。

（8）膀胱及肠功能障碍。

（9）日常生活功能障碍。

（10）脑神经麻痹。

2. 影像学检查：CT、MRI 发现的相应脑病病变。

> **释义**
>
> ■ 本路径的制订主要参考国内权威参考书籍和诊疗指南。
>
> ■ 病史和临床表现是诊断脑梗死的初步依据，多数患者表现为突发一侧运动、感觉障碍，可伴有言语、认知和吞咽功能障碍，严重的可出现意识障碍。头颅 CT 检查可见病变区低密度软化灶，边界清楚，患侧脑室扩大等，MRI 检查示局部软化灶，明显长 T1 和 T2 信号特征可明确诊断脑梗死恢复期。部分患者临床表现不典型，如果 CT 检查示病灶内或周边密度均匀的高密度影、中线结构移位等，MRI 检查示病灶周边或病灶内斑片状短 T1 信号，需进入其他相应路径。

（三）康复评定

根据《临床诊疗指南·物理医学与康复分册》（中华医学会编著，人民卫生出版社，2005）、《康复医学（第6版）》（黄晓琳、燕铁斌主编，人民卫生出版社，2018）。

1. 一般情况：包括生命体征、睡眠和大小便等基本情况，注意评定患者的意识状态。了解患者总体治疗情况。

2. 康复专科评定：分别于入院后 1~3 天进行初期康复评定，入院后 10~14 天进行中期康复评定，出院前进行末期康复评定，评定具体内容如下：

（1）意识障碍的评定。

（2）运动功能的评定。

（3）感觉功能的评定。

（4）言语功能的评定。

（5）吞咽功能的评定。

（6）认知功能的评定。

（7）精神、情感、心理状态的评定。

（8）膀胱及肠功能的评定。

（9）日常生活活动能力的评定。

> **释义**
>
> ■ 康复评定是康复治疗的基础，是客观、准确地评定功能障碍的原因、性质、部位、范围、严重程度、发展趋势、预后和转归，为制订、修改治疗计划和对康复治疗效果与结局做出客观的评价提供科学依据。康复医疗应该始于评定，终于评定。
>
> ■ 康复专科评定在入院后 24 小时内进行初期评定，某些特殊功能评定花费时间长，可在 3 天内完成；住院期间根据功能变化情况进行一次中期评定（大约住院 2 周左右），出院前进行末期评定。

（四）治疗方案的选择

根据《临床诊疗指南·物理医学与康复分册》（中华医学会编著，人民卫生出版社，2005）、《康复医学（第6版）》（黄晓琳、燕铁斌主编，人民卫生出版社，2018）。

1. 临床常规治疗。

2. 康复治疗：

（1）体位摆放与处理。

（2）意识障碍处理。

（3）运动治疗。

（4）作业治疗。

（5）物理因子治疗。

（6）认知功能训练。

（7）言语治疗。

（8）吞咽治疗。

（9）矫形器具及其他辅助器具装配与训练。

（10）心理行为治疗。

（11）中医治疗。

（12）痉挛处理。

3. 常见并发症的处理：

（1）感染的治疗。

（2）深静脉血栓的治疗。

（3）压疮的治疗。

（4）异位骨化的治疗。

（5）其他：如骨质疏松、关节挛缩等。

释义

■ 入院后应针对患者的原发病、合并症和并发症进行积极的临床常规治疗，针对患者存在的功能障碍进行相关的康复治疗。根据患者神经功能障碍情况，可考虑使用有一定循证医学证据的神经营养药物，如脑苷肌肽、曲克芦丁脑蛋白水解物等，或有助于改善患者预后及功能恢复。

■ 康复方案：脑梗死恢复期的康复方案是根据患者的病史、临床表现、体格检查、辅助检查、专科功能评估以及患者及其家属的康复愿望，并综合现有条件、康复近期目标和远期目标，由康复医师领导的康复治疗组共同制订。康复医师、康复治疗师和康复护士应当对患者的现病史、既往史、工作史、家族史、功能状况和兴趣爱好等要有全面的了解，包括现存的危险因素和合并症，为二级预防和有效利用康复治疗相关元素，完善康复方案奠定基础。

【康复治疗选择】

1. 体位摆放与处理：医务人员应当正确认识和处理中枢性损害引起的紧张性反射对肌张力的影响，保持患者休息时良肢位摆放和定时翻身。

2. 意识障碍处理：充分利用各种感觉刺激，尤其是视觉刺激、听觉刺激和本体感觉刺激，注重强化有效刺激；在排除禁忌证的情况下可酌情考虑予以非侵入性神经调控刺激技术（经颅磁刺激或经颅直流电刺激等）。

3. 运动治疗：结合患者瘫痪肢体的功能状况和康复近期目标，抓住主要问题，按照先近端后远端、先粗大后精细、先静态后动态的原则，如以提高患者转移能力为突破口，逐步实现从卧位向坐位、站立位到行走的功能转变等。

4. 作业治疗：围绕日常生活活动，为患者制订切实可行的功能训练内容，必要时可以借助康复辅助器具提高其上肢和手功能，改善下肢和步行功能。

5. 物理因子治疗：各种声光电磁热等物理因子合理选择性运用有助于改善患者的肌肉张力和运动感觉功能，减轻疼痛。

6. 认知功能训练：选择有效的针对性活动，并结合日常生活活动和相关运动进行功能训练，包括对事物的认知和二便控制。

7. 言语治疗：根据患者言语功能状况，选择进行口面部发音和发声器官的运动训练，以及听理解和言语表达能力训练；阅读和书写能力训练有助于其语言功能提高。非言语功能训练对于实用交流能力改善有积极意义。

8. 吞咽治疗：吞咽器官运动训练与功能性电刺激相结合有助于提高吞咽治疗的效果。

9. 矫形器具及其他辅助器具装配与训练有助于实用功能的提高。

10. 心理行为治疗是患者主动参与康复治疗的重要环节。

11. 中医治疗：适时选择针灸和医疗体操等中医传统康复治疗有助于偏瘫患者受损功能的改善。可适当使用活血通络、化痰活血通络作用的中成药，如血塞通软胶囊（每粒含三七总皂苷 60mg）、灯银脑通胶囊、豨莶通栓胶囊等，促进患者神经功能恢复，提高日常生活能力。

12. 痉挛处理：积极采用良肢位摆放，减少异常体位对肌张力的不利影响。酌情选择口服抗痉挛药物或局部肉毒毒素注射治疗以降低异常肌张力，促进运动功能改善。

【注意事项】

1. 循序渐进，持之以恒是取得康复治疗预期成效的基本原则。

2. 防治并发症（呼吸道感染、尿路感染、下肢深静脉血栓形成、肺动脉栓塞、关节挛缩畸形等），注重二级预防，控制危险因素和合并症有利于康复方案的顺利进行。

3. 患者及其家属的主动参与有助于巩固和提高康复治疗效果。

（五）临床路径标准住院日为 21~28 天

释义

■ 入院检查后开始相关临床治疗和康复治疗，总住院时间不超过 28 天符合本路径要求。

（六）进入路径标准

1. 第一诊断必须符合 ICD-10：I63.900 脑梗死疾病编码。

2. 当患者同时具有其他疾病诊断，但在住院期间不需要特殊处理也不影响第一诊断的临床路径流程实施时，可以进入路径。

3. 患者生命体征稳定，神经科临床处理已结束，且存在需要康复治疗的功能障碍。

> **释义**
>
> ■ 进入路径的第一诊断为脑梗死恢复期，需排除脑出血、肺动脉栓塞、严重感染等并发症。
>
> ■ 入院后常规检查发现有基础病，如高血压、糖尿病、高脂血症、冠心病等，经系统评估后对脑梗死恢复期诊断治疗无特殊影响者，可进入路径，但可能增加医疗费用，延长住院时间。

(七) 住院后检查的项目

1. 必需的检查项目：
(1) 血常规、尿常规、粪便常规。
(2) 肝肾功能、电解质、血糖、血脂、凝血功能、同型半胱氨酸。
(3) 感染性疾病筛查 (乙型肝炎、丙型肝炎、梅毒、艾滋病等)。
(4) 心电图检查。
2. 根据具体情况可选择的检查项目：
(1) 头颅 MRI、CTA、MRA 或 DSA。
(2) 心、肺功能检查。
(3) 超声检查：心脏、血管、腹部等。

> **释义**
>
> ■ 血常规、尿常规、粪便常规是最基本的三大常规检查，进入路径的患者均需完成。肝肾功能、电解质、血糖、血脂、凝血功能、同型半胱氨酸，以及感染性疾病筛查 (乙型肝炎、丙型肝炎、梅毒、艾滋病等) 和心电图检查可评估有无基础疾病，是否影响住院时间、费用及其治疗。若无禁忌证患者均应行头颅 CT/MRI 检查，必要时可选择进行 CTA、MRA、DSA 检查，以及心、肺功能检查和超声检查 (心脏、血管、腹部、胸部等)。
>
> ■ 本病需与其他引起偏瘫等功能障碍的疾病相鉴别，如脑出血、蛛网膜下腔出血、颅内肿瘤，应行 CT 或 MRI，增强 CI 或 MRI 有助于颅内肿瘤的鉴别诊断。

(八) 出院标准

1. 已达到预期康复目标，功能已进入平台期。
2. 无严重并发症或并发症已得到有效控制。

> **释义**
>
> ■ 患者出院前应完成所有必要的检查项目，观察临床表现和受损功能是否改善，已达到预期康复目标，并发症已得到有效控制。

（九）变异及原因分析

1. 合并脑梗死后出血或其他严重疾病而影响第一诊断者需退出路径。

2. 辅助检查结果异常，需要其他相关专业处理，或因此导致住院时间延长和住院费用增加。

3. 住院期间病情加重，出现并发症，需要其他相关专业诊治，导致住院时间延长和住院费用增加。

4. 既往合并有其他系统疾病，脑梗死后可能导致既往疾病加重而需要治疗，导致住院时间延长和住院费用增加。

> **释义**
>
> ■ 按标准康复治疗方案如患者受损功能改善不明显，发现其他严重基础疾病或严重感染未得到有效控制，需要调整药物治疗或继续其他疾病的治疗，则终止本路径。出现继发性颅内出血、肺动脉栓塞等并发症时，需转入相应路径。
>
> ■ 认可的变异原因主要是指患者入选路径后，在检查及治疗过程中发现患者合并存在事先未预知的、对本路径治疗可能产生影响的情况，需要终止执行路径或延长治疗时间、增加治疗费用。医师需要在表单中明确说明。
>
> ■ 因患者方面的主观原因导致执行路径出现变异，需医师在表单中予以说明。

五、脑梗死恢复期康复护理规范

1. 基本情况评估。

2. 一般护理评估（意识、认知、进食方式、口腔卫生、胃肠道功能、大小便功能、停留管道情况等）。

3. 营养风险评估与护理。

4. 压疮风险评估与护理。

5. 跌倒风险评估与护理。

6. 心理状态评估与护理。

7. 矫形器佩戴指导与预防器械所致皮损的评估与护理。

8. 轮椅、手杖等助行器使用指导与预防跌倒的评估与护理。

9. ADL 评估与指导照护者照护，给予恰当水平的生活帮助与护理。

10. 预防深静脉血栓评估与护理。

入院护理评估包括基本情况、一般护理评估、专科护理评估三个部分。其中，基本情况评估包括患者职业、民族、是否有宗教信仰、受教育程度、入院诊断、现病史、既往病史、过敏史等；一般护理评估包括患者的意识、认知、进食方式、口腔卫生情况、胃肠道情况、二便情况、停留管道情况、语言沟通能力等；专科护理评估包括：营养风险评估、压疮风险评估、跌倒风险评估、心理状态评估、日常生活活动评估等。康复护理侧重于疾病管理和预防、功能评价与指导、并发症预防及处理三方面干预，更注重慢性病的全程管理及帮助患者回归家庭和社会。

六、脑梗死恢复期康复营养治疗规范

1. 脑梗死患者的营养管理小组需包括医师、护士、治疗师、营养师。

2. 患者入院后治疗师需进行吞咽功能的评估，护士应在患者入院 24 小时内完成营养风险筛查。

3. 对于营养筛查高危的患者，由医师、营养师进行营养状态评估。

4. 医师对患者疾病、并发症、实验室检查结果进行分析，和营养师进行沟通并制订营养干预计划。

5. 营养干预可选择肠内、肠外或肠内肠外相结合的方式。

6. 营养干预的过程中，需不断动态评估血浆蛋白、血糖、电解质等改善情况，是否存在不耐受及喂养中断。停留胃管、鼻空肠管、胃造瘘的患者，注意进行管道护理。

营养治疗的目的是为了保证患者进食安全，避免出现误吸及梗阻；保证患者的营养摄入，纠正营养不良；调整营养状态，促进疾病转归；提高患者生活质量，满足患者进食需求，这需要医师、护士、治疗师、营养师共同参与。

七、脑梗死恢复期康复健康宣教

1. 入院后应针对患者对其疾病认识、危险因素控制、用药依从性等进行健康宣教。

2. 需对疾病发生的危险因素，二级预防的注意事项、再发脑梗的症状等进行健康宣教。

3. 在治疗过程中，针对康复治疗的作用和意义进行宣教。

4. 使用轮椅等辅助器具时，应对辅助器具安全使用进行健康宣教。

5. 出院前需再次对其照顾者照护能力进行评估，就居家照顾注意事项进行宣教。

脑梗死患者的健康宣教贯穿在整个治疗过程，内容包括疾病管理、功能障碍宣教、照护宣教，患者康复阶段不同宣教内容侧重点也有所不同。

八、推荐表单

（一）医师表单

脑梗死恢复期康复临床路径医师表单

适用对象：第一诊断为脑梗死（ICD-10：I63.900）（无并发症患者）

患者姓名：	性别：	年龄：	门诊号：	住院号：
住院日期：　　年　月　日	出院日期：　　年　月　日		标准住院：21～28 天	

时间	住院第 1 天	住院第 2 天	住院第 3 天
主要诊疗工作	□ 询问病史及体格检查 □ 入院初期康复评定 □ 完成入院录、首次病程记录等病历书写 □ 确定初步诊断及治疗方案 □ 完善常规检查 □ 医患沟通，交代病情、治疗方案及注意事项 □ 签订相关医疗文书及项目实施知情同意书	□ 其他特殊初期康复评定 □ 上级医师查房：根据病情及检查结果调整治疗方案 □ 完成上级医师查房记录 □ 继续观察病情变化，并及时与患者家属沟通 □ 康复功能训练 □ 防治并发症	□ 完成初期康复评定并记录 □ 上级医师查房：根据病情及检查结果调整治疗方案 □ 完成上级医师查房记录 □ 向患者及家属介绍病情及相关检查结果 □ 相关科室会诊 □ 复查结果异常的化验检查 □ 制订近期和远期康复目标，制订康复治疗计划及个体化二级预防方案 □ 康复功能训练
重点医嘱	**长期医嘱：** □ 康复医学科护理常规 □ 分级护理 □ 基础疾病用药 □ 神经营养药物 □ 运动疗法 □ 作业治疗 □ 吞咽治疗 □ 针灸治疗 □ 认知和言语治疗 □ 促醒治疗（昏迷患者） □ 物理因子治疗 **临时医嘱：** □ 日常生活能力评定 □ 酌情进行认知功能评定 □ 血常规、尿常规、肝功能、肾功能、血糖、血脂、血生化、心电图、凝血功能	**长期医嘱：** □ 康复医学科护理常规 □ 分级护理 □ 基础疾病用药 □ 神经营养药物 □ 运动疗法 □ 作业治疗 □ 吞咽治疗 □ 针灸治疗 □ 认知和言语治疗 □ 促醒治疗（昏迷患者） □ 物理因子治疗 **临时医嘱：** □ 依据病情需要下达其他特殊医嘱	**长期医嘱：** □ 康复医学科护理常规 □ 分级护理 □ 基础疾病用药 □ 神经营养药物 □ 运动疗法 □ 作业治疗 □ 吞咽治疗 □ 针灸治疗 □ 认知和言语治疗 □ 促醒治疗（昏迷患者） □ 物理因子治疗 **临时医嘱：** □ 依据病情需要下达其他特殊医嘱
病情变异记录	□ 无　□ 有，原因： 1. 2.	□ 无　□ 有，原因： 1. 2.	□ 无　□ 有，原因： 1. 2.
医师签名			

时间	住院第 4~14 天	住院第 15~27 天	住院第 28 天（出院日）
主要诊疗工作	□ 三级医师查房 □ 中期康复评定 □ 根据病情调整治疗方案 □ 完成上级医师查房记录 □ 复查结果异常的化验检查 □ 向患者及家属介绍病情及相关检查结果 □ 康复功能训练	□ 三级医师查房 □ 根据中期康复评定调整治疗方案 □ 康复功能训练 □ 末期康复评定 □ 出院前日向患者及家属交代出院医嘱及注意事项 □ 如果患者不能出院，在病程记录中说明原因和继续治疗的方案	□ 再次向患者及家属介绍出院医嘱及注意事项 □ 患者办理出院手续
重点医嘱	**长期医嘱：** □ 康复医学科护理常规 □ 分级护理 □ 基础疾病用药 □ 神经营养药物 □ 运动疗法 □ 作业治疗 □ 吞咽治疗 □ 针灸治疗 □ 认知和言语治疗 □ 促醒治疗（昏迷患者） □ 物理因子治疗 **临时医嘱：** □ 异常检查复查 □ 中期康复评定 □ 依据病情需要下达其他特殊医嘱	**长期医嘱：** □ 康复医学科护理常规 □ 分级护理 □ 基础疾病用药 □ 神经营养药物 □ 运动疗法 □ 作业治疗 □ 吞咽治疗 □ 针灸治疗 □ 认知和言语治疗 □ 促醒治疗（昏迷患者） □ 物理因子治疗 **临时医嘱：** □ 明日出院 □ 末期康复评定 □ 出院前康复指导	**临时医嘱：** □ 通知出院 □ 依据病情给予出院带药及建议 □ 给予出院康复指导
病情变异记录	□ 无　□ 有，原因： 1. 2.	□ 无　□ 有，原因： 1. 2.	□ 无　□ 有，原因： 1. 2.
医师签名			

（二）护士表单

脑梗死恢复期康复临床路径护士表单

适用对象：第一诊断为脑梗死（ICD-10：I63.900）（无并发症患者）

患者姓名：	性别：	年龄：	门诊号：	住院号：
住院日期：　年　月　日	出院日期：　年　月　日		标准住院日：21~28 天	

时间	住院第 1 天	住院第 2 天	住院第 3 天
健康宣教	□ 入院宣教 □ 介绍主管医师、护士 □ 介绍环境、设施 □ 介绍住院注意事项 □ 介绍探视和陪伴制度 □ 介绍贵重物品制度 □ 安全宣教	□ 健康宣教 □ 预防压疮 □ 预防肺部感染 □ 预防跌倒 □ 预防深静脉血栓 □ 康复治疗注意事项宣教 □ 疾病相关知识	□ 健康宣教 □ 预防压疮 □ 预防肺部感染 □ 预防跌倒 □ 预防深静脉血栓 □ 康复治疗注意事项宣教 □ 预防脑梗死再次发作的相关知识
护理处置	□ 核对患者，佩戴腕带 □ 建立入院护理病历 □ 协助患者留取各种标本 □ 测量体重	□ 遵医嘱完成相关检查	□ 遵医嘱完成相关检查
基础护理	□ 正确执行医嘱 □ 分级护理 □ 晨晚间护理 □ 管道护理 □ 二便管理 □ 患者安全管理	□ 分级护理 □ 根据对患者病情的轻、重、缓、急及患者自理能力的评估，给予不同级别的护理	□ 分级护理 □ 根据对患者病情的轻、重、缓、急及患者自理能力的评估，给予不同级别的护理
专科护理	□ 康复护理评定 □ 营养筛查 □ 指导良肢位摆放 □ 注意并发症的护理 □ 跌倒及压疮风险评估 □ 观察患者病情变化 □ 生活与心理护理 □ 照顾者照顾能力评估	□ 正确执行医嘱 □ 指导良肢位摆放 □ 注意并发症的护理 □ 营养及饮食指导 □ 观察患者病情变化 □ 生活与心理护理 □ 照顾者照顾技巧指导	□ 正确执行医嘱 □ 指导良肢位摆放 □ 注意并发症的护理 □ 矫形器佩戴指导及预防器械所致皮损 □ 观察患者病情变化 □ 生活与心理护理 □ 照顾者照顾技巧指导
重点医嘱	□ 详见医嘱执行单	□ 详见医嘱执行单	□ 详见医嘱执行单
病情变异记录	□ 无　□ 有，原因： 1. 2.	□ 无　□ 有，原因： 1. 2.	□ 无　□ 有，原因： 1. 2.
护士签名			

时间	住院第 4~14 天	住院第 15~27 天	住院第 28 天（出院日）
健康宣教	□ 健康宣教 □ 预防压疮 □ 预防肺部感染 □ 预防跌倒 □ 预防深静脉血栓 □ 康复治疗注意事项宣教 □ 预防脑梗死再次发作的相关知识 □ 需要时，指导辅助器具的使用	□ 健康宣教 □ 预防压疮 □ 预防肺部感染 □ 预防跌倒 □ 预防深静脉血栓 □ 康复治疗注意事项宣教 □ 预防脑梗死再次发作的相关知识 □ 需要时，指导辅助器具的使用	□ 出院宣教 □ 复诊时间 □ 复诊地点 □ 活动与休息 □ 指导饮食 □ 注意安全、预防跌倒 □ 预防脑梗死再次发作的相关知识 □ 指导办理出院手续 □ 居家照顾技巧指导
护理处置	□ 遵医嘱完成相关检查	□ 遵医嘱完成相关检查	□ 办理出院手续 □ 书写出院小结
基础护理	□ 分级护理 □ 根据对患者病情的轻、重、缓、急及患者自理能力的评估，给予不同级别的护理	□ 分级护理 □ 根据对患者病情的轻、重、缓、急及患者自理能力的评估，给予不同级别的护理	□ 分级护理 □ 根据对患者病情的轻、重、缓、急及患者自理能力的评估，给予不同级别的护理
专科护理	□ 正确执行医嘱 □ 正确体位摆放 □ 注意并发症的护理 □ 日常生活活动评估与指导照护者照护，给予恰当水平的生活帮助与护理 □ 观察患者病情变化 □ 生活与心理护理 □ 营养干预后评价	□ 正确执行医嘱 □ 正确体位摆放 □ 注意并发症的护理 □ 观察患者病情变化 □ 生活与心理护理 □ 营养及饮食指导	□ 出院带药服用指导 □ 康复护理指导 □ 心理护理
重点医嘱	□ 详见医嘱执行单	□ 详见医嘱执行单	□ 详见医嘱执行单
病情变异记录	□ 无　□ 有，原因： 1. 2.	□ 无　□ 有，原因： 1. 2.	□ 无　□ 有，原因： 1. 2.
护士签名			

（三）患者表单

脑梗死恢复期康复临床路径患者表单

适用对象：第一诊断为脑梗死（ICD-10：I63.900）（无并发症患者）

患者姓名：	性别： 年龄： 门诊号：	住院号：
住院日期： 年 月 日	出院日期： 年 月 日	标准住院日：21~28 天

时间	入院	康复治疗前	住院康复治疗期间
医患配合	□ 配合询问病史、收集资料，请务必详细告知既往史、用药史、过敏史 □ 配合进行体格检查 □ 有任何不适请告知医师	□ 配合完善康复治疗前相关检查 □ 配合医师完成入院康复评定 □ 医师与患者及家属介绍病情及康复治疗谈话签字	□ 配合完善相关检查 □ 配合医师进行中期评定
护患配合	□ 配合定时测量生命体征 □ 配合完成入院护理评估（简单询问病史、过敏史、用药史） □ 接受入院宣教（环境介绍、病室规定、订餐制度、贵重物品保管等） □ 配合执行探视和陪伴制度 □ 有任何不适请告知护士 □ 配合护士进行照顾者能力评估 □ 配合护士进行跌倒、压疮等并发症风险评估	□ 配合定时测量生命体征、每日询问大便情况 □ 配合完成相关检查前准备 □ 接受饮食宣教 □ 接受药物宣教 □ 接受健康宣教 □ 接受康复治疗注意事项宣教 □ 接受护士对照顾者照顾能力指导 □ 接受护士进行跌倒、压疮等并发症风险的护理措施	□ 配合定时测量生命体征、每日询问大便情况 □ 配合完成相关检查前准备 □ 接受输液、服药等治疗 □ 配合进行康复护理 □ 配合进行并发症预防 □ 接受健康宣教 □ 配合执行探视及陪伴 □ 接受护士对照顾者居家照顾能力指导 □ 接受护士居家跌倒、压疮健康宣教
饮食	□ 遵医嘱饮食 □ 接受营养风险筛查	□ 遵医嘱饮食 □ 接受营养干预	□ 遵医嘱饮食
排泄	□ 正常排尿便 □ 需要时，配合放置导尿管 □ 需要时，配合间歇导尿	□ 正常排尿便 □ 需要时，配合放置导尿管 □ 需要时，配合间歇导尿	□ 正常排尿便 □ 需要时，配合放置导尿管 □ 需要时，配合间歇导尿
活动	□ 监护或指导下活动	□ 监护或指导下活动	□ 监护或指导下活动

时间	出院
医患配合	□ 接受出院前康复指导 □ 了解复诊程序 □ 获取出院诊断书
护患配合	□ 接受出院宣教 □ 了解办理出院手续 □ 了解获取出院带药 □ 了解服药方法、作用、注意事项 □ 了解复印病历程序
饮食	□ 遵医嘱饮食
排泄	□ 正常排尿便 □ 需要时，配合放置导尿管 □ 需要时，配合间歇导尿
活动	□ 适度活动，避免疲劳
患者或家属签名	

附：原表单（2016 年版）

脑梗死恢复期康复临床路径表单

适用对象：第一诊断为脑梗死（ICD-10：I63.900）（无并发症患者）

| 患者姓名： | 性别： | 年龄： | 门诊号： | 住院号： |

| 住院日期：　　年　月　日 | 出院日期：　　年　月　日 | 标准住院日：21~28 天 |

时间	住院第 1 天	住院第 2 天	住院第 3 天
主要诊疗工作	□ 询问病史及体格检查 □ 入院康复评定、预后评定 □ 完成病历书写 □ 初步确定诊断及治疗方案 □ 医患沟通，交代病情、治疗方案及注意事项	□ 上级医师查房：根据病情及检查结果调整治疗方案 □ 入院病情评定 □ 防治并发症	□ 上级医师查房：根据病情调整治疗方案 □ 初期康复评定 □ 形成个体化二级预防方案
重点医嘱	长期医嘱： □ 康复医学科护理常规 □ 二级护理 □ 基础疾病用药 □ 神经营养药物 □ 运动疗法 □ 吞咽治疗 □ 针灸治疗 □ 认知和言语治疗 □ 促醒治疗（昏迷患者） □ 物理因子治疗 临时医嘱： □ 日常生活能力评定 □ 酌情进行认知功能评定 □ 血常规、尿常规、肝功能、肾功能、血糖、血脂、血生化、心电图、凝血功能	长期医嘱： □ 康复医学科护理常规 □ 分级护理 □ 基础疾病用药 □ 神经营养药物 □ 运动疗法 □ 吞咽治疗 □ 针灸治疗 □ 认知和言语治疗 □ 促醒治疗（昏迷患者） □ 物理因子治疗 临时医嘱： □ 依据病情需要下达 □ 其他特殊医嘱	长期医嘱： □ 康复医学科护理常规 □ 分级护理 □ 基础疾病用药 □ 神经营养药物 □ 运动疗法 □ 吞咽治疗 □ 针灸治疗 □ 认知和言语治疗 □ 促醒治疗（昏迷患者） □ 物理因子治疗 临时医嘱： □ 依据病情需要下达 □ 其他特殊医嘱
主要护理工作	□ 入院宣教及护理评定 □ 正确执行医嘱 □ 正确体位摆放 □ 观察患者病情变化 □ 生活与心理护理	□ 健康宣教 □ 正确执行医嘱 □ 正确体位摆放 □ 观察患者病情变化 □ 生活与心理护理	□ 健康宣教 □ 正确执行医嘱 □ 正确体位摆放 □ 观察患者病情变化 □ 生活与心理护理
病情变异记录	□ 无　□ 有，原因： 1. 2.	□ 无　□ 有，原因： 1. 2.	□ 无　□ 有，原因： 1. 2.
护士签名			
医师签名			

时间	住院第 4~19 天	住院第 20~27 天 （出院前日）	住院第 21~28 天 （出院日）
主要诊疗工作	□ 根据病情调整治疗方案 □ 康复效果评定 □ 完成上级医师查房记录 □ 中期康复评定 □ 形成个体化二级预防方案	□ 通知患者及其家属明天出院 □ 末期康复评定 □ 向患者交代出院后注意事项 □ 如果患者不能出院，在病程记录中说明原因和继续治疗的方案	□ 再次向患者及家属介绍出院或转院注意事项 □ 患者办理出院手续
重点医嘱	**长期医嘱：** □ 康复医学科护理常规 □ 分级护理 □ 基础疾病用药 □ 神经营养药物 □ 运动疗法 □ 吞咽治疗 □ 针灸治疗 □ 认知和言语治疗 □ 促醒治疗（昏迷患者） □ 物理因子治疗 **临时医嘱：** □ 异常检查复查 □ 依据病情需要下达 □ 其他特殊医嘱	**长期医嘱：** □ 康复医学科护理常规 □ 分级护理 □ 基础疾病用药 □ 神经营养药物 □ 运动疗法 □ 吞咽治疗 □ 针灸治疗 □ 认知和言语治疗 □ 促醒治疗（昏迷患者） □ 物理因子治疗 **临时医嘱：** □ 明日出院 □ 末期康复评定 □ 出院前康复指导	**出院医嘱：** □ 通知出院 □ 依据病情给予出院带药及建议 □ 给予出院康复指导
主要护理工作	□ 正确体位摆放 □ 正确执行医嘱 □ 观察患者病情变化 □ 心理和生活护理	□ 正确体位摆放 □ 正确执行医嘱 □ 观察患者病情变化 □ 指导患者办理出院手续	□ 出院带药服用指导 □ 康复护理指导 □ 出院者告知复诊时间和地点
病情变异记录	□ 无　□ 有，原因： 1. 2.	□ 无　□ 有，原因： 1. 2.	□ 无　□ 有，原因： 1. 2.
护士签名			
医师签名			

第四章

人工髋关节置换术后康复临床路径释义

【医疗质量控制指标】

指标一、是否进行了具体的康复评定，包括一般临床评定和康复专科评定，康复评定应包括初期评定、中期评定和出院前终末评定。

指标二、是否实施了真正的康复治疗。

指标三、是否发生了并发症，如关节感染、下肢深静脉血栓。

指标四、康复治疗后的功能改善情况。

一、人工髋关节置换编码

1. 原编码：

疾病名称及编码：人工髋关节置换术（ICD-9-CM-3：81.51-81.52）

2. 修改编码：

疾病名称及编码：人工髋关节（ICD-10：Z96.601）

二、临床路径检索方法

Z96.601

三、国家医疗保障疾病诊断相关分组（CHS-DRG）

MDCI 肌肉、骨骼疾病及功能障碍

IZ1 肌肉骨骼系统植入物/假体的康复照护

四、人工髋关节置换术康复临床路径标准住院流程

（一）适用对象

已行人工髋关节置换术（ICD-9-CM-3：81.51-81.52）。

> **释义**
>
> ■本路径的试用对象为已行人工髋关节置换术，术后3周以内的患者。术后出现肺栓塞等严重并发症或合并症的患者不列入其中。

（二）诊断依据

根据《临床诊疗指南·物理医学与康复分册》（中华医学会编著，人民卫生出版社，2005）、《康复医学（第6版）》（黄晓琳、燕铁斌主编，人民卫生出版社，2018）。

1. 临床表现：

（1）下肢运动功能障碍。

（2）站立/步行功能障碍。

（3）日常生活活动能力障碍。

2. 影像学检查：X线片显示人工髋关节。

> **释义**
> ■ 本路径的制订主要参考国内权威参考书籍。
> ■ 临床症状是诊断人工髋关节置换术后的初步依据，多数患者术后早期表现为手术侧下肢运动功能障碍，不能独立站立及步行，影响日常生活活动；X 线片可明确显示髋关节术后表现，可见人工髋关节假体。

（三）康复评定

分别于入院后 1~3 天进行初期康复评定，入院后 9~11 天进行中期康复评定，出院前进行末期康复评定。

1. 一般临床情况评定。
2. 康复专科评定：
（1）伤口情况评定。
（2）下肢围度评定。
（3）下肢血液循环状况评定。
（4）髋关节关节活动度评定。
（5）下肢肌力评定。
（6）转移/负重能力评定。
（7）步态评定。
（8）日常生活活动能力评定。

> **释义**
> ■ 康复评定是康复诊疗的重要内容之一，要贯穿整个康复过程，因此包括初次评定、中期评定和终末评定。
> ■ 康复评定的内容包括一般临床评定和康复专科评定，对于髋关节置换术后，专科评定主要包括伤口情况评定、下肢围度评定、下肢血液循环状况评定、关节活动度评定、下肢肌力评定、转移/负重能力评定、步态评定和日常生活活动能力评定等，这些内容囊括了患者局部的结构、下肢功能和社会参与能力等。

（四）治疗方案的选择

根据《临床诊疗指南·物理医学与康复分册》（中华医学会编著，人民卫生出版社，2005）、《康复医学（第6版）》（黄晓琳、燕铁斌主编，人民卫生出版社，2018）。

1. 一般临床治疗。
2. 康复治疗：
（1）安全活动指导与健康教育。
（2）物理因子治疗。
（3）肌力训练。
（4）关节活动度训练。
（5）转移能力训练。
（6）下肢负重训练。

（7）步行训练，包括助行器选择与使用训练。

（8）日常生活活动能力训练。

3. 常见并发症处理：

（1）感染处理。

（2）血栓处理。

（3）出现骨折、假体脱落、神经损伤等严重并发症和严重合并症时需专科会诊与转诊。

> **释义**

■一般临床治疗包括合并其他疾病的治疗和手术伤口的换药、拆线等骨科处理。

■康复治疗内容与康复评定内容是相对应的，包括健康教育、理疗（促进伤口愈合、减轻疼痛等）、肌力和关节活动度训练、转移和负重训练、步行训练，以及日常生活活动能力训练等。具体如下：

1. 术后第一阶段（术后1周内）：

阶段康复目标：独立转移（床-椅子-厕所）；使用助行器、腋杖或手杖在平地上独立步行；独立进行基本的日常生活活动；独立进行家庭康复治疗；了解人工髋关节置换术后康复过程中可能出现的问题及对策。

（1）注意事项：

1）必须掌握禁忌动作：髋关节屈曲超过90°，内收超过中线，内旋超过中立位（后外侧入路）。

2）避免手术侧卧位。

3）仰卧、健侧卧位时双膝之间放置垫枕。

4）仰卧位时避免将垫枕置于膝关节下方以防止髋关节屈曲性挛缩。

5）如果同时行截骨术的患者，应减轻负重至20%~30%体重。

（2）康复治疗内容：

1）体位摆放：抬高患肢，双膝间夹枕。

2）体位转移：仰卧位到侧卧位、侧卧位到坐位、坐位到立位转移。

3）肌力及关节活动范围训练，包括股四头肌及臀肌的等长收缩、踝泵，仰卧位屈髋练习（<45°），坐位伸膝及屈髋练习（<90°）练习，站立位髋关节后伸、外展及膝关节屈曲练习。

4）助行器-腋杖-手杖辅助下的渐进性步行练习。

5）立位平衡及本体感觉训练。

6）复习并指导注意事项。

7）评估日常生活中辅助装置的需要情况（如穿袜器等）。

8）冰敷。

2. 术后第二阶段（术后第2~6周）：

阶段康复目标：最大限度地减轻疼痛及肿胀；无辅助装置下独立步行，步态正常；髋关节后伸0°~15°；独立进行日常生活活动。

（1）注意事项：

1）避免髋关节屈曲超过90°，内收超过中线，内旋超过中立位（后外侧入路）。

2）避免久坐（>1小时）。

3）避免疼痛下进行治疗性训练及功能性活动。

4）在上下台阶练习顺利完成之前不要双腿交替爬楼梯。

（2）康复治疗内容：

1）继续前期肌力、关节活动度、平衡及本体感觉训练。

2）髋关节周围肌肉力量强化训练，主要包括髋关节前屈、后伸、外展、外旋及内旋（不能进行等张训练的方向可以先在中立位进行等长训练）。

3）步态训练。

4）前向上台阶练习（从 10cm、15cm 到 20cm）。

5）日常生活活动训练，包括穿脱裤子、袜子、捡拾地上的物品等。

6）水疗法（非必需）。

7）冰敷。

3. 术后第三阶段（术后第 7~12 周）：

阶段康复目标：双腿交替上下台阶；独立完成穿脱裤子及鞋袜；定时起立行走时间、单腿站立时间等功能测试结果达到相应年龄组正常范围；恢复特殊的功能性活动。

（1）注意事项：

1）避免在疼痛下进行日常生活活动和治疗性训练。

2）监控患者活动量，避免再损伤。

康复治疗内容：

3）继续髋关节周围肌肉力量练习，方法逐渐过渡至渐进性抗阻训练。

4）继续步态练习、前向上台阶练习。

5）开始前向下台阶练习（从 10cm、15cm 到 20cm）。

6）水疗法。

7）特定活动训练（根据患者生活及工作需求）。

■ 常见并发症包括伤口感染以及下肢深静脉血栓，应予相应治疗；出现骨折、假体脱落、神经损伤等严重并发症和严重合并症时需专科会诊与转诊。

（五）标准住院日 14~21 天

释义

　　■ 髋关节置换患者一般在术后 2 周时手术伤口已愈合拆线，经过一段时间康复指导和治疗后已能够具备独立翻身、坐起、转移、辅助下步行等基本日常生活活动能力，并且学会了基本的康复锻炼方法和注意事项，这种情况下可以开具出院康复计划转到下一级医院或社区家庭继续康复治疗，定期回三级医院复诊。因此将标准住院日定为 14~21 天比较合理。

（六）进入路径标准

1. 骨科已行人工髋关节置换术（ICD-9-CM-3：81.51-81.52），无严重术后并发症和严重合并症。

2. 当患者同时患有其他疾病，但在住院期间不需要特殊处理也不影响第一诊断的临床路径流程实施时，可以进入路径。

释义

■进入本路径的患者第一诊断为人工髋关节置换术后，并且无严重术后并发症和合并症。

■入院后常规检查发现有基础疾病，如高血压、冠状动脉粥样硬化性心脏病、糖尿病、肝肾功能不全等，经系统评估后对髋关节置换术后康复治疗无特殊影响者，可进入路径。但可能增加医疗费用，延长住院时间。

（七）住院期间辅助检查项目

1. 必须检查的项目：

（1）血常规、尿常规、粪便常规。

（2）肝肾功能、电解质、血糖、血脂、凝血功能。

（3）感染性疾病筛查（乙型肝炎、丙型肝炎、梅毒、艾滋病等）。

（4）心电图、X线胸片。

（5）髋关节X线片。

（6）下肢静脉血管超声。

（7）D-二聚体。

2. 根据具体情况可选择的检查项目：心肌酶谱、肺功能、超声心动图等。

释义

■血常规、尿常规、粪便常规；肝肾功能、电解质、血糖、血脂、凝血功能、感染性疾病筛查（乙型肝炎、丙型肝炎、梅毒、艾滋病等），以及心电图、X线胸片为常规检查，以了解患者的一般情况。

■髋关节X线片为术后康复治疗前常规的检查项目，有助于了解手术及患者目前局部的状况；下肢静脉血管超声和D-二聚体检查可以明确患者下肢有无深静脉血栓发生及发生的风险高低。

■心肌酶谱、X线胸片、肺功能、超声心动图等检查为根据患者具体情况而进行的检查项目。

（八）出院标准

1. 无手术相关感染。

2. 下肢功能改善或进入平台期。

释义

■经过2~3周的康复治疗，如果患者无手术相关感染发生，且下肢功能改善或进入平台期，此时患者已经基本掌握了下一阶段康复治疗的要点和注意事项，可以出院转到下一级康复机构或社区及家庭进行康复治疗。

（九）变异及原因分析

1. 出现严重并发症和合并症，需要转入其他专科治疗。
2. 辅助检查结果异常，需要复查，导致住院时间延长和住院费用增加。
3. 住院期间病情加重，出现并发症，需要进一步诊治，导致住院时间延长和住院费用增加。
4. 既往合并有其他系统疾病，如腰椎间盘突出症可能导致既往疾病加重而需要治疗，导致住院时间延长和住院费用增加。

> **释义**
>
> ■ 变异的主要原因为出现严重并发症或合并症需要专科治疗，或病情加重导致住院时间延长和住院费用增加。医师需在表单中明确说明。
>
> ■ 因患者方面的主观原因导致执行路径出现变异，需医师在表单中予以说明。

五、人工髋关节置换术康复护理规范

1. 评估患者自理能力及髋关节周围皮肤有无红、肿、热等感染体征。
2. 根据患者的具体康复情况实施个性化的康复训练。
3. 告知患者在康复训练及日常生活中，为了防止髋关节脱位，遵循如下原则：
（1）屈髋不能超过90°，或上身向前弯不要超出90°。
（2）髋关节内收不能超过中线，或膝关节或踝关节不要交叉。
（3）髋关节不能外旋，卧位及翻身时宜保持患腿外展位。
（4）坐位时不要向侧方弯腰。
4. 观察下肢静脉血栓的早期表现，下肢有无水肿、疼痛、皮肤颜色、温度改变等，指导患者踝泵练习。
5. 评估及观察患者疼痛程度，与医师沟通，遵医嘱给予镇痛药物。
6. 指导患者保护关节，避免重体力劳动、奔跑、登山等运动，避免关节过度磨损和关节松动。

六、人工髋关节置换术康复营养治疗规范

1. 康复期间均衡膳食，饮食宜高蛋白、低脂，避免体重增加加重关节负担，多摄入富含粗纤维、果胶等食物促进胃肠蠕动。
2. 如术中术后失血较多，适量进食富含铁离子食物，补充叶酸及其他B族维生素。

七、人工髋关节置换术康复健康宣教

1. 养成良好的生活习惯。手术后可以骑单车、行走、游泳等，但不鼓励跑、跳等剧烈运动及长距离行走、爬山等运动，应禁止做高撞击和接触性运动。
2. 注意预防跌跤和受伤。
（1）避免在不好的天气外出，避免湿滑的路面。
（2）家里的过道保持整齐，避免过道上堆放障碍物。
（3）床边安装电灯开关，夜间起床需保证照明。
（4）穿防滑底的鞋子，卫生间铺防滑垫。
3. 积极预防感染，如出现扁桃体炎、皮肤感染、肺部感染、泌尿系感染等尽早就诊，积极使用抗菌药物。
4. 术后定期复查，一般术后6周、3个月、半年、1年回院复诊。以后每1年复诊1次。

5. 如出现下列情况需尽快就诊：

（1）关节局部红肿热痛或出现小洞口有液体流出。

（2）感觉关节活动没有以往正常或受限。

（3）出现整个下肢的肿胀疼痛或出现关节畸形。

（4）外伤后出现变形和疼痛。

6. 家庭改造，蹲厕改坐厕，替换过矮的沙发或座椅，避免长时间处于大角度屈髋体位。

八、推荐表单

（一）医师表单

人工髋关节置换术康复临床路径医师表单

适用对象：已行人工髋关节置换术（ICD-9-CM-3：81.51-81.52）

患者姓名：	性别：　　年龄：　　住院号：	门诊号：
住院日期：　　年　月　日	出院日期：　　年　月　日	标准住院日：14~21 天

时间	住院第 1 天	住院第 2 天	住院第 3 天
主要诊疗工作	□ 询问病史及体格检查 □ 完成病历书写 □ 开检查单 □ 上级医师查房与初期康复评定	□ 主治医师查房，完成相关病历书写 □ 根据检查结果，排除康复治疗禁忌证 □ 拟定康复治疗方案 □ 签署康复治疗知情同意书、自费项目协议书等 □ 向患者及家属交代病情及康复治疗方案 □ 必要时请相关科室会诊	□ 上级医师查房，根据情况调整具体治疗方案 □ 进一步明确康复治疗方案
重点医嘱	**长期医嘱：** □ 康复医学科护理常规 □ 二级护理 □ 患者既往基础用药 □ 体位摆放 **临时医嘱：** □ 血常规、尿常规、粪便常规、肝肾功能、电解质、血糖 □ 心电图 □ 髋关节 X 线片 □ X 线胸片、肺功能、超声心动（根据患者情况选择）	**长期医嘱：** □ 康复医学科护理常规 □ 二级护理 □ 患者既往基础用药 □ 体位摆放 □ 物理因子治疗 □ 肌力训练 □ 关节活动度训练 □ 转移能力训练 □ 负重训练 **临时医嘱：** □ 请相关科室会诊	**长期医嘱：** □ 康复医学科护理常规 □ 二级护理 □ 患者既往基础用药 □ 体位摆放 □ 物理因子治疗 □ 肌力训练 □ 关节活动度训练 □ 转移能力训练 □ 负重训练 **临时医嘱：** □ 其他特殊医嘱
病情变异记录	□ 无　□ 有，原因： 1. 2.	□ 无　□ 有，原因： 1. 2.	□ 无　□ 有，原因： 1. 2.
医师签名			

时间	住院第 4~19 天	住院第 13~20 天 （出院前日）	住院第 14~21 天 （出院日）
主要 诊疗 工作	□ 中期康复评定 □ 完成病程 □ 根据患者情况，随时调整治疗方案	□ 末期康复评定 □ 指导出院后康复训练方案：如体位摆放、活动禁忌、负重时间、步态训练的注意事项等	□ 再次向患者及家属介绍出院后注意事项，出院后治疗及家庭保健 □ 患者办理出院手续，出院
重 点 医 嘱	长期医嘱： □ 康复医学科护理常规 □ 二级护理 □ 患者既往基础用药 □ 体位摆放 □ 物理因子治疗 □ 作业治疗 □ 肌力训练 □ 关节活动度训练 □ 转移能力训练 □ 负重训练 临时医嘱： □ 其他特殊医嘱	长期医嘱： □ 康复医学科护理常规 □ 二级护理 □ 患者既往基础用药 □ 体位摆放 □ 物理因子治疗 □ 作业治疗 □ 肌力训练 □ 关节活动度训练 □ 转移能力训练 □ 负重训练 出院医嘱： □ 明日出院 □ 2 周后门诊复诊	出院医嘱： □ 通知出院 □ 依据病情给予出院康复指导
病情 变异 记录	□ 无　□ 有，原因： 1. 2.	□ 无　□ 有，原因： 1. 2.	□ 无　□ 有，原因： 1. 2.
医师 签名			

（二）护士表单

人工髋关节置换术康复临床路径护士表单

适用对象：已行人工髋关节置换术（ICD-9-CM-3：81.51-81.52）

患者姓名：	性别：　年龄：　住院号：	门诊号：
住院日期：　　年　月　日	出院日期：　　年　月　日	标准住院日：14~21 天

时间	住院第 1 天	住院第 2 天	住院第 3 天
健康宣教	□ 入院宣教 □ 介绍主管医师、护士 □ 介绍环境、设施 □ 介绍住院注意事项 □ 介绍探视和陪伴制度 □ 介绍贵重物品制度 □ 介绍每日康复治疗流程	□ 为患者解读康复治疗项目的含义及每项治疗前后注意事项，以及治疗后可能出现的情况及应对方式 □ 告知患者三级医师查房的时间 □ 告知患者在各项康复治疗中配合治疗师 □ 主管护士与患者沟通，消除患者紧张情绪	□ 给予患者及家属心理支持 □ 再次明确探视陪伴须知
护理处置	□ 核对患者，佩戴腕带 □ 建立入院护理病历 □ 协助患者留取各种标本 □ 测量体重	□ 为患者安排每天康复治疗的日程	□ 再次确定患者的康复治疗日程
基础护理	□ 二级护理 □ 晨晚间护理 □ 患者安全管理	□ 二级护理 □ 晨晚间护理 □ 患者安全管理	□ 二级护理 □ 晨晚间护理 □ 患者安全管理
专科护理	□ 护理查体 □ 病情观察 □ 肢体及关节肿胀、皮肤温度、疼痛情况 □ 需要时，填写跌倒及压疮防范表 □ 需要时，请家属陪伴 □ 确定饮食种类 □ 心理护理	□ 病情观察 □ 肢体及关节肿胀、皮肤温度、疼痛情况 □ 遵医嘱完成相关检查 □ 心理与生活护理 □ 指导患者功能锻炼	□ 病情观察 □ 肢体及关节肿胀、皮肤温度、疼痛情况 □ 心理与生活护理 □ 指导患者功能锻炼
重点医嘱	□ 详见医嘱执行单	□ 详见医嘱执行单	□ 详见医嘱执行单
病情变异记录	□ 无　□ 有，原因： 1. 2.	□ 无　□ 有，原因： 1. 2.	□ 无　□ 有，原因： 1. 2.
护士签名			

时间	住院第 4~19 天	住院第 13~20 天（出院前日）	住院第 14~21 天（出院日）
健康宣教	□ 给予患者及家属心理支持 □ 再次明确探视陪伴须知	□ 给予患者及家属心理支持	□ 出院宣教 □ 家庭康复方案 □ 复查时间 □ 服药方法 □ 活动休息 □ 指导饮食 □ 指导办理出院手续
护理处置	□ 根据患者的个体情况，随时为其调整康复治疗日程	□ 根据患者的个体情况，随时为其调整康复治疗日程	□ 办理出院手续 □ 书写出院小结
基础护理	□ 二级护理 □ 晨晚间护理 □ 患者安全管理	□ 二级护理 □ 晨晚间护理 □ 患者安全管理	□ 二级护理 □ 晨晚间护理 □ 患者安全管理
专科护理	□ 病情观察 □ 肢体及关节肿胀、皮肤温度、疼痛情况 □ 心理与生活护理 □ 指导患者功能锻炼	□ 病情观察 □ 肢体及关节肿胀、皮肤温度、疼痛情况 □ 心理与生活护理 □ 指导患者功能锻炼	□ 病情观察 □ 肢体及关节肿胀、皮肤温度、疼痛情况 □ 心理与生活护理 □ 出院指导 □ 根据家庭康复方案为患者答疑
重点医嘱	□ 详见医嘱执行单	□ 详见医嘱执行单	□ 详见医嘱执行单
病情变异记录	□ 无　□ 有，原因： 1. 2.	□ 无　□ 有，原因： 1. 2.	□ 无　□ 有，原因： 1. 2.
护士签名			

（三）患者表单

人工髋关节置换术康复临床路径患者表单

适用对象：已行人工髋关节置换术（ICD-9-CM-3：81.51-81.52）

患者姓名：		性别：　年龄：　住院号：		门诊号：
住院日期：　　年　月　日		出院日期：　　年　月　日		标准住院日：14~21 天

时间	住院第 1 天	住院第 2 天	住院第 3 天
医患配合	□ 配合询问病史、收集资料，请务必详细告知既往史、用药史、过敏史 □ 配合进行体格检查 □ 有任何不适请告知医师	□ 配合各级医师查房	□ 配合各级医师查房 □ 向主管医师汇报康复治疗过程中出现的任何不适反应
护患配合	□ 配合测量体温、脉搏、呼吸（3次）、血压、体重（1次） □ 配合完成入院护理评估（简单询问病史、过敏史、用药史） □ 接受入院宣教（环境介绍、病室规定、订餐制度、贵重物品保管等） □ 配合执行探视和陪伴制度 □ 有任何不适请告知护士	□ 配合测量体温、脉搏、呼吸、血压、询问大便情况（1次） □ 配合完成各项检查、化验 □ 接受饮食宣教 □ 接受药物宣教 □ 配合护士完成康复治疗日程	□ 对康复治疗日程有任何问题及时向主管护士汇报，以便调整日程
治疗师与患者配合	□ 配合完成入院治疗师评估（简单询问病史、术前/术后康复治疗史、功能查体等）	□ 配合治疗师进行每天的康复治疗 □ 康复治疗中有任何不适随时向主管治疗师报告	□ 配合治疗师进行每天的康复治疗 □ 康复治疗中有任何不适随时向主管治疗师报告
饮食	□ 遵医嘱饮食	□ 遵医嘱饮食	□ 遵医嘱饮食
康复治疗	□ 体位摆放 □ 关节活动范围练习 □ 肌力训练 □ 转移训练 □ 在可耐受的疼痛范围内进行负重及步态训练 □ 日常生活活动训练 □ 冰敷 □ 其他理疗	□ 体位摆放 □ 关节活动范围练习 □ 肌力训练 □ 转移训练 □ 在可耐受的疼痛范围内进行负重及步态训练 □ 日常生活活动训练 □ 冰敷 □ 其他理疗	□ 体位摆放 □ 关节活动范围练习 □ 肌力训练 □ 转移训练 □ 在可耐受的疼痛范围内进行负重及步态训练 □ 日常生活活动训练 □ 冰敷 □ 其他理疗

时间	住院第 4~19 天	住院第 13~20 天 （出院前日）	住院第 14~21 天 （出院日）
医患配合	□ 配合各级医师查房 □ 向主管医师汇报康复治疗过程中出现的任何不适反应	□ 配合各级医师查房 □ 向主管医师汇报康复治疗过程中出现的任何不适反应	□ 接受出院前指导 □ 了解复查程序 □ 获取出院诊断书
护患配合	□ 对康复治疗日程有任何问题及时向主管护士汇报，以便调整日程	□ 对康复治疗日程有任何问题及时向主管护士汇报，以便调整日程	□ 接受出院宣教 □ 办理出院手续 □ 获取出院带药 □ 了解服药方法、作用、注意事项 □ 了解复印病历程序
治疗师与患者配合	□ 配合治疗师进行每天的康复治疗 □ 康复治疗中有任何不适随时向主管治疗师报告	□ 配合治疗师进行每天的康复治疗 □ 康复治疗中有任何不适随时向主管治疗师报告	□ 掌握家庭康复方案的项目及内容
饮食	□ 遵医嘱饮食	□ 遵医嘱饮食	□ 遵医嘱饮食
康复治疗	□ 体位摆放 □ 关节活动范围练习 □ 肌力训练 □ 转移训练 □ 在可耐受的疼痛范围内进行负重及步态训练 □ 日常生活活动训练 □ 冰敷 □ 其他理疗	□ 体位摆放 □ 关节活动范围练习 □ 肌力训练 □ 转移训练 □ 在可耐受的疼痛范围内进行负重及步态训练 □ 日常生活活动训练 □ 冰敷 □ 其他理疗	□ 详见家庭康复方案

附：原表单（2016 年版）

人工髋关节置换术康复临床路径表单

适用对象：已行人工髋关节置换术（ICD-9-CM-3：81.51-81.52）

患者姓名：	性别： 年龄： 住院号：	门诊号：
住院日期： 年 月 日	出院日期： 年 月 日	标准住院日：14~21 天

时间	住院第 1 天	住院第 2 天	住院第 3 天
主要诊疗工作	□ 询问病史及体格检查 □ 完成病历书写 □ 开检查单 □ 上级医师查房与初期康复评定	□ 主治医师查房，完成相关病历书写 □ 根据检查结果，排除康复治疗禁忌证 □ 拟定康复治疗方案 □ 签署康复治疗知情同意书、自费项目协议书等 □ 向患者及家属交代病情及康复治疗方案 □ 必要时请相关科室会诊	□ 上级医师查房，根据情况调整具体治疗方案 □ 进一步明确康复治疗方案
重点医嘱	**长期医嘱：** □ 康复医学科护理常规 □ 二级护理 □ 饮食 □ 患者既往基础用药 □ 体位摆放 **临时医嘱：** □ 血常规、尿常规、粪便常规 □ 肝肾功能、电解质、血糖 □ 心电图 □ 髋关节 X 线片 □ X 线胸片、肺功能、超声心动（根据患者情况选择）	**长期医嘱：** □ 康复医学科护理常规 □ 二级护理 □ 饮食 □ 患者既往基础用药 □ 体位摆放 □ 物理因子治疗 □ 肌力训练 □ 关节活动度训练 □ 转移能力训练 □ 负重训练 **临时医嘱：** □ 请相关科室会诊	**长期医嘱：** □ 康复医学科护理常规 □ 二级护理 □ 饮食 □ 患者既往基础用药 □ 体位摆放 □ 物理因子治疗 □ 肌力训练 □ 关节活动度训练 □ 转移能力训练 □ 负重训练 **临时医嘱：** □ 其他特殊医嘱
主要护理工作	□ 入院介绍（病房环境、设施等） □ 入院护理评定	□ 观察患者病情变化并及时报告医师 □ 心理与生活护理 □ 指导患者功能锻炼	□ 观察患者病情变化并及时报告医师 □ 心理与生活护理 □ 指导患者功能锻炼
病情变异记录	□ 无 □ 有，原因： 1. 2.	□ 无 □ 有，原因： 1. 2.	□ 无 □ 有，原因： 1. 2.
护士签名			
医师签名			

时间	住院第 4~19 天	住院第 13~20 天 （出院前日）	住院第 14~21 天 （出院日）
主要诊疗工作	□ 中期康复评定 □ 完成病程 □ 根据患者情况，随时调整治疗方案	□ 末期康复评定 □ 指导出院后康复训练方案：如体位摆放、活动禁忌、负重时间、步态训练的注意事项等	□ 再次向患者及家属介绍出院后注意事项，出院后治疗及家庭保健 □ 患者办理出院手续，出院
重点医嘱	**长期医嘱：** □ 康复医学科护理常规 □ 二级护理 □ 饮食 □ 患者既往基础用药 □ 体位摆放 □ 物理因子治疗 □ 肌力训练 □ 关节活动度训练 □ 转移能力训练 □ 负重训练 **临时医嘱：** □ 其他特殊医嘱	**长期医嘱：** □ 康复医学科护理常规 □ 二级护理 □ 饮食 □ 患者既往基础用药 □ 体位摆放 □ 物理因子治疗 □ 肌力训练 □ 关节活动度训练 □ 转移能力训练 □ 负重训练 **出院医嘱：** □ 明日出院 □ 2 周后门诊复诊	**出院医嘱：** □ 通知出院 　依据病情给予出院康复指导
主要护理工作	□ 观察患者病情变化并及时报告医师 □ 心理与生活护理 □ 指导患者功能锻炼	□ 观察患者病情变化并及时报告医师 □ 心理与生活护理 □ 指导患者功能锻炼	□ 指导患者办理出院手续 □ 出院宣教
病情变异记录	□ 无　□ 有，原因： 1. 2.	□ 无　□ 有，原因： 1. 2.	□ 无　□ 有，原因： 1. 2.
护士签名			
医师签名			

第五章

人工膝关节置换术后康复临床路径释义

【医疗质量控制指标】

指标一、是否进行了康复评定，包括一般临床评定和康复专科评定，康复评定应包括初期评定、中期评定和出院前终末评定。

指标二、是否实施了正规的康复治疗。

指标三、是否发生了并发症，如关节感染、下肢深静脉血栓。

一、人工膝关节置换编码

1. 原编码：

疾病名称及编码：人工膝关节置换术（ICD-9-CM-3：81.54）

2. 修改编码：

疾病名称及编码：人工膝关节（ICD-10：Z96.602）

二、临床路径检索方法

Z96.602

三、国家医疗保障疾病诊断相关分组（CHS-DRG）

MDCI　肌肉、骨骼疾病及功能障碍

IZ1　肌肉骨骼系统植入物/假体的康复照护

四、人工膝关节置换术康复临床路径标准住院流程

（一）适用对象

已行人工膝关节置换术（ICD-9-CM-3：81.54）。

> 释义
>
> ■路径的试用对象为已行人工膝关节置换术，术后3周以内的患者。术后出现肺栓塞等严重并发症或合并症的患者不列入其中。

（二）诊断依据

根据《临床诊疗指南·物理医学与康复分册》（中华医学会编著，人民卫生出版社，2005）、《康复医学（第6版）》（黄晓琳、燕铁斌主编，人民卫生出版社，2018）。

1. 临床表现：

（1）下肢运动功能障碍。

（2）站立/步行功能障碍。

（3）日常生活活动能力障碍。

2. 影像学检查：X线片显示人工膝关节。

> **释义**
>
> ■ 本路径的制订主要参考国内权威参考书籍。
> ■ 临床表现是诊断人工膝关节置换术后的初步依据，多数患者术后早期表现为手术侧下肢运动功能障碍，不能独立站立及步行，影响日常生活活动；X线片可明确显示膝关节术后表现，可见人工膝关节假体。

（三）康复评定

分别于入院后 1~3 天进行初期康复评定，入院后 9~11 天进行中期康复评定，出院前进行末期康复评定。

1. 一般临床情况评定。
2. 康复专科评定：
（1）伤口情况评定。
（2）下肢围度评定。
（3）下肢血液循环状况评定。
（4）膝关节关节活动度评定。
（5）下肢肌力评定。
（6）转移/负重能力评定。
（7）步态评定。
（8）日常生活活动能力评定。

> **释义**
>
> ■ 康复评定是康复诊疗的重要内容之一，贯穿整个康复过程，一般包括初次评定、中期评定和终末评定，以供适时调整康复方案。
> ■ 康复评定内容包括一般临床检查和康复专科评定，人工膝关节置换术后的专科评定主要包括伤口情况评估、下肢围度评定、下肢血液循环状况评定、关节活动度评定、下肢肌力评定、转移/负重能力评定、步态评定和日常生活活动能力评定等，这些内容囊括了患者伤口局部情况、下肢功能、个体功能和社会参与能力等。

（四）治疗方案的选择

根据《临床诊疗指南·物理医学与康复分册》（中华医学会编著，人民卫生出版社，2005）、《康复医学（第6版）》（黄晓琳、燕铁斌主编，人民卫生出版社，2018）。

1. 一般临床治疗。
2. 康复治疗：
（1）安全活动指导与健康教育。
（2）物理因子治疗。
（3）肌力训练。
（4）关节活动度训练。
（5）转移能力训练。
（6）下肢负重训练。
（7）步行训练，包括助行器选择与使用训练。

（8）日常生活活动能力训练。

3. 常见并发症处理：

（1）感染治疗。

（2）血栓处理。

（3）出现骨折、假体脱落、神经损伤等严重并发症和严重合并症时需专科会诊与转诊。

> ■**释义**
>
> ■一般临床治疗包括其他伴随疾病如高血压病等的治疗，以及手术伤口的换药、拆线等骨科处理。
>
> ■康复治疗内容与康复评定内容是相对应的，包括健康教育、理疗（促进伤口愈合、减轻疼痛等）、肌力和关节活动度训练、转移和负重训练、步行训练，以及日常生活活动能力训练等。
>
> ■常见并发症包括伤口感染、下肢深静脉血栓、骨折、假体松动、神经损伤等，可根据情况选择康复诊治、专科会诊或转诊。
>
> ■推荐康复方案：
>
> （1）术后第一阶段（术后1周内）：
>
> 1）阶段康复目标：主动坐位屈膝角度≥90°；主动仰卧位伸膝角度≤10°；独立转移（床-椅子-卫生间）；使用助行器、腋杖或手杖在平地上独立步行；独立进行基本的日常生活活动；独立进行家庭康复治疗；了解人工膝关节置换术后康复过程中可能出现的问题及对策。
>
> 2）注意事项：①避免长时间坐、站立及行走；②避免疼痛下进行步行和关节活动度练习。
>
> 3）康复治疗内容：①体位摆放：抬高患肢；②关节活动度练习，包括床边坐位屈膝练习及踝下垫毛巾卷进行被动伸膝练习，也可以进行连续被动活动训练；③肌力训练，主要包括：股四头肌、臀肌和腘绳肌等长训练，直腿抬高练习，坐位屈髋伸膝练习等；④转移训练：床-椅、椅子-卫生间之间的转移；⑤在可耐受的疼痛范围内进行渐进负重及步态训练；⑥日常生活活动训练；⑦冰敷。
>
> （2）术后第二阶段（术后第2~6周）：
>
> 1）阶段康复目标：主动屈膝角度≥110°；主动伸膝角度=0°；最大限度地控制疼痛及肿胀；独立向前迈上10cm高的台阶；独立进行家庭康复治疗；有/无辅助工具下恢复正常步态；独立进行日常生活活动。
>
> 2）注意事项：①如果跛行不要进行无辅助步行；②避免长时间坐、站及行走；③避免在疼痛下进行治疗性训练和功能性活动；④在上下台阶练习顺利完成之前不要双腿交替爬楼梯。
>
> 3）康复治疗内容：①体位摆放：抬高患肢；②关节活动度练习，具体包括：髌骨松动；利用毛巾卷或俯卧垂腿方式进行被动伸膝练习；利用坐位抱腿或足跟滑板、靠墙滑板等方式进行被动屈膝练习；主动屈伸膝关节练习，可以功率自行车辅助；③肌力训练：双下肢闭链肌力练习等，可以以电刺激或肌电生物反馈辅助；④平衡/本体感觉练习：单腿静态站立，双腿重心转移；⑤转移训练：进出澡盆/浴室，上下车等；⑥步态训练：可以借助辅助器具；⑦向前上台阶练习，台阶高度由5cm逐渐增加至10cm、15cm。

(3) 术后第三阶段（术后第7~12周）：

1) 阶段康复目标：主动关节活动范围接近正常；起立时双腿负重对称；独立进行日常生活活动，包括穿脱裤子、系鞋带和穿袜子等；独立上15~20cm高的台阶；独立下10~15cm高的台阶；股四头肌/腘绳肌力量、控制和柔韧性达到最大，足以满足较高水平日常生活活动的需求；关节功能测试结果达到相应年龄组正常范围。

2) 注意事项：①如果步态跛行或伴有明显的疼痛，就不要进行上下楼梯练习；②得到手术医师许可才能进行跑、跳等体育运动。

3) 康复治疗内容：①继续进行前一阶段的肌力训练、关节活动度训练及平衡、步态训练；②肌力训练强度逐渐增加，可进行静蹲/靠墙蹲起；③向前上/下台阶练习，台阶高度由5cm开始，逐渐增高至10cm、15cm、20cm。

（五）标准住院日14~21天

> **释义**
>
> ■膝关节置换术后患者，一般在术后2周时手术伤口已愈合拆线，经过一段时间康复指导和治疗后已能够具备独立翻身、坐起、转移、辅助下步行等基本日常生活活动能力，并且学会了基本的康复锻炼方法和注意事项，这种情况下可以开具出院康复计划转到下一级医院、社区或者回家继续康复治疗，定期回三级医院复诊。因此将标准住院日定为14~21天。

（六）进入路径标准

1. 骨科已行人工关节置换术（ICD-9-CM-3：81.54），无严重术后并发症和严重合并症。
2. 当患者同时具有其他疾病诊断，但在住院期间不需要特殊处理也不影响第一诊断的临床路径流程实施时，可以进入路径。

> **释义**
>
> ■进入本路径的患者第一诊断为人工膝关节置换术后，并且无严重的术后并发症或合并症。
>
> ■入院后常规检查发现有其他基础疾病，如高血压、冠状动脉粥样硬化性心脏病、糖尿病、肝肾功能不全等，经系统评估后对人工膝关节置换术后康复治疗无特殊影响者，可进入路径。但可能增加医疗费用，延长住院时间。

（七）住院期间辅助检查项目

1. 必须检查的项目：
（1）血常规、尿常规、粪便常规。
（2）肝肾功能、电解质、血糖、血脂、凝血功能。
（3）感染性疾病筛查（乙型肝炎、丙型肝炎、梅毒、艾滋病等）。

（4）心电图、X线胸片。

（5）膝关节X线片。

（6）下肢静脉血管超声。

（7）D-二聚体。

2. 根据具体情况可选择的检查项目：心肌酶谱、肺功能、超声心动图等。

> **释义**
>
> ■ 血常规、尿常规、粪便常规；肝肾功能、电解质、血糖、血脂、凝血功能、感染性疾病筛查（乙型肝炎、丙型肝炎、梅毒、艾滋病等），以及心电图、X线胸片为常规检查，以了解患者的一般情况。
>
> ■ 膝关节X线片是术后康复治疗前的常规检查项目，有助于了解手术及患者目前局部的状况；下肢静脉血管超声和D-二聚体检查有助于判断患者有无下肢深静脉血栓以及进行相关风险预测。
>
> ■ 心肌酶谱、X线胸片、肺功能、超声心动图等检查是根据患者具体情况而进行的检查项目。

（八）出院标准

1. 无手术相关感染。

2. 下肢功能改善或进入平台期。

> **释义**
>
> ■ 经过2~3周的康复治疗，如果患者无手术相关感染发生，且下肢功能改善或进入平台期，此时患者已经基本掌握了下一阶段康复治疗的要点和注意事项，那么就可以出院转到下一级康复机构或社区及家庭进行康复治疗。

（九）变异及原因分析

1. 出现严重并发症和合并症，需要转入其他专科治疗。

2. 辅助检查结果异常，需要复查，导致住院时间延长和住院费用增加。

3. 住院期间病情加重，出现并发症，需要进一步诊治，导致住院时间延长和住院费用增加。

4. 既往合并有其他系统疾病，腰椎间盘突出症可能导致既往疾病加重而需要治疗，导致住院时间延长和住院费用增加。

> **释义**
>
> ■ 变异的主要原因是出现了严重并发症或合并症，需要进行专科治疗，或病情加重导致住院时间延长和住院费用增加。医师需在表单中明确说明。
>
> ■ 因患者方面的主观原因导致执行路径出现变异，需医师在表单中予以说明。

五、人工膝关节置换术康复护理规范

1. 评估膝关节周围疼痛、肿胀情况，膝关节活动度、活动转移能力及患者自理能力。

2. 膝关节功能锻炼后给予局部冰敷，每次冰敷时间小于 20 分钟，同时观察局部皮肤情况，防止冻伤。

3. 协助并指导患者增强肌力和关节活动度的训练，若患肢肿胀、疼痛明显则应减少活动量，并根据患者的具体康复情况实施个性化的康复训练。

4. 观察并及时发现并发症的情况，如膝关节周围感染、下肢深静脉血栓等。

5. 评估及观察患者疼痛程度，遵医嘱给予镇痛药物。

6. 协助并指导患者正确使用拐杖和助行器并预防跌倒。

7. 指导患者适当控制体重，避免提重物，登山等活动，尽量减少膝关节的磨损。

六、人工膝关节置换术康复营养治疗规范

1. 康复期间均衡膳食，饮食宜高蛋白、低脂，避免体重增加加重关节负担，多摄入富含粗纤维、果胶等食物促进胃肠蠕动。

2. 如术中术后失血较多，适量进食富含铁离子食物，补充叶酸及其他 B 族维生素。

七、人工膝关节置换术康复健康宣教

1. 养成良好的生活习惯。手术后可以骑单车、平地行走、游泳、打高尔夫球等，但不鼓励跑、跳等剧烈运动及长距离行走、爬山等运动，应禁止做接触性和对抗性运动。

2. 注意预防跌倒和受伤：

（1）避免在不好的天气外出，避免湿滑的路面。

（2）家里的过道保持整齐，避免过道内有障碍物。

（3）床边安装电灯开关，夜间起床需保证照明。

（4）穿防滑底的鞋子，卫生间铺防滑垫。

3. 积极预防感染，如出现感染应尽早就诊，积极使用抗菌药物。

4. 术后定期复查，一般术后 1 个月、3 个月、半年、1 年回院复诊，以后每年复诊 1 次。

5. 如出现下列情况需尽快就诊：

（1）关节局部红肿热痛或出现皮肤破损有液体从关节内流出。

（2）感觉关节活动没有过去正常或受限。

（3）出现整个下肢的肿胀疼痛或出现关节畸形。

（4）外伤后出现关节变形和疼痛。

八、推荐表单

（一）医师表单

人工膝关节置换术康复临床路径医师表单

适用对象：已行人工膝关节置换术（ICD-9-CM-3：81.54）（无并发症患者）

患者姓名：	性别：　　年龄：　　住院号：	门诊号：
住院日期：　　年　月　日	出院日期：　　年　月　日	标准住院日：14~21天

时间	住院第1天	住院第2天	住院第3天
主要诊疗工作	□ 询问病史及体格检查 □ 完成病历书写 □ 开检查单 □ 上级医师查房与初期康复评定	□ 主治医师查房，完成相关病历书写 □ 根据检查结果，排除康复治疗禁忌证 □ 拟定康复治疗方案 □ 签署康复治疗知情同意书、自费项目协议书等 □ 向患者及家属交代病情及康复治疗方案 □ 必要时请相关科室会诊	□ 上级医师查房，根据情况调整具体治疗方案 □ 进一步明确康复治疗方案
重点医嘱	**长期医嘱：** □ 康复医学科护理常规 □ 二级护理 □ 饮食 □ 患者既往基础用药 □ 体位摆放 **临时医嘱：** □ 血常规、尿常规、粪便常规 □ 肝肾功能、电解质、血糖 □ 心电图 □ 膝关节X线片 □ X线胸片、肺功能、超声心动图（根据患者情况选择）	**长期医嘱：** □ 康复医学科护理常规 □ 二级护理 □ 饮食 □ 患者既往基础用药 □ 体位摆放 □ 物理因子治疗 □ 肌力训练 □ 关节活动度训练 □ 转移能力训练 □ 负重训练 **临时医嘱：** □ 请相关科室会诊	**长期医嘱：** □ 康复医学科护理常规 □ 二级护理 □ 饮食 □ 患者既往基础用药 □ 体位摆放 □ 物理因子治疗 □ 肌力训练 □ 关节活动度训练 □ 转移能力训练 □ 负重训练 **临时医嘱：** □ 其他特殊医嘱
病情变异记录	□ 无　□ 有，原因： 1. 2.	□ 无　□ 有，原因： 1. 2.	□ 无　□ 有，原因： 1. 2.
医师签名			

时间	住院第 4~19 天	住院第 13~20 天 （出院前日）	住院第 14~21 天 （出院日）
主要诊疗工作	□ 中期康复评定 □ 完成病程 □ 根据患者情况，随时调整治疗方案	□ 末期康复评定 □ 指导出院后康复训练方案：如体位摆放、活动禁忌、负重时间、步态训练的注意事项等	□ 再次向患者及家属介绍出院后注意事项，出院后治疗及家庭保健 □ 患者办理出院手续，出院
重点医嘱	**长期医嘱：** □ 康复医学科护理常规 □ 二级护理 □ 饮食 □ 患者既往基础用药 □ 体位摆放 □ 物理因子治疗 □ 肌力训练 □ 关节活动度训练 □ 转移能力训练 □ 负重训练 **临时医嘱：** □ 其他特殊医嘱	**长期医嘱：** □ 康复医学科护理常规 □ 二级护理 □ 饮食 □ 患者既往基础用药 □ 体位摆放 □ 物理因子治疗 □ 肌力训练 □ 关节活动度训练 □ 转移能力训练 □ 负重训练 **出院医嘱：** □ 明日出院 □ 2 周后门诊复诊	**出院医嘱：** □ 通知出院 □ 依据病情给予出院康复指导
病情变异记录	□ 无　□ 有，原因： 1. 2.	□ 无　□ 有，原因： 1. 2.	□ 无　□ 有，原因： 1. 2.
医师签名			

（二）护士表单

人工膝关节置换术康复临床路径护士表单

适用对象：已行人工膝关节置换术（ICD-9-CM-3：81.54）（无并发症患者）

患者姓名：		性别：　　年龄：　　住院号：	门诊号：
住院日期：　　年　月　日		出院日期：　　年　月　日	标准住院日：14~21 天

时间	住院第 1 天	住院第 2 天	住院第 3 天
健康宣教	□ 入院宣教 □ 介绍主管医师、护士 □ 介绍环境、设施 □ 介绍住院注意事项 □ 介绍探视和陪伴制度 □ 介绍贵重物品制度 □ 介绍每日康复治疗流程	□ 为患者解读康复治疗项目的含义及每项治疗前后注意事项，以及治疗后可能出现的情况及应对方式 □ 告知患者三级医师查房的时间 □ 告知患者在各项康复治疗中配合治疗师 □ 主管护士与患者沟通，消除患者紧张情绪	□ 给予患者及家属心理支持 □ 再次明确探视陪伴须知
护理处置	□ 核对患者，佩戴腕带 □ 建立入院护理病历 □ 协助患者留取各种标本 □ 测量体重	□ 为患者安排每天康复治疗的日程	□ 再次确定患者的康复治疗日程
基础护理	□ 二级护理 □ 晨晚间护理 □ 患者安全管理	□ 二级护理 □ 晨晚间护理 □ 患者安全管理	□ 二级护理 □ 晨晚间护理 □ 患者安全管理
专科护理	□ 护理查体 □ 病情观察 □ 肢体及关节肿胀、皮肤温度、疼痛情况 □ 需要时，填写跌倒及压疮防范表 □ 需要时，请家属陪伴 □ 确定饮食种类 □ 心理护理	□ 病情观察 □ 肢体及关节肿胀、皮肤温度、疼痛情况 □ 遵医嘱完成相关检查 □ 心理与生活护理 □ 指导患者功能锻炼	□ 病情观察 □ 肢体及关节肿胀、皮肤温度、疼痛情况 □ 心理与生活护理 □ 指导患者功能锻炼
重点医嘱	□ 详见医嘱执行单	□ 详见医嘱执行单	□ 详见医嘱执行单
病情变异记录	□ 无　□ 有，原因： 1. 2.	□ 无　□ 有，原因： 1. 2.	□ 无　□ 有，原因： 1. 2.
护士签名			

时间	住院第 4~19 天	住院第 13~20 天 （出院前日）	住院第 14~21 天 （出院日）
健康宣教	□ 给予患者及家属心理支持 □ 再次明确探视陪伴须知	□ 给予患者及家属心理支持	□ 出院宣教 □ 家庭康复方案 □ 复查时间 □ 服药方法 □ 活动休息 □ 指导饮食 □ 指导办理出院手续
护理处置	□ 根据患者的个体情况，随时 　为其调整康复治疗日程	□ 根据患者的个体情况，随时 　为其调整康复治疗日程	□ 办理出院手续 □ 书写出院小结
基础护理	□ 二级护理 □ 晨晚间护理 □ 患者安全管理	□ 二级护理 □ 晨晚间护理 □ 患者安全管理	□ 二级护理 □ 晨晚间护理 □ 患者安全管理
专科护理	□ 病情观察 □ 肢体及关节肿胀、皮肤温度、 　疼痛情况 □ 心理与生活护理 □ 指导患者功能锻炼	□ 病情观察 □ 肢体及关节肿胀、皮肤温度、 　疼痛情况 □ 心理与生活护理 □ 指导患者功能锻炼	□ 病情观察 □ 肢体及关节肿胀、皮肤温 　度、疼痛情况 □ 心理与生活护理 □ 出院指导 □ 根据家庭康复方案为患者 　答疑
重点医嘱	□ 详见医嘱执行单	□ 详见医嘱执行单	□ 详见医嘱执行单
病情变异记录	□ 无　□ 有，原因： 1. 2.	□ 无　□ 有，原因： 1. 2.	□ 无　□ 有，原因： 1. 2.
护士签名			

（三）患者表单

人工膝关节置换术康复临床路径患者表单

适用对象：已行人工膝关节置换术（ICD-9-CM-3：81.54）（无并发症患者）

患者姓名：	性别： 年龄： 住院号：	门诊号：
住院日期： 年 月 日	出院日期： 年 月 日	标准住院日：14~21 天

时间	住院第 1 天	住院第 2 天	住院第 3 天
医患配合	□ 配合询问病史、收集资料，请务必详细告知既往史、用药史、过敏史 □ 配合进行体格检查 □ 有任何不适请告知医师	□ 配合各级医师查房	□ 配合各级医师查房 □ 向主管医师汇报康复治疗过程中出现的任何不适反应
护患配合	□ 配合测量体温、脉搏、呼吸（3次）、血压、体重（1次） □ 配合完成入院护理评估（简单询问病史、过敏史、用药史） □ 接受入院宣教（环境介绍、病室规定、订餐制度、贵重物品保管等） □ 配合执行探视和陪伴制度 □ 有任何不适请告知护士	□ 配合测量体温、脉搏、呼吸、血压，询问大便情况（1次） □ 配合完成各项检查 □ 接受饮食宣教 □ 接受药物宣教 □ 配合护士完成康复治疗日程	□ 对康复治疗日程有任何问题及时向主管护士汇报，以便调整日程
治疗师与患者配合	□ 配合完成入院治疗师评估（简单询问病史、术前/术后康复疗史、功能查体等）	□ 配合治疗师进行每天的康复治疗 □ 康复治疗中有任何不适随时向主管治疗师报告	□ 配合治疗师进行每天的康复治疗 □ 康复治疗中有任何不适随时向主管治疗师报告
饮食	□ 遵医嘱饮食	□ 遵医嘱饮食	□ 遵医嘱饮食
康复治疗	□ 体位摆放 □ 关节活动范围练习 □ 肌力训练 □ 转移训练 □ 在可耐受的疼痛范围内进行负重及步态训练 □ 日常生活活动训练 □ 冰敷 □ 其他理疗	□ 体位摆放 □ 关节活动范围练习 □ 肌力训练 □ 转移训练 □ 在可耐受的疼痛范围内进行负重及步态训练 □ 日常生活活动训练 □ 冰敷 □ 其他理疗	□ 体位摆放 □ 关节活动范围练习 □ 肌力训练 □ 转移训练 □ 在可耐受的疼痛范围内进行负重及步态训练 □ 日常生活活动训练 □ 冰敷 □ 其他理疗

时间	住院第 4~19 天	住院第 13~20 天 （出院前日）	住院第 14~21 天 （出院日）
医患 配合	□ 配合各级医师查房 □ 向主管医师汇报康复治疗过程中出现的任何不适反应	□ 配合各级医师查房 □ 向主管医师汇报康复治疗过程中出现的任何不适反应	□ 接受出院前指导 □ 了解复查程序 □ 获取出院诊断书
护患配合	□ 对康复治疗日程有任何问题及时向主管护士汇报，以便调整日程	□ 对康复治疗日程有任何问题及时向主管护士汇报，以便调整日程	□ 接受出院宣教 □ 办理出院手续 □ 获取出院带药 □ 了解服药方法、作用、注意事项 □ 了解复印病历程序
治疗师与患者配合	□ 配合治疗师进行每天的康复治疗 □ 康复治疗中有任何不适随时向主管治疗师报告	□ 配合治疗师进行每天的康复治疗 □ 康复治疗中有任何不适随时向主管治疗师报告	□ 掌握家庭康复方案的项目及内容
饮食	□ 遵医嘱饮食	□ 遵医嘱饮食	□ 遵医嘱饮食
康复治疗	□ 体位摆放 □ 关节活动范围练习 □ 肌力训练 □ 转移训练 □ 在可耐受的疼痛范围内进行负重及步态训练 □ 日常生活活动训练 □ 冰敷 □ 其他理疗	□ 体位摆放 □ 关节活动范围练习 □ 肌力训练 □ 转移训练 □ 在可耐受的疼痛范围内进行负重及步态训练 □ 日常生活活动训练 □ 冰敷 □ 其他理疗	□ 详见家庭康复方案

附：原表单（2016 版）

人工膝关节置换术康复临床路径表单

适用对象：已行人工膝关节置换术（ICD-9-CM-3：81.54）

患者姓名：	性别： 年龄： 住院号：	门诊号：
住院日期： 年 月 日	出院日期： 年 月 日	标准住院日：14~21 天

时间	住院第 1 天	住院第 2 天	住院第 3 天
主要诊疗工作	□ 询问病史及体格检查 □ 完成病历书写 □ 开检查单 □ 上级医师查房与初期康复评定	□ 主治医师查房，完成相关病历书写 □ 根据相关检查结果，排除康复治疗禁忌证 □ 拟定康复治疗方案 □ 签署康复治疗知情同意书、自费项目协议书等 □ 向患者及家属交代病情及康复治疗方案 □ 必要时请相关科室会诊	□ 上级医师查房，根据情况调整具体治疗方案 □ 进一步明确康复治疗方案
重点医嘱	长期医嘱： □ 康复医学科护理常规 □ 二级护理 □ 饮食 □ 患者既往基础用药 □ 体位摆放 临时医嘱： □ 血常规、尿常规、粪便常规 □ 肝肾功能、电解质、血糖 □ 心电图 □ 膝关节 X 线片 □ X 线胸片、肺功能、超声心动图（根据患者情况选择）	长期医嘱： □ 康复医学科护理常规 □ 二级护理 □ 饮食 □ 患者既往基础用药 □ 体位摆放 □ 物理因子治疗 □ 肌力训练 □ 关节活动度训练 □ 转移能力训练 □ 负重训练 临时医嘱： □ 请相关科室会诊	长期医嘱： □ 康复医学科护理常规 □ 二级护理 □ 饮食 □ 患者既往基础用药 □ 体位摆放 □ 物理因子治疗 □ 肌力训练 □ 关节活动度训练 □ 转移能力训练 □ 负重训练 临时医嘱： □ 其他特殊医嘱
主要护理工作	□ 入院介绍（病房环境、设施等） □ 入院护理评定	□ 观察患者病情变化并及时报告医师 □ 心理与生活护理 □ 指导患者功能锻炼	□ 观察患者病情变化并及时报告医师 □ 心理与生活护理 □ 指导患者功能锻炼
病情变异记录	□ 无 □ 有，原因： 1. 2.	□ 无 □ 有，原因： 1. 2.	□ 无 □ 有，原因： 1. 2.
护士签名			
医师签名			

时间	住院第 4~19 天	住院第 13~20 天 （出院前日）	住院第 14~21 天 （出院日）
主要 诊疗 工作	□ 中期康复评定 □ 完成病程 □ 根据患者情况，随时调整治 　疗方案	□ 末期康复评定 □ 指导出院后康复训练方案： 　如体位摆放、活动禁忌、负 　重时间、步态训练的注意事 　项等	□ 再次向患者及家属介绍出 　院后注意事项，出院后治 　疗及家庭保健 □ 患者办理出院手续，出院
重 点 医 嘱	**长期医嘱：** □ 康复医学科护理常规 □ 二级护理 □ 饮食 □ 患者既往基础用药 □ 体位摆放 □ 物理因子治疗 □ 肌力训练 □ 关节活动度训练 □ 转移能力训练 □ 负重训练 **临时医嘱：** □ 其他特殊医嘱	**长期医嘱：** □ 康复医学科护理常规 □ 二级护理 □ 饮食 □ 患者既往基础用药 □ 体位摆放 □ 物理因子治疗 □ 肌力训练 □ 关节活动度训练 □ 转移能力训练 □ 负重训练 **出院医嘱：** □ 明日出院 □ 2 周后门诊复诊	**出院医嘱：** □ 通知出院 □ 依据病情给予出院康复指导
主要 护理 工作	□ 观察患者病情变化并及时报 　告医师 □ 心理与生活护理 □ 指导患者功能锻炼	□ 观察患者病情变化并及时报 　告医师 □ 心理与生活护理 □ 指导患者功能锻炼	□ 指导患者办理出院手续 □ 出院宣教
病情 变异 记录	□ 无　□ 有，原因： 1. 2.	□ 无　□ 有，原因： 1. 2.	□ 无　□ 有，原因： 1. 2.
护士 签名			
医师 签名			

第六章

手外伤康复临床路径释义

【医疗质量控制指标】

指标一、手外伤治疗的主要目标是恢复手功能，准确记录康复评定结果是手外伤治疗方案制订的依据和基础，是反映康复治疗效果的重要过程指标之一。

指标二、手外伤治疗的主要目标是恢复手功能、提高日常生活活动能力，手功能改善率是反映康复治疗效果的重要指标之一。

指标三、手外伤治疗的主要目标是恢复手功能、提高日常生活活动能力，日常生活活动能力改善率是反映康复治疗效果的重要指标之一。

一、肢体骨折编码

疾病名称及编码：腕和手水平骨折后遗症（ICD-10：T92.2）

　　　　　　　　陈旧性手部关节韧带损伤（ICD-10：T92.301）

　　　　　　　　陈旧性手部神经损伤（ICD-10：T92.402）

　　　　　　　　创伤后手指屈曲畸形（ICD-10：T92.503）

　　　　　　　　陈旧性手压伤（ICD-10：T92.603）

　　　　　　　　陈旧性手其他损伤后遗症（ICD-10：T92.801）

二、临床路径检索方法

T92.2/T92.301/ T92.402/ T92.503/ T92.603/ T92.801

三、国家医疗保障疾病诊断相关分组（CHS-DRG）

MDCX　影响健康因素及其他就医情况

XR2　其他康复治疗

四、手外伤康复临床路径标准住院流程

（一）适用对象

手外伤患者。

> 释义
>
> ■ 适用对象编码参见第一部分。
>
> ■ 本路径适用对象为临床诊断为手外伤（或手外伤术后），且近期已无需手术治疗的患者。如有其他内科疾病急性发作则需进入其他相应路径。

（二）诊断依据

1. 手部外伤史。

2. 手部功能障碍。

3. 影像学和电诊断学检查。

> **释义**
>
> ■ 手外伤康复是在手外科的诊断和处理的基础上，针对手功能障碍的各种因素，例如瘢痕、挛缩、粘连、肿胀、关节僵硬、肌肉萎缩、感觉丧失或异常等。采取相应的物理因子疗法、运动疗法、作业疗法以及手夹板、辅助器具等手段，使损伤手恢复最大限度的功能，以适应日常生活活动、工作和学习。
>
> ■ 临床表现为手部疼痛、局部肿胀、畸形等。查体手部压痛或叩击痛，运动障碍或感觉障碍、肌萎缩、关节僵硬等。如有骨关节损伤需进行 X 线检查，肌肉麻痹需做神经电生理检查。

（三）康复评定

分别于入院后 1~3 天进行初期康复评定，入院后 4~15 天进行中期康复评定，出院前进行末期康复评定。

1. 患者一般情况：包括意识、生命体征、睡眠和大小便等基本情况。了解患者总体治疗情况。

2. 康复专科评定：评定受伤手疼痛、肿胀情况，神经功能和循环功能，在不影响组织愈合的前提下评定关节活动度和肌力等。

> **释义**
>
> ■ 患者一般情况可包括：意识清醒，查体配合，生命体征平稳（血压、心率、体温、氧饱和度均处于正常范围），睡眠和大小便应基本正常。还需了解患者既往是否有影响患手功能障碍的疾病，以及此次入院前患手的具体治疗情况，包括做了什么手术，或接受过何种治疗等。
>
> ■ 康复专科评定包括：
>
> 1. 疼痛评定：视觉模拟评定法，数字评分法，面部表情量表法，简化麦吉尔疼痛问卷表。
>
> 2. 肿胀评定：全手体积测定（排水法和红外测量法），手指围度测量。
>
> 3. 交感神经功能检查：出汗功能检查，温水浸泡起皱实验。
>
> 4. 感觉功能评定：除了常见的用棉花或大头针测定触觉痛觉外，还可做温度觉试验、Weber 两点辨别觉试验、手指皮肤皱褶试验、皮肤定位觉、皮肤图形辨别觉、实体觉、运动觉和位置觉试验、蒂内尔征检查、Moberg 拾物试验。
>
> 5. 关节活动度测量：分别测量掌指关节、近侧指间关节、远侧指间关节的主动/被动关节活动度。
>
> 6. 肌力测试：包括徒手肌力检查，握力计检查手的握力，拇指分别与示指、中指、环指、小指的捏力，拇指与示、中指同时的捏力，以及拇指与示指桡侧的侧捏力。
>
> 7. 手功能评定：Jebsen 手功能测定，Purdue 钉板测试，Carroll 上肢功能测试等。

（四）治疗方案的选择

根据《临床诊疗指南·物理医学与康复分册》（中华医学会编著，人民卫生出版社，2005）、

《康复医学（第6版）》（黄晓琳、燕铁斌主编，人民卫生出版社，2018）。

1. 体位摆放。

> **释义**
>
> ■ 手的休息位：腕关节背伸10°~15°，轻微尺偏，手指的掌指关节及指间关节呈半屈曲状态，从示指到小指，越向尺侧屈曲越多，各指尖端指向舟骨结节；拇指轻度外展，指腹接近示指远节指间关节的桡侧。尤其是在肌腱修复中该位置非常重要。
>
> ■ 手的功能位：腕背伸20°~25°；拇指处于外展对掌位，掌指及指间关节微屈；其他手指略微分开，掌指关节及近端指间关节半屈曲，远侧指间关节微屈曲。
>
> ■ 在不同类型的手外伤中，需要不同的姿势固定，帮助手功能的恢复。在非训练期，上肢摆放会影响治疗效果，故康复宣教要包括此项内容。
>
> ■ 屈肌腱修复术后：用背侧石膏托或低温热塑材料制作夹板固定伤手，维持腕屈曲20°~30°，掌关节屈曲45°~60°，指间关节伸直。
>
> ■ 伸肌腱修复术后：使用掌侧夹板，固定腕关节30°~40°伸直位，另外用掌侧夹板防止掌指关节屈曲。
>
> ■ 正中神经修复术后：腕关节屈曲位固定3周，在4~6周中逐渐伸展腕关节至正常位置。
>
> ■ 尺神经修复术后：佩戴掌指关节阻挡夹板，预防环指、小指爪形指畸形。
>
> ■ 桡神经修复术后：使用腕关节固定夹板，维持腕关节伸直，掌指关节伸直，拇指外展位，预防伸肌过牵。

2. 物理因子治疗。

> **释义**
>
> ■ 包括各种频率电疗、超声波、红外线、激光、蜡疗、冷疗等，改善疼痛，促进水肿吸收，减轻炎症，松解软组织，加速肌腱神经修复。

3. 关节活动度训练。

> **释义**
>
> ■ 在情况允许下，尽早开始活动，控制水肿，改善关节活动度，预防关节的挛缩畸形。各种损伤的手部姿势固定有时限，需分清。除关节活动度训练外，还可以增加辅助器具辅助牵引。不同类型的手外伤，训练方法不同，详述如下：
>
> （1）屈肌腱修复术后：术后1~2周早期活动，利用橡皮筋牵引被动屈曲指间关节，在夹板范围内主动伸展指间关节，禁止主动屈曲指间关节和被动伸指间关节。
>
> （2）屈肌腱松解术后：术后24小时去除敷料后，即主动活动掌指关节、近端指间关节、远端指间关节，使其屈伸达最大范围。术后2~3周开始功能性活动练习。术后6周，开始抗阻练习。

(3) 伸肌腱修复术后：术后第1~3周，在夹板控制范围内练习主动屈指被动伸指，禁止被动屈指和主动伸指。

4. 肌力训练。

> **释义**
>
> ■ 在情况允许下，尽早开始活动，控制水肿，改善关节活动度，预防关节的挛缩畸形。在增加肌力的同时，还需要增加肌耐力，减少疲劳度。
> ■ 屈肌腱修复术后：术后第4周，允许伤指主动屈曲。术后第6周，轻度功能性活动，术后第7周抗阻训练，术后第8周强化抗阻训练以增强肌力和肌耐力。
> ■ 屈肌腱松解术后：术后24小时敷料去除后，即开始主动屈伸练习。
> ■ 伸肌腱修复术后：术后第6周，去除夹板开始主动伸指练习，术后第7周，开始抗阻训练。

5. 日常生活活动能力训练。

> **释义**
>
> ■ 所有康复治疗均已恢复日常生活能力为目的，故日常生活能力的训练非常重要，需根据患者手外伤情况，制订个体化的治疗方案，循序渐进，早日让患者回归生活。
> ■ 屈肌腱修复术后：术后第12周，主动完成日常生活活动能力训练。
> ■ 不同类型手外伤的具体康复方案。

（五）标准住院日 14~21 天

> **释义**
>
> ■ 手外伤患者，入院后康复评定以及一般情况检查2天，第3天确定短期目标以及相应的治疗计划，开始进行综合性康复治疗。其后每10天进行1次康复评定，明确患者是否达到目标，并且制订下一步目标及治疗计划。总住院时间约为14~21天。

（六）进入路径标准

1. 手外伤。

2. 当患者同时具有其他疾病诊断，但在住院期间不需要特殊处理也不影响第一诊断的临床路径流程实施时，可以进入路径。

> **释义**
>
> ■ 进入本路径的患者为第一诊断为手外伤，且近期已无需手术治疗的患者。如有其他内科疾病急性发作则需进入其他相应路径。如合并中枢神经系统损伤的也需进入其他相应路径。
>
> ■ 入院后常规检查发现有基础疾病，如高血压、冠状动脉粥样硬化性心脏病、糖尿病、肝肾功能不全等，经系统评估后对手外伤诊断治疗无特殊影响者，可进入路径。但可能增加医疗费用，延长住院时间。

（七）住院期间的辅助检查项目

1. 必须检查的项目：

（1）血常规、尿常规、粪便常规。

（2）肝肾功能、电解质、血糖、血脂、感染性疾病筛查（乙型肝炎、丙型肝炎、梅毒、艾滋病等）。

（3）心电图。

2. 根据具体情况可选择的检查项目：患手 X 线片、肌电图、局部超声检查、凝血功能、心肌酶谱、X 线胸片、肺功能、超声心动图等。

> **释义**
>
> ■ 血常规、尿常规、粪便常规+隐血是最基本的三大常规检查，进入路径的患者均需完成。大便隐血试验和血红蛋白检测可以了解患者有无急性或慢性失血；肝肾功能、电解质、血糖、凝血功能、心电图、X 线胸片、超声心动、肺功能、腹部超声等可评估有无基础疾病，是否影响住院时间、费用及其治疗预后。
>
> ■ 患手 X 线片，能明确患者目前手部骨折部位生长情况。肌电图，了解患者神经损伤情况。

（八）出院标准

1. 伤口愈合：伤口无感染征象（或可在门诊处理的伤口情况）。

2. 手功能恢复达到平台期。

> **释义**
>
> ■ 患者出院前完成必需的检查项目，病情稳定，功能改善已达到入院初制订的短期目标。
>
> ■ 患者住院期间无并发症或出现的并发症已经得到有效控制，可通过服药，定期相关科室随访以及门诊康复治疗进行有效控制。

（九）变异及原因分析

1. 并发症：本病可伴有其他损伤，应当严格掌握入选标准。部分患者因伴有骨折、血管损伤、神经损伤等需延期治疗，如合并神经血管损伤需要一期探查或二期治疗等。

2. 合并症：老年患者易有合并症，如骨质疏松、糖尿病、心脑血管疾病等，伤口愈合或肌腱固定愈合较慢，住院时间延长。

> **释义**
>
> ■ 按标准治疗方案如患者功能障碍改善不明显或加重，或发现其他严重基础疾病，需调整药物治疗以及康复方案或继续其他基础疾病的治疗，则终止本路径；合并中枢神经系统损伤患者，需退出本路径；出现脑梗死、深静脉血栓、肺栓塞、肺炎、尿路感染等并发症时，需转入相应路径。
>
> ■ 认可的变异原因主要是指患者入选路径后，在检查及治疗过程中发现患者合并存在事前未预知的、对本路径治疗可能产生影响的情况，需要终止执行路径或延长治疗时间、增加治疗费用。医师需在表单中明确说明。
>
> ■ 因患者方面的主观原因导致执行路径出现变异，需医师在表单中予以说明。

五、手外伤康复护理规范

1. 在不影响创伤愈合的情况下，鼓励患者早期进行康复训练。包括有外固定的部位和未固定的关节。

2. 手损伤疼痛多比较敏感，多与患者聊天，鼓励患者看有益的电视等，转移患者对疼痛的注意力，以帮助缓解疼痛，鼓励患者从消极的情绪中解脱出来。

3. 鼓励患者按摩患肢，如有瘢痕增生，指导患者在瘢痕处揉捏按摩，以促进瘢痕转化，松解粘连。

4. 对于手功能损伤严重的患者，引导患者使用辅助器具，提高日常生活自理能力。

六、手外伤康复营养治疗规范

1. 除伴有高血压、糖尿病、痛风等疾病需注意低盐饮食、控制碳水化合物摄入量、低嘌呤饮食等相应饮食注意事项外，无特殊禁忌。

2. 早期及恢复期鼓励多摄入优质蛋白，为促进创伤修复提供营养支持。

七、手外伤康复健康宣教

1. 早期进行功能训练，自我按摩患肢，尤其瘢痕增生处肢体，遵医嘱进行物理因子治疗，重视日常生活活动能力训练。

2. 戒烟，多参与社交活动，保持良好心态。

3. 有感觉功能减退或丧失的患者，应给予安全教育：

（1）避免过热、过冷、锐器物品。

（2）避免使用小把柄的工具。

（3）抓握用品不宜过度用力。

（4）使用工具的部位经常更换；经常检查受压部位的皮肤情况。

八、推荐表单

（一）医师表单

手外伤康复临床路径医师表单

适用对象：第一诊断为手外伤（无并发症患者）

患者姓名：		性别： 年龄： 门诊号：		住院号：
住院日期： 年 月 日		出院日期： 年 月 日		标准住院日：14~21 天

时间	住院第 1 天	住院第 2 天	住院第 3 天
主要诊疗工作	□ 采集病史，体格检查 □ 上级医师查房与入院病情康复评定 □ 完善辅助检查 □ 评估既往辅助检查结果，确定复查时间 □ 确定初步诊断及治疗方案 □ 签订相关医疗文书及项目实施协议 □ 完成首次病程记录，入院记录等病历书写	□ 常规血液，尿液，大便取样检查 □ 主治医师查房 □ 追访检查结果 □ 书写病程记录 □ 完成上级医师查房记录 □ 申请相应康复治疗项目并签订治疗知情同意书 □ 继续观察病情变化，并及时与患者家属沟通 □ 康复训练	□ 主任/副主任医师查房 □ 完成上级医师查房记录 □ 向患者及家属介绍病情及相关检查结果 □ 相关科室会诊 □ 复查结果异常的化验检查 □ 完成初期康复评定并记录 □ 制订近期和远期康复目标，制订康复治疗计划 □ 康复训练
重点医嘱	**长期医嘱：** □ 康复医学科护理常规 □ 二级护理 □ 基础疾病用药 □ 其他用药依据病情下达 □ 体位摆放 **临时医嘱：** □ 初期康复评定 □ 血常规、尿常规、粪便常规 □ 肝肾功能、血糖、血脂、电解质、凝血功能、心肌酶谱 □ 乙型肝炎五项、丙型肝炎病毒抗体、人类免疫缺陷病毒抗体、梅毒抗体 □ 心电图、X 线胸片、超声 □ 其他临时医嘱	**长期医嘱：** □ 康复医学科护理常规 □ 二级护理 □ 饮食 □ 患者基础用药 □ 体位摆放 □ 物理因子治疗 □ 肌力训练 □ 关节活动度训练 **临时医嘱：** □ 康复评定 □ 必要的辅助检查 □ 依据病情需要下达	**长期医嘱：** □ 康复医学科护理常规 □ 二级护理 □ 饮食 □ 患者基础用药 □ 体位摆放 □ 物理因子治疗 □ 肌力训练 □ 关节活动度训练 **临时医嘱：** □ 复查异常实验室检查 □ 必要的辅助检查 □ 初期康复评定 □ 依据病情需要下达
病情变异记录	□ 无 □ 有，原因： 1. 2.	□ 无 □ 有，原因： 1. 2.	□ 无 □ 有，原因： 1. 2.
医师签名			

时间	住院第 4~15 天	住院第 16~20 天	住院第 21 天 （出院日）
主要诊疗工作	□ 三级医师查房 □ 评定患者手功能状态及康复训练情况，调整治疗方案和检查项目 □ 完成上级医师查房记录 □ 相关科室会诊 □ 复查结果异常的检查 □ 康复训练	□ 末期康复评定 □ 指导出院后康复训练方案：如体位摆放、主动抗阻训练过程等	□ 再次向患者及家属介绍出院后注意事项，出院后治疗及家庭保健 □ 患者办理出院手续，出院
重点医嘱	长期医嘱： □ 康复医学科护理常规 □ 二级护理 □ 饮食 □ 患者既往基础用药 □ 体位摆放 □ 物理因子治疗 □ 肌力训练 □ 关节活动度训练 □ 感知觉训练 □ 日常生活活动训练 临时医嘱： □ 复查异常实验室检查 □ 必要的辅助检查 □ 依据病情需要下达	长期医嘱： □ 康复医学科护理常规 □ 二级护理 □ 饮食 □ 患者既往基础用药 □ 体位摆放 □ 物理因子治疗 □ 肌力训练 □ 关节活动度训练 □ 感知觉训练 □ 日常生活活动训练 出院医嘱： □ 明日出院 □ 2 周后门诊复诊	出院医嘱： □ 通知出院 □ 依据病情给予出院康复指导
病情变异记录	□ 无　□ 有，原因： 1. 2.	□ 无　□ 有，原因： 1. 2.	□ 无　□ 有，原因： 1. 2.
医师签名			

（二）护士表单

手外伤康复临床路径护士表单

适用对象：第一诊断为手外伤（无并发症患者）

患者姓名：	性别：	年龄：	门诊号：	住院号：
住院日期： 年 月 日	出院日期： 年 月 日			标准住院日：14~21 天

时间	住院第 1 天	住院第 2 天	住院第 3~14 天
健康宣教	□ 入院宣教 □ 介绍主管医师、护士 □ 介绍环境、设施 □ 介绍住院注意事项 □ 介绍探视和陪伴制度 □ 介绍贵重物品管理制度	□ 药物以及体位摆放等宣教 □ 康复治疗前宣教 □ 合适的衣物 □ 足够的饮食以及液体 □ 所有治疗均以患者出发量力而行 □ 康复治疗期间须有家人全程陪同，避免意外发生	□ 药物以及体位摆放等宣教
护理处置	□ 核对患者，佩戴腕带 □ 建立入院护理病历 □ 协助患者留取各种标本 □ 测量体重	□ 协助医师完成相关实验室检查	□ 检测一般生命体征 □ 执行药物医嘱
基础护理	□ 根据患者日常生活能力给予对应级别护理 □ 晨晚间护理 □ 排泄管理 □ 患者安全管理	□ 日常生活能力给予对应级别护理 □ 晨晚间护理 □ 排泄管理 □ 患者安全管理	□ 日常生活能力给予对应级别护理 □ 晨晚间护理 □ 排泄管理 □ 患者安全管理
专科护理	□ 护理查体 □ 病情观察（手肿胀，伤口愈合等） □ 需要时，填写跌倒及压疮防范表 □ 需要时，请家属陪伴 □ 确定饮食种类 □ 心理护理 □ 评价患者日常生活能力	□ 病情观察（手肿胀，伤口愈合等）并及时报告医师 □ 遵医嘱完成相关检查 □ 心理护理 □ 指导患者功能锻炼	□ 病情观察（手肿胀，伤口愈合等）并及时报告医师 □ 遵医嘱完成相关检查 □ 心理护理 □ 指导患者功能锻炼
重点医嘱	□ 详见医嘱执行单	□ 详见医嘱执行单	□ 详见医嘱执行单
病情变异记录	□ 无 □ 有，原因： 1. 2.	□ 无 □ 有，原因： 1. 2.	□ 无 □ 有，原因： 1. 2.
护士签名			

时间	住院第 14~21 天	住院第 21 天 （出院日）
健康宣教	□ 药物以及体位摆放等宣教	□ 出院宣教 □ 随访时间 □ 服药方法 □ 活动休息 □ 指导饮食 □ 指导办理出院手续
护理处置	□ 检测一般生命体征 □ 执行药物医嘱	□ 办理出院手续
基础护理	□ 日常生活能力给予对应级别护理 □ 晨晚间护理 □ 排泄管理 □ 患者安全管理	□ 日常生活能力给予对应级别护理 □ 晨晚间护理 □ 排泄管理 □ 患者安全管理
专科护理	□ 病情观察（手肿胀，伤口愈合等）并及时报告医师 □ 遵医嘱完成相关检查 □ 心理护理 □ 指导患者功能锻炼	□ 指导患者办理出院手续 □ 出院宣教
重点医嘱	□ 详见医嘱执行单	□ 详见医嘱执行单
病情变异记录	□ 无　□ 有，原因： 1. 2.	□ 无　□ 有，原因： 1. 2.
护士签名		

（三）患者表单

手外伤康复临床路径患者表单

适用对象：第一诊断为手外伤（无并发症患者）

患者姓名：	性别：　　年龄：　　门诊号：	住院号：
住院日期：　　年　月　日	出院日期：　　年　月　日	标准住院日：21~28 天

时间	入院 1~2 天	3~20 天	20~21 天（出院）
医患配合	□ 配合询问病史、收集资料，请务必详细告知既往史、用药史、过敏史 □ 配合进行体格检查 □ 配合进行康复评定 □ 有任何不适请告知医师 □ 配合完善相关检查，如采血、留尿、心电图、X 线胸片 □ 医师向患者及家属介绍病情 □ 设立出院前的功能恢复目标、相关康复治疗计划以及注意事项	□ 积极参与康复治疗中 □ 及时反馈自己的身体情况 □ 规律服药，合理服药	□ 配合进行康复评定 □ 告知患者回家后的功能训练方法以及注意事项，并且确保患者在家中进行这些训练时没有安全隐患
护患配合	□ 配合测量体温、脉搏、呼吸（3次）、血压、体重（1次） □ 配合完成入院护理评估（简单询问病史、过敏史、用药史） □ 接受入院宣教（环境介绍、病室规定、订餐制度、贵重物品保管等） □ 配合执行探视和陪伴制度 □ 有任何不适请告知护士	□ 配合测量体温、脉搏、呼吸（3次）、询问大便情况（1次） □ 接受康复宣教 □ 接受饮食宣教 □ 接受药物宣教	□ 配合测量体温、脉搏、呼吸（3次）、询问大便情况（1次） □ 带齐影像资料及用药 □ 接受康复宣教 □ 接受饮食宣教 □ 接受药物宣教 □ 有任何不适请告知护士
饮食	□ 遵医嘱饮食	□ 遵医嘱饮食	□ 遵医嘱饮食
排泄	□ 正常排尿便	□ 正常排尿便	□ 正常排尿便
活动	□ 治疗师或家属陪同下进行活动	□ 治疗师或家属陪同下进行活动	□ 治疗师或家属陪同下进行活动

附：原表单（2016 年版）

手外伤康复临床路径表单

适用对象：手外伤患者

患者姓名：	性别：	年龄：	门诊号：	住院号：
住院日期： 年 月 日	出院日期： 年 月 日		标准住院日：14～21 天	

时间	住院第 1 天	住院第 2 天	住院第 3 天
主要诊疗工作	□ 询问病史及体格检查 □ 完成病历书写 □ 开检查单 □ 上级医师查房与初期康复评定	□ 主治医师查房，完成相关病历书写 □ 根据相关检查结果，排除康复治疗禁忌证 □ 拟定康复治疗方案 □ 签署康复治疗知情同意书、自费项目协议书等 □ 向患者及家属交代病情及康复治疗方案 □ 必要时请相关科室会诊	□ 上级医师查房，观察患肢远端感觉运动情况等，根据情况调整具体治疗方案 □ 进一步明确康复治疗方案
重点医嘱	**长期医嘱：** □ 康复医学科护理常规 □ 二级护理 □ 饮食 □ 患者基础用药 □ 体位摆放 **临时医嘱：** □ 血常规、尿常规、粪便常规 □ 肝肾功能、电解质、血糖 □ 心电图 □ 患手 X 线片、肌电图、局部超声检查（根据病情选择） □ X 线胸片、肺功能、超声心动图（根据患者情况选择）	**长期医嘱：** □ 康复医学科护理常规 □ 二级护理 □ 饮食 □ 患者基础用药 □ 体位摆放 □ 物理因子治疗 □ 肌力训练 □ 关节活动度训练 **临时医嘱：** □ 请相关科室会诊	**长期医嘱：** □ 康复医学科护理常规 □ 二级护理 □ 饮食 □ 患者基础用药 □ 体位摆放 □ 物理因子治疗 □ 肌力训练 □ 关节活动度训练 **临时医嘱：** □ 其他特殊医嘱
主要护理工作	□ 入院介绍（病房环境、设施等） □ 入院护理评定	□ 观察患者病情变化并及时报告医师 □ 心理与生活护理 □ 指导患者功能锻炼	□ 观察患者病情变化并及时报告医师 □ 心理与生活护理 □ 指导患者功能锻炼
病情变异记录	□ 无 □ 有，原因： 1. 2.	□ 无 □ 有，原因： 1. 2.	□ 无 □ 有，原因： 1. 2.
护士签名			
医师签名			

时间	住院第 4~15 天	住院第 16~20 天 （出院前日）	住院第 21 天 （出院日）
主要 诊疗 工作	□ 中期康复评定 □ 根据患者情况，随时调整治疗方案	□ 末期康复评定 □ 指导出院后康复训练方案：如体位摆放、主动抗阻训练过程等	□ 再次向患者及家属介绍出院后注意事项，出院后治疗及家庭保健 □ 患者办理出院手续，出院
重 点 医 嘱	长期医嘱： □ 康复医学科护理常规 □ 二级护理 □ 饮食 □ 患者既往基础用药 □ 体位摆放 □ 物理因子治疗 □ 肌力训练 □ 关节活动度训练 □ 感知觉训练 □ 日常生活活动训练 临时医嘱： □ 其他特殊医嘱	长期医嘱： □ 康复医学科护理常规 □ 二级护理 □ 饮食 □ 患者既往基础用药 □ 体位摆放 □ 物理因子治疗 □ 肌力训练 □ 关节活动度训练 □ 感知觉训练 □ 日常生活活动训练 出院医嘱： □ 明日出院 □ 2 周后门诊复诊	出院医嘱： □ 通知出院 □ 依据病情给予出院康复指导
主要 护理 工作	□ 观察患者病情变化并及时报告医师 □ 心理与生活护理 □ 指导患者功能锻炼	□ 观察患者病情变化并及时报告医师 □ 心理与生活护理 □ 指导患者功能锻炼	□ 指导患者办理出院手续 □ 出院宣教
病情 变异 记录	□ 无　□ 有，原因： 1. 2.	□ 无　□ 有，原因： 1. 2.	□ 无　□ 有，原因： 1. 2.
护士 签名			
医师 签名			

第七章

肢体骨折术后康复临床路径释义

【医疗质量控制指标】

指标一、有效预防并发症、预防二次残疾。

指标二、有功能评定、康复方案、效果评定。

指标三、不同阶段选择合理康复方案。

指标四、康复训练安全防护措施。

一、肢体骨折编码

疾病名称及编码：臂骨骨折后遗症（ICD-10：T92.100）

陈旧性肩胛骨骨折（ICD-10：T92.101）

陈旧性肱骨骨折（ICD-10：T92.103）

陈旧性尺桡骨骨折（ICD-10：T92.104）

陈旧性尺骨骨折（ICD-10：T92.105）

陈旧性桡骨骨折（ICD-10：T92.106）

腕和手水平骨折后遗症（ICD-10：T92.2）

股骨骨折后遗症（ICD-10：T93.1）

下肢其他骨折的后遗症（ICD-10：T93.2）

陈旧性多部位骨折（ICD-10：T94.0）

二、临床路径检索方法

T92.100/T92.101/T92.103/T92.104/T92.105/T92.106/T92.2/T93.1/T93.2/T94.0

三、国家医疗保障疾病诊断相关分组（CHS-DRG）

MDCX 影响健康因素及其他就医情况

XR2 其他康复治疗

四、肢体骨折术后康复临床路径标准住院流程

（一）适用对象

第一临床诊断为肢体骨折术后，且已行手术治疗。

> 释义
>
> ■ 适用对象编码参见第一部分。
>
> ■ 本路径适用对象为临床诊断为肢体骨折的患者，并且已行手术治疗。如未进行手术治疗，需进入其他相应路径。

（二）诊断依据

根据《临床诊疗指南·物理医学与康复分册》（中华医学会编著，人民卫生出版社，2005），

《康复医学（第6版）》（黄晓琳、燕铁斌主编，人民卫生出版社，2018）。

1. 临床表现：

（1）疼痛。

（2）肿胀。

（3）运动障碍。

（4）感觉障碍。

2. 影像学检查：X线检查是确定骨折部位、程度及骨折类型的常规检查。

> **释义**
>
> ■ 本路径的制订主要参考国内权威参考书籍和诊疗指南。
>
> ■ 病史和临床症状是诊断肢体骨折的初步依据，多数患者表现为骨折部位疼痛、肿胀、运动及感觉障碍等症状。X线检查可明确诊断骨折部位、程度及类型。部分患者临床表现不典型，如X线检查支持骨折，亦可进入路径。

（三）康复评定

根据《临床诊疗指南·物理医学与康复分册》（中华医学会编著，人民卫生出版社，2005），《康复医学（第6版）》（黄晓琳、燕铁斌主编，人民卫生出版社，2018）。入院后3天内进行初期康复评定，住院期间根据功能变化情况，于4~5天，进行一次中期评定，出院前进行末期评定。

评定内容包括：

1. 骨折愈合情况。

2. 关节活动范围的评定。

3. 肌力评定。

4. 肢体长度及围度的评定。

5. 感觉功能的评定。

6. 日常生活活动能力的评定。

> **释义**
>
> ■ 本病确诊后即应开始初期康复评定，了解患者功能状态。通过评定发现问题，针对问题制订康复目标和康复计划。在功能发生改变或者康复一段时间后，进行中期评定，再次发现现存问题，并评估疗效，进一步指导康复方案，出院前进行末期评定，对康复疗效进行评定，指导预后及转归。
>
> ■ 根据骨折术后特点，针对可能存在的功能障碍进行评定，包括骨折是否愈合。运动系统包括骨折相关关节的活动度，肌肉力量的评定，肢体长度及围度。肢体感觉是否存在障碍，以及患者日常生活活动能力是否受限。

（四）治疗方案的选择

根据《临床诊疗指南·物理医学与康复分册》（中华医学会编著，人民卫生出版社，2005），《康复医学（第6版）》（黄晓琳、燕铁斌主编，人民卫生出版社，2018）。

1. 物理因子治疗。

2. 运动疗法。

3. 手法治疗。

4. 作业治疗。

5. 矫形器与其他辅助器具的装配与使用。

> **释义**
>
> ■ 通过康复评定，发现问题，制订康复目标和康复计划，选择精准的治疗方案。
>
> ■ 肢体骨折术后可选的康复治疗包括物理因子治疗（电、磁、声、光、热等，主要针对疼痛、肿胀等症状，以及促进手术切口及骨折愈合，防止瘢痕增生及关节粘连等）；运动疗法（根据评定结果选择肌力训练、平衡训练、步态训练等）；手法治疗（关节松动术、按摩手法治疗等）；作业治疗（主要针对上肢功能障碍及手功能障碍，进行日常生活活动作训练等）；有的肢体骨折术后需要佩戴矫形器，如踝足矫形支具、手功能矫形支具等，或其他辅助器具，如轮椅、助行器、拐杖等，在康复治疗过程中需教会患者正确使用方法。

（五）标准住院日

标准住院日为 14~21 天。

> **释义**
>
> ■ 肢体骨折术后患者入院后，1~3 天进行康复评定，评定后确定康复目标及康复方案，治疗 10~14 天，再次进行康复评定，观察是否已达康复目标，评定康复疗效、调整康复方案，出院前再次进行康复评定，观察康复疗效并判断预后及转归，总住院时间不超过 21 天符合本路径要求。

（六）进入临床路径标准

1. 第一诊断必须符合肢体骨折术后，骨科明确诊断，且已行手术治疗。

2. 病情稳定，有康复治疗需求。

3. 当患者同时具有其他疾病诊断，但在住院期间不需要特殊处理也不影响第一诊断的临床路径流程实施时，可以进入路径。

> **释义**
>
> ■ 进入本路径的患者为第一诊断为肢体骨折术后，需明确诊断骨折并已行手术治疗。
>
> ■ 患者病情稳定，无生命体征不稳，或急危重症等危及患者生命的情况，且明确需做康复治疗。
>
> ■ 入院后常规检查发现有基础疾病，如高血压、高脂血症、糖尿病等，经系统评估后对肢体骨折术后治疗无特殊影响者，可进入路径。但可能增加医疗费用，延长住院时间。

（七）住院期间检查项目（可根据患者近 1 个月内的检查化验结果进行选择）

1. 必查项目：

（1）血常规、尿常规、粪便常规。

（2）肝肾功能、电解质、血糖、凝血功能。

（3）相应部位血管彩超。

（4）胸片及相关部位 X 线检查。

（5）心电图检查。

2. 可选项目：肌电图检查。

> **释义**
>
> ■ 血常规、尿常规、粪便常规是最基本的三大常规检查，所有进入路径的患者均需完成；此外，肝肾功能、电解质、血糖、凝血功能等检查可评估患者的基础情况，判断患者是否有基础疾病。骨折相关部位血管彩超，评估患者血流情况，是否存在血栓、动脉硬化等影响康复因素。心电图、X 线胸片可评估患者心肺有无基础疾病，骨折相关部位的 X 线检查，骨折愈合情况，内固定的稳固情况等。根据检查结果判断是否影响住院时间、费用及其康复治疗预后。
>
> ■ 骨折如果涉及神经损伤，可行肌电图检查，明确神经损伤的程度及范围，指导康复方案的选择及调整。

（八）康复方案

根据《临床诊疗指南·物理医学与康复分册》（中华医学会编著，人民卫生出版社，2005）、《康复医学（第 6 版）》（黄晓琳、燕铁斌主编，人民卫生出版社，2018）。

1. 临床常规治疗。

2. 康复治疗：

（1）体位摆放。

（2）物理因子治疗。

（3）运动疗法。

（4）手法治疗。

（5）矫形器与其他辅助器具的使用。

（6）作业治疗。

> **释义**
>
> ■ 肢体骨折术后需进行临床常规治疗，如抗感染、营养、预防静脉血栓等。
>
> ■ 肢体骨折术后患者根据骨折部位的不同，选择不同的体位，以防止并发症的发生；选择电、磁、声、光、热等物理因子治疗，以缓解疼痛、改善循环、消除肿胀、促进骨折愈合、预防关节粘连等；肢体骨折术后采用主被动运动、肌力训练、耐力训练等运动疗法，促进患者运动功能恢复；采用按摩或关节松动等手法治疗，促进循环，牵张纤维粘连等。肢体骨折术后必要时需采用矫形器固定患肢，或使用轮椅、助行器、拐杖等辅助器具；针对骨折患者的具体功能障碍，从日常生活活动和手工操作性劳动等活动中，选出一些有助于患者功能恢复的作业治疗。

（九）出院标准

1. 临床病情稳定。
2. 肢体功能逐步恢复良好，理解并掌握患肢安全活动方法。

> **释义**
>
> ■ 患者出院前应明确临床病情已稳定，无严重心肺功能障碍或生命体征不稳定危及生命的因素存在。
>
> ■ 患者出院前进行康复评定，肢体功能恢复良好，且患者已理解并掌握患肢安全活动的方法。

（十）变异及原因分析

1. 既往严重基础疾病而影响或其他损伤严重，影响第一诊断者需退出路径。
2. 住院期间出现再次骨折、骨折长期不愈合，内固定脱落、骨化性肌炎及出现严重并发症，需要进一步诊治或转科治疗，需退出路径。
3. 病程较长，关节挛缩严重，可导致住院时间延长和住院费用增加。

> **释义**
>
> ■ 如患者发现其他严重基础疾病，或严重的其他损伤，需调整治疗或继续其他基础疾病的治疗，治疗以基础疾病或其他严重损伤为主，肢体骨折术后已不作为第一诊断，则退出本路径。
>
> ■ 指患者入选路径后，在治疗过程中患者出现新的严重的病情变化或其他严重并发症，在事前未预知的、对本路径治疗可能产生影响的情况，需进一步诊治或转科治疗相应疾病，则要退出路径。
>
> ■ 患者入选路径后，因患者方面的主观原因导致执行路径出现变异，需要延长治疗时间、增加治疗费用，医师需在表单中明确说明。

五、肢体骨折术后康复护理规范

1. 基础护理：按等级护理要求完成基础护理项目，给予生活照顾。
2. 观察患者生命体征。
3. 疼痛护理，采用舒适体位，必要时服用解热镇痛类药物。
4. 安全管理：防跌倒摔伤。
5. 饮食及二便指导。

六、肢体骨折术后康复营养治疗规范

1. 对于卧床患者，进食清淡易消化食物，如小米粥，非卧床患者，正常饮食，可进食高热量、高蛋白、高维生素、高纤维、易消化食物。
2. 加强营养摄入、补钙、预防骨质疏松，但应控制体重增加。

七、肢体骨折术后康复健康宣教

1. 指导患者有计划地进行功能训练，锻炼肌肉力量，预防肌肉萎缩。

2. 锻炼平衡功能，防跌倒。

3. 增加营养，促进骨折愈合。

4. 定期复查，发现患肢血液循环、感觉、运动异常，请及时就医。

5. 保持心情愉悦，按时作息，劳逸适度。

6. 骨折内固定患者根据复查时骨折愈合情况，确定内固定取出时间。

八、推荐表单

（一）医师表单

肢体骨折术后康复临床路径医师表单

适用对象：第一诊断为肢体骨折术后，且已行骨科手术治疗

患者姓名：	性别： 年龄： 门诊号：	住院号：
住院日期： 年 月 日	出院日期： 年 月 日	标准住院日：14~21 天

时间	住院第 1 天	住院第 2 天	住院第 3 天
主要诊疗工作	□ 询问病史及体格检查 □ 早期康复评定 □ 开出辅助检查项目 □ 开出饮食要求 □ 阅读 X 线片、CT 等影像学资料，评估骨折愈合情况 □ 做出初步诊断 □ 筛查是否适合康复治疗 □ 签订相关医疗文书及项目实施协议 □ 完成首次病程记录和入院记录	□ 主治医师查房 □ 书写病程记录 □ 完成上级医师查房记录 □ 完成初期康复评价记录 □ 观察病情变化，并及时与患者家属沟通病情及预后 □ 根据患者功能情况，制订康复计划（物理疗法等） □ 开始康复训练	□ 主任/副主任医师查房 □ 根据患者病情调整治疗方案和检查项目 □ 完成上级医师查房记录 □ 向患者及家属介绍病情及相关检查结果 □ 相关科室会诊 □ 复查结果异常的实验室检查 □ 继续康复训练
重点医嘱	**长期医嘱：** □ 康复医学科护理常规 □ 二级护理 □ 饮食 □ 评估手术切口愈合情况 □ 物理因子治疗 **临时医嘱：** □ 血常规、尿常规、粪便常规；肝功能、肾功能、血脂（含同型半胱氨酸）、凝血系列（含国际标准化比值） □ 乙型肝炎五项、丙型肝炎病毒抗体、人类免疫缺陷病毒抗体、梅毒抗体 □ 心电图、骨折处 X 线片、CT	**长期医嘱：** □ 康复医学科护理常规 □ 二级护理 □ 饮食 □ 根据病情选择补充钙质的药物 □ 其他用药依据病情下达 □ 运动疗法 □ 关节松动训练 □ 物理因子治疗 **临时医嘱：** □ 复查结果异常的实验室检查指标 □ 申请康复治疗 □ 初期康复评定	**长期医嘱：** □ 康复医学科护理常规 □ 二级护理 □ 饮食 □ 根据病情选择补充钙质的药物 □ 其他用药依据病情下达 □ 运动疗法 □ 关节松动训练 □ 物理因子治疗 **临时医嘱：** □ 依据病情需要下达
病情变异记录	□ 无 □ 有，原因： 1. 2.	□ 无 □ 有，原因： 1. 2.	□ 无 □ 有，原因： 1. 2.
医师签名			

时间	住院第 4~15 天	住院第 16~20 天（出院前日）	住院第 21 天（出院日）
主要诊疗工作	□ 主治医师查房（3 次/周） □ 主任/副主任医师查房（2 次/周） □ 书写病程记录 □ 完成上级医师查房记录 □ 继续观察病情变化，并及时与患者家属沟通 □ 康复治疗 □ 完成中期康复评定，调整康复治疗方案 □ 完成中期康复评定 □ 根据患者康复评定情况，调整治疗方案和检查项目	□ 三级医师查房 □ 康复医学科查体，评估骨折愈合情况及功能变化情况 □ 根据患者康复评定情况，调整治疗方案和检查项目 □ 书写病程记录 □ 完成上级医师查房记录 □ 向患者及家属介绍病情及相关检查结果 □ 康复治疗 □ 完成末期康复评定	□ 三级医师查房 □ 康复医学科查体，评估骨折愈合情况及功能变化情况 □ 书写病程记录 □ 根据患者病情拟定出院后治疗方案和需要定期复查项目 □ 出院前康复指导 □ 办理出院手续
重点医嘱	**长期医嘱：** □ 康复医学科护理常规 □ 二级护理 □ 饮食 □ 根据病情选择补充钙质的药物 □ 其他用药依据病情下达运动疗法 □ 关节松动训练 □ 物理因子治疗 **临时医嘱：** □ 中期康复评定 □ 依据病情需要下达	**长期医嘱：** □ 康复医学科护理常规 □ 二级护理 □ 饮食 □ 根据病情选择补充钙质的药物 □ 其他用药依据病情下达 **临时医嘱：** □ 复查血常规、生化及其他异常实验室检查 □ 依据病情需要下达 □ 末期康复评定	**出院医嘱：** □ 通知出院 □ 依据病情给予出院带药及出院康复指导 □ 出院带药
病情变异记录	□ 无 □ 有，原因： 1. 2.	□ 无 □ 有，原因： 1. 2.	□ 无 □ 有，原因： 1. 2.
医师签名			

（二）护士表单

肢体骨折术后康复临床路径护士表单

适用对象：第一诊断为肢体骨折术，且已行骨科手术治疗

患者姓名：		性别：　　　年龄：　　　门诊号：		住院号：
住院日期：　　　年　月　日		出院日期：　　　年　月　日		标准住院日：14~21天

时间	住院第1天	住院第2天	住院第3天
健康宣教	□ 入院宣教 □ 介绍主管医师、护士 □ 介绍环境、设施 □ 介绍住院注意事项 □ 介绍探视和陪伴制度 □ 介绍贵重物品制度	□ 相关药物宣教 □ 根据评估结果，给予指导（疾病、饮食、功能锻炼等）	□ 根据评估结果，给予指导（疾病、饮食、功能锻炼等）
护理处置	□ 核对患者，佩戴腕带 □ 建立入院护理病历 □ 协助患者留取各种标本 □ 测量生命体征	□ 正确执行医嘱 □ 协助完成相关检查，告知检查的时间、地点、意义及注意事项	□ 正确执行医嘱 □ 关注异常检查结果并报告给主管医师
基础护理	□ 二级护理 □ 晨晚间护理 □ 排泄护理 □ 患者安全管理	□ 二级护理 □ 晨晚间护理 □ 排泄护理 □ 患者安全管理	□ 二级护理 □ 晨晚间护理 □ 排泄护理 □ 患者安全管理
专科护理	□ 护理查体：感觉运动、末梢血运、足背动脉搏动等 □ 护理评估：生活自理情况、心理评估、疼痛评估、风险评估等 □ 体位摆放	□ 每日护理评估 □ 心理与生活护理	□ 每日护理评估 □ 心理与生活护理
重点医嘱	□ 详见医嘱执行单	□ 详见医嘱执行单	□ 详见医嘱执行单
病情变异记录	□无　□有，原因： 1. 2.	□无　□有，原因： 1. 2.	□无　□有，原因： 1. 2.
护士签名			

时间	住院第 4~15 天	住院第 16~20 天 （出院前日）	住院第 21 天 （出院日）
健康宣教	□ 根据评估结果，给予指导（疾病、饮食、功能锻炼等）	□ 告知日常生活注意事项（防摔倒、骨质疏松治疗等）	□ 出院宣教 　告知复诊时间和地点 　服药方法 　活动休息 　指导饮食 　指导办理出院手续
护理处置	□ 正确执行医嘱	□ 正确执行医嘱	□ 办理出院手续 □ 书写出院小结
基础护理	□ 二级护理 □ 晨晚间护理 □ 排泄护理 □ 患者安全管理	□ 二级护理 □ 晨晚间护理 □ 排泄护理 □ 患者安全管理	□ 二级护理 □ 晨晚间护理 □ 排泄护理 □ 患者安全管理
专科护理	□ 每日护理评估 □ 心理与生活护理	□ 指导患者办理出院手续 □ 出院康复指导	□ 康复护理指导
重点医嘱	□ 详见医嘱执行单	□ 详见医嘱执行单	□ 详见医嘱执行单
病情变异记录	□ 无　□ 有，原因： 1. 2.	□ 无　□ 有，原因： 1. 2.	□ 无　□ 有，原因： 1. 2.
护士签名			

（三）患者表单

肢体骨折术后康复临床路径患者表单

适用对象：第一诊断为肢体骨折术，且已行骨科手术治疗

患者姓名：	性别： 年龄： 门诊号：	住院号：
住院日期： 年 月 日	出院日期： 年 月 日	标准住院日：14~21 天

时间	住院第 1 天	住院第 2 天	住院第 3 天
医患配合	□ 配合询问病史、收集资料、配合体格检查 □ 配合康复评定 □ 配合进行辅助检查 □ 签订相关医疗文书及项目实施协议	□ 配合主治医师查房 □ 了解康复治疗方案 □ 了解康复计划（物理治疗等） □ 配合康复训练	□ 配合主任/副主任医师查房 □ 了解病情及相关检查结果 □ 配合复查结果异常的检查 □ 配合康复训练
护患配合	□ 配合测量生命体征 □ 接受入院宣教（环境介绍、病室规定、订餐制度、贵重物品保管等） □ 配合执行探视和陪伴制 □ 有任何不适请告知护士 □ 配合完成入院护理评估	□ 配合测量生命体征 □ 配合完成检查 □ 配合护理评估 □ 配合活动安全、避免跌倒 □ 配合执行探视及陪伴 □ 配合输液、服药等治疗	□ 配合测量生命体征 □ 配合完成异常检查的复查 □ 配合护理评估 □ 配合活动安全、避免跌倒 □ 配合执行探视及陪伴 □ 配合输液、服药等治疗
饮食	□ 遵医嘱饮食	□ 遵医嘱饮食	□ 遵医嘱饮食
排泄	□ 正常排尿便	□ 正常排尿便	□ 正常排尿便
活动	□ 遵医嘱活动	□ 遵医嘱活动	□ 遵医嘱活动

时间	住院第 4~15 天	住院第 16~20 天 （出院前日）	住院第 21 天 （出院日）
医患配合	□ 配合主治医师查房（3 次/周） □ 配合主任/副主任医师查房（2 次/周） □ 配合中期康复评定 □ 了解病情变化 □ 配合康复治疗 □ 了解调整的治疗方案 □ 配合相关项目检查	□ 配合三级医师查房 □ 配合查体 □ 配合康复方案的调整 □ 配合相关项目检查 □ 了解病情变化及相关检查结果 □ 配合康复治疗 □ 配合完成末期康复评定	□ 配合三级医师查房 □ 配合查体 □ 了解出院后治疗方案和需要定期复查项目 □ 配合并了解康复指导 □ 配合办理出院手续
护患配合	□ 配合测量生命体征 □ 配合护理评估 □ 配合活动安全、避免跌倒 □ 配合执行探视及陪伴 □ 配合输液、服药等治疗	□ 配合测量生命体征 □ 配合护理评估 □ 配合活动安全、避免跌倒 □ 配合执行探视及陪伴 □ 配合输液、服药等治疗 □ 知道日常生活注意事项	□ 接受出院宣教 □ 办理出院手续 □ 获取出院带药 □ 知道服药方法、作用、注意事项 □ 知道复印病历程序 □ 知道复诊时间、地点
饮食	□ 遵医嘱饮食	□ 遵医嘱饮食	□ 遵医嘱饮食
排泄	□ 正常排尿便	□ 正常排尿便	□ 正常排尿便
活动	□ 遵医嘱活动	□ 遵医嘱活动	□ 遵医嘱活动

附：原表单（2016年版）

肢体骨折术后康复临床路径表单

适用对象：第一诊断为肢体骨折术，且已行骨科手术治疗

患者姓名：	性别：	年龄：	门诊号：	住院号：
住院日期： 年 月 日	出院日期： 年 月 日		标准住院日：14~21天	

时间	住院第1天	住院第2天	住院第3天
主要诊疗工作	□ 询问病史及体格检查 □ 早期康复评定 □ 开出辅助检查项目 □ 开出饮食要求 □ 阅读X线片、CT等影像学资料，评估骨折愈合情况 □ 做出初步诊断 □ 筛查是否适合康复治疗 □ 签订相关医疗文书及项目实施协议 □ 完成首次病程记录和入院记录	□ 主治医师查房 □ 书写病程记录 □ 完成上级医师查房记录 □ 完成初期康复评价，制订康复治疗方案 □ 完成初期康复评价记录 □ 观察病情变化，并及时与患者家属沟通病情及预后 □ 根据患者功能情况，制订康复计划（物理治疗等） □ 开始康复训练	□ 主任/副主任医师查房 □ 根据患者病情调整治疗方案和检查项目 □ 完成上级医师查房记录 □ 向患者及家属介绍病情及相关检查结果 □ 相关科室会诊 □ 复查结果异常的检查 □ 继续康复训练
重点医嘱	**长期医嘱：** □ 康复医学科护理常规 □ 二级护理 □ 饮食 □ 评估手术切口愈合情况 □ 物理因子治疗 **临时医嘱：** □ 血常规、尿常规、粪便常规 □ 肝功能、肾功能、血脂（含同型半胱氨酸）、凝血系列（含国际标准化比值） □ 乙型肝炎五项、丙型肝炎病毒抗体、人类免疫缺陷病毒抗体、梅毒抗体 □ 心电图、骨折处X线片、CT	**长期医嘱：** □ 康复医学科护理常规 □ 二级护理 □ 饮食 □ 根据病情选择补充钙质的药物 □ 其他用药依据病情下达 □ 运动疗法 □ 关节松动训练 □ 物理因子治疗 **临时医嘱：** □ 复查结果异常的化验指标 □ 申请康复治疗 □ 初期康复评定	**长期医嘱：** □ 康复医学科护理常规 □ 二级护理 □ 饮食 □ 根据病情选择补充钙质的药物 □ 其他用药依据病情下达 □ 运动疗法 □ 关节松动训练 □ 物理因子治疗 **临时医嘱：** □ 依据病情需要下达
主要护理工作	□ 体位摆放 □ 入院宣教及护理评定	□ 正确执行医嘱 □ 每日护理评估 □ 心理与生活护理	□ 正确执行医嘱 □ 每日护理评定 □ 心理与生活护理
病情变异记录	□ 无 □ 有，原因： 1. 2.	□ 无 □ 有，原因： 1. 2.	□ 无 □ 有，原因： 1. 2.
护士签名			
医师签名			

时间	住院第 4~15 天	住院第 16~20 天 （出院前日）	住院第 21 天 （出院日）
主要诊疗工作	□ 主治医师查房（3 次/周） □ 主任/副主任医师查房（2 次/周） □ 书写病程记录 □ 完成上级医师查房记录 □ 继续观察病情变化，并及时与患者家属沟通 □ 康复治疗 □ 完成中期康复评定，调整康复治疗方案 □ 完成中期康复评定 □ 根据患者康复评定情况，调整治疗方案和检查项目	□ 三级医师查房 □ 康复医学科查体，评估骨折愈合情况及功能变化情况 □ 根据患者康复评定情况，调整治疗方案和检查项目 □ 书写病程记录 □ 完成上级医师查房记录 □ 向患者及家属介绍病情及相关检查结果 □ 康复治疗 □ 完成末期康复评定	□ 三级医师查房 □ 康复医学科查体，评估骨折愈合情况及功能变化情况 □ 书写病程记录 □ 根据患者病情拟定出院后治疗方案和需要定期复查项目 □ 出院前康复指导 □ 办理出院手续
重点医嘱	长期医嘱： □ 康复医学科护理常规 □ 二级护理 □ 饮食 □ 根据病情选择补充钙质的药物 □ 其他用药依据病情下达运动疗法 □ 关节松动训练 □ 物理因子治疗 临时医嘱： □ 中期康复评定 □ 依据病情需要下达	长期医嘱： □ 康复医学科护理常规 □ 二级护理 □ 饮食 □ 根据病情选择补充钙质的药物 □ 其他用药依据病情下达 临时医嘱： □ 复查血常规、生化及其他异常检查 □ 依据病情需要下达 □ 末期康复评定	出院医嘱： □ 通知出院 □ 依据病情给予出院带药及出院康复指导 □ 出院带药
主要护理工作	□ 正确执行医嘱 □ 每日护理评定 □ 心理与生活护理	□ 指导患者办理出院手续 　出院康复指导	□ 出院带药服用指导 □ 康复护理指导 □ 告知复诊时间和地点
病情变异记录	□ 无　□ 有，原因： 1. 2.	□ 无　□ 有，原因： 1. 2.	□ 无　□ 有，原因： 1. 2.
护士签名			
医师签名			

第八章

腰椎间盘突出症康复临床路径释义

【医疗质量控制指标】

指标一、诊断需结合病史、临床表现和影像学检查。

指标二、根据康复评定结果选择适当的康复治疗方案。

指标三、对非手术治疗无效的重度腰椎间盘突出症患者，考虑外科手术治疗。

指标四、重视患者健康教育，避免症状反复发作。

一、腰椎间盘突出症编码

1. 原编码：

疾病名称及编码：腰椎间盘突出（ICD-10：M51.202）

2. 修改编码：

疾病名称及编码：腰椎间盘突出伴脊髓病（ICD-10：M51.003）

　　　　　　　　腰椎间盘脱出伴坐骨神经痛（ICD-10：M51.101）

　　　　　　　　腰椎间盘突出（ICD-10：M51.202）

二、临床路径检索方法

M51.003/ M51.101/M51.202

三、国家医疗保障疾病诊断相关分组（CHS-DRG）

MDCI　肌肉、骨骼疾病及功能障碍

IU2　颈腰背疾患

四、腰椎间盘突出症康复临床路径标准住院流程

（一）适用对象

第一诊断为腰椎间盘突出症（ICD-10：M51.202）。

> **释义**
>
> ■ 适用对象编码参见第一部分。
>
> ■ 本路径适用对象为临床诊断为腰椎间盘突出症的患者，如合并严重椎管狭窄、椎管占位等并发症，需进入其他相应路径。

（二）诊断依据

根据《临床诊疗指南·物理医学与康复分册》（中华医学会编著，人民卫生出版社，2005），《康复医学（第6版）》（黄晓琳、燕铁斌主编，人民卫生出版社，2018）。

1. 临床表现：

（1）腰背部及下肢疼痛。

（2）运动功能障碍。

（3）神经功能障碍。

（4）日常生活活动能力障碍。

2. 影像学检查：腰椎 X 线平片、CT 扫描或 MRI 检查。

> **释义**
>
> ■ 本路径的制订主要参考国内权威书籍和诊疗指南。
>
> ■ 病史和临床表现是诊断腰椎间盘突出症的初步依据。典型表现是腰痛伴下肢神经根性疼痛、下肢麻木感、腰椎活动受限。咳嗽、打喷嚏或腹部用力时症状加重，卧床休息症状减轻。多数患者具有腰扭伤和/或腰痛病史，以后腰痛可缓解，而下肢痛明显，或两者同时存在。较多患者疼痛可反复发作，间歇期可无任何症状，伴随发作次数的增加而程度加重、持续时间延长，且发作间隔时间缩短。出现腰椎曲度异常、腰部活动受限、压痛与放射痛、运动和感觉异常及腱反射的改变。严重者影响患者的日常生活活动能力，有的可发生大小便异常、鞍区麻木、足下垂等。X 线检查可提示腰椎曲度、椎间隙变化。CT 检查可见椎间盘突出及椎管狭窄情况，MRI 可显示椎间盘髓核突出及压迫硬膜囊或神经根等情况，同时可鉴别椎管内占位等疾病。

（三）康复评定

分别于入院后 1~3 天进行初期康复评定，入院后 7~8 天进行中期康复评定，出院前进行末期康复评定，内容包括：

1. 临床一般情况评定。

2. 康复专科评定：

（1）疼痛评定。

（2）腰椎及下肢活动范围评定。

（3）肌力评定。

（4）神经功能评定。

（5）日常生活活动能力评定。

> **释义**
>
> ■ 临床一般情况评定，包括意识、生命体征、睡眠和大小便等基本情况。了解患者总体情况。
>
> ■ 康复专科评定：疼痛评定可采用视觉模拟评分法、简化麦吉尔疼痛问卷等评定方法；评定患者的姿势、有无脊柱侧弯和骨盆不对称、腰椎和下肢各关节活动范围、腹肌、背肌及下肢肌力、肌张力、步态等项目；评定感觉障碍的区域及腱反射异常；对各种日常生活活动能力进行评定。常用评定量表包括 Oswestry 功能障碍指数问卷表、魁北克腰痛障碍评分量表、腰椎日本骨科协会评分等。特异性检查包括直腿抬高试验及加强试验、股神经牵拉试验等。

（四）治疗方案的选择

根据《临床诊疗指南·物理医学与康复分册》（中华医学会编著，人民卫生出版社，2005）、《康复医学（第 6 版）》（黄晓琳、燕铁斌主编，人民卫生出版社，2018）。

1. 临床一般治疗。
2. 康复治疗：
（1）物理因子治疗。
（2）腰椎牵引。
（3）手法治疗。
（4）运动治疗。
（5）矫形器等辅助器具装配。
（6）注射治疗。
（7）中医治疗。
（8）日常生活活动能力训练。
（9）健康教育。

释义

■本病确诊后即应开始综合性康复治疗，包括物理因子治疗、运动疗法、中医治疗等，目的在于缓解临床症状，提高患者日常生活活动能力，使其回归家庭与社会。

■临床一般治疗包括患者基础疾病的处理，体位摆放、卧床休息等。

■康复治疗：包括物理因子治疗、腰椎牵引、手法、运动治疗、矫形器等辅助器具装配、注射治疗、中医治疗、日常生活活动能力训练、健康教育等。

■腰椎间盘突出症康复治疗方案：

1. 卧床休息：急性发作期，应短时间卧床休息。绝对卧床最好不超过 3 天，不主张长期卧床。患者卧床休息一个阶段后，随着症状改善，应尽可能下床做简单的日常生活活动。

2. 腰围制动：佩戴腰围可以限制腰椎的运动，以保证损伤组织可以局部充分休息。腰围佩戴时间一般不超过 1 个月，在佩戴期间，做一定强度的腰腹部肌力训练。

3. 腰椎牵引：是治疗腰椎间盘突出症的有效方法。根据牵引力的大小和作用时间的长短，将牵引分为慢速牵引和快速牵引。

（1）慢速牵引：即小重量持续牵引，包括自体牵引（重力牵引）、骨盆牵引、双下肢皮牵引等，特点是作用时间长，而施加的重量小，作用缓慢，其不良反应较少。

（2）快速牵引：用于治疗轻中度的腰椎间盘突出症。常用的是三维多功能牵引，该牵引器由计算机控制，在治疗时可完成 3 个基本动作：水平牵引、腰椎屈曲或伸展、腰椎旋转。牵引时定牵引距离，不定牵引重量，牵引作用时间短，0.5~2 秒，多在牵引的同时加中医的正骨手法。

牵引后处理：牵引后为减轻牵引的疼痛加剧反应和促进病情的好转，可行骶裂孔注射小剂量地塞米松及营养神经药物。腰腿痛重者静脉快速滴注甘露醇以减轻神经根水肿。

4. 物理因子治疗根据患者的症状、体征、病程等特点选用高频电疗、低中频电疗、直流电药物离子导入、光疗、蜡疗、磁疗等治疗。

（1）高频电疗法：常用的有超短波、短波及微波等疗法。

（2）直流电离子导入疗法：可用中药、维生素 B 类药物、碘离子等进行导入，作用极置于腰骶部疼痛部位，非作用极置于患侧肢体。

（3）石蜡疗法：利用加热后的石蜡敷贴于患处，常用腰骶部盘蜡法。

（4）中频电疗法：电极于腰骶部并置或腰骶部、患侧下肢斜对置，根据不同病情选择相应处方。

（5）红外线疗法：红外线灯于腰骶部照射。

5. 药物治疗：常用的药物有非甾体抗炎药、神经营养药物（如谷维素、维生素 B_1、维生素 B_{12}）、肌肉松弛剂及各类中药等。

6. 经皮阻滞疗法：常用骶裂孔注射阻滞疗法，该疗法是将药液经骶裂孔注射至硬膜外腔，药液在椎管内上行至患部神经根处发挥治疗作用。所用药物包括维生素 B_1、维生素 B_{12}、利多卡因、地塞米松和生理盐水，$30 \sim 50ml$，$3 \sim 5$ 日 1 次，一般注射 $1 \sim 3$ 次。

7. 中医传统治疗：

（1）推拿治疗常用的治疗手法有：肌肉松弛类、牵伸类、被动整复类。应根据病情轻重、病变部位、病程、体质等选择适宜的手法，并确定其施用顺序、力量大小、动作缓急等。

（2）针灸治疗：针灸常用穴为肾俞、环跳、承扶、殷门、委中、阳陵泉等。备用穴为腰夹脊、承山、昆仑、悬钟、阿是穴等，每日或隔日 1 次。以疏导经气、通经活络为治疗原则。

8. 运动疗法：腰椎间盘突出症患者应积极配合运动治疗，主要是核心肌群训练，以提高腰背肌肉力量，改变和纠正异常力线，增强韧带弹性，活动椎间关节，维持脊柱稳定性。

（1）早期训练方法：包括五点支撑法、三点支撑法等。

（2）恢复期训练方法：包括体前屈、后伸练习，体侧弯练习，弓步行走，后伸腿练习，蹬足练习，伸腰练习，悬腰练习等。

9. 手法治疗：手法治疗是国外物理治疗师治疗腰痛的常用方法。手法的主要作用为缓解疼痛，改善脊柱的活动度。各种手法治疗都各成体系，有独特的操作方法。以 Maitland 的脊柱关节松动术和 Mckenzie 脊柱力学治疗法最为常用。Maitland 松动术的主要手法有脊柱中央后前按压、脊柱中央后前按压并右侧屈、脊柱中央后前按压、横向推压棘突、腰椎旋转、纵向运动、腰椎屈曲、直腿抬高和腰椎牵伸等。Mckenzie 在脊柱力学诊断治疗中将脊柱疾患分为姿势综合征（posture syndrome）、功能不良综合征（dysfunction syndrome）和间盘移位综合征（derangement syndrome）。其相应的治疗原则是姿势综合征需矫正姿势、功能不良综合征出现力学变形时用屈曲或伸展原则。椎间盘后方移位时，若伸展使疼痛向心化或减轻，则用伸展原则；椎间盘前方移位时，若屈曲使疼痛向心化或减轻，则用屈曲原则。神经根粘连用屈曲原则。

10. 手术治疗指征：对非手术治疗无效的重度腰椎间盘突出症患者，以及出现足下垂或明显马尾神经损伤表现（大小便功能障碍）的患者，考虑外科手术治疗。

（五）标准住院日为 10~14 天

> **释义**
>
> ■ 怀疑腰椎间盘突出症的患者入院后，完善检查 1~2 天，尽早开始康复治疗，治疗 7~14 天，主要观察临床症状的缓解情况，总住院时间 10~14 天符合本路径要求。

（六）进入路径标准

1. 第一诊断必须符合 ICD-10：M51.202。
2. 如患有其他疾病，但住院期间不需要特殊处理，也不影响第一诊断的临床路径流程实施时，可以进入路径。

> **释义**
>
> ■ 进入本路径的患者为第一诊断为腰椎间盘突出症。
>
> ■ 入院后常规检查发现有基础疾病，如高血压、冠状动脉粥样硬化性心脏病、糖尿病、肝肾功能不全等，经系统评估后对腰椎间盘突出症诊断治疗无特殊影响者，可进入路径。但可能增加医疗费用，延长住院时间。

（七）住院后检查的项目

1. 必需的检查项目：
（1）血常规、尿常规、粪便常规。
（2）肝肾功能、电解质、血糖。
（3）感染性疾病筛查（乙型肝炎、丙型肝炎、艾滋病、梅毒等）。
（4）腰椎正侧位 X 片。
（5）X 线胸片、心电图。
2. 根据患者病情及具体情况可选择的检查项目：
（1）X 线腰椎动力位片、左右斜位片。
（2）腰椎 MRI 或 CT。
（3）肌电图检查。
3. 有相关疾病者必要时请相关科室会诊。

> **释义**
>
> ■ 血常规、尿常规、粪便常规是最基本的三大常规检查，进入路径的患者均需完成。肝肾功能、电解质、血糖、凝血功能、心电图、X 线胸片、感染性疾病筛查可评估有无基础疾病，是否影响住院时间、费用及其治疗预后；无禁忌证患者均应行腰椎 X 线检查。
>
> ■ X 线作为常规检查，一般拍摄腰椎正侧位片，若怀疑脊椎不稳可以加拍屈/伸动力位片和双斜位片。推荐进行腰椎 CT 或 MRI 检查。CT 能更好地显示脊柱骨性结构的细节，还能观察椎间小关节和黄韧带的情况。MRI 能清楚地显示出人体解剖结构

的图像，对于腰椎间盘突出症的诊断有极大帮助，并可鉴别是否存在椎管内其他占位性病变。肌电图有助于腰椎间盘突出的诊断，并可以推断神经受损的节段。

（八）出院标准

1. 症状、体征明显缓解或消失。
2. 功能恢复进入平台期。

> 释义
>
> ■ 患者出院前应完成必须检查项目，且经过康复治疗后，观察临床症状是否减轻或消失。

（九）变异及原因分析

1. 腰椎间盘突出症病情严重，康复治疗无效，需转入相关专科治疗。
2. 辅助检查结果异常，需要复查，导致住院时间延长和住院费用增加。
3. 住院期间病情加重，出现并发症，需要进一步诊治，导致住院时间延长和住院费用增加。
4. 既往合并有其他系统疾病，腰椎间盘突出症可能导致既往疾病加重而需要治疗，导致住院时间延长和住院费用增加。

> 释义
>
> ■ 按标准治疗方案如患者腰痛缓解不明显，发现其他严重基础疾病，需治疗或继续其他基础疾病的治疗，则终止本路径；腰痛持续不能缓解，腰椎间盘突出严重，治疗疗程长、治疗费用高者，需退出本路径。
>
> ■ 认可的变异原因主要是指患者入选路径后，在检查及治疗过程中发现患者合并存在事前未预知的、对本路径治疗可能产生影响的情况，需要终止执行路径或延长治疗时间、增加治疗费用。医师需在表单中明确说明。
>
> ■ 因患者方面的主观原因导致执行路径出现变异，需医师在表单中予以说明。

五、腰椎间盘突出症康复护理规范

1. 急性期卧床休息，指导轴线翻身，避免腰椎过度扭曲；指导腰围佩戴。
2. 对于严重的影响大小便功能的腰椎间盘突出症患者，指导大小便训练。
3. 评估患者的心理状态，及时对焦虑、恐慌等不良情绪进行干预疏导，鼓励积极配合治疗，增强治疗信心。
4. 药物护理：按照医嘱合理的指导患者进行用药，告知家属督促患者按时按量用药，并且对不良反应发生情况和对应措施进行说明。

六、腰椎间盘突出症康复营养治疗规范

1. 戒除烟酒。

2. 均衡饮食，丰富营养，多食用富含钙质、维生素类食物。

3. 积极控制体重，减少腰椎负荷。

七、腰椎间盘突出症康复健康宣教

1. 保持正确的姿势：不要长时间维持同一姿势。避免久坐，若需久坐时应以靠垫支撑下背，并使用高背座椅。常弯腰劳动者，应定时挺腰、挺胸活动，使用宽腰带。治疗后患者在一定时期内佩戴腰围，当应同时加强腰背肌训练。平躺时脊椎所受的压力最小。卧床休息时应选用木板床，使腰部自然伸直，可于膝下垫一个枕头。

2. 日常生活中注意保护背部：如需弯腰取物，应采用屈髋、屈膝下蹲方式。弯腰提重物是腰部最吃力的动作，腰背不适时应尽量避免。避免急速前弯及旋转、身体过度向后仰等可能会伤害背部的动作。转身时，不要只扭转上半身，应尽量整个身体旋转。适当的运动可以改善及预防腰痛的症状，例如游泳、举哑铃、步行、慢跑等运动。注意腰背部保暖。

八、推荐表单

(一) 医师表单

腰椎间盘突出症康复临床路径医师表单

适用对象：第一诊断为腰椎间盘突出症（ICD-10：M51.202）

患者姓名：		性别：　　年龄：　　门诊号：	住院号：
住院日期：　　年　月　日		出院日期：　　年　月　日	标准住院日：10~14 天

时间	住院第 1 天	住院第 2 天	住院第 3 天
主要诊疗工作	□ 询问病史及体格检查 □ 完成病历书写 □ 开检查单 □ 上级医师查房与初期康复评定	□ 上级医师查房 □ 继续进行相关检查 □ 根据相关检查结果，排除康复治疗禁忌证 □ 口服非甾体抗炎药 □ 必要时请相关科室会诊	□ 根据病史、体检、X 线平片、CT/MRI 等，确定治疗方案 □ 根据患者情况，行物理因子治疗 □ 完成上级医师查房记录等病历书写 □ 签署康复治疗知情同意书、自费项目协议书等 □ 向患者及家属交代病情及康复治疗方案
重点医嘱	**长期医嘱：** □ 康复医学科护理常规 □ 二级护理 □ 饮食 □ 患者既往基础用药 □ 卧床休息 **临时医嘱：** □ 血常规、尿常规、粪便常规 □ 肝肾功能、电解质、血糖 □ 心电图 □ 腰椎 X 线平片、CT/MRI □ X 线胸片、肺功能、超声心动图（根据患者情况选择）	**长期医嘱：** □ 康复医学科护理常规 □ 二级护理 □ 饮食 □ 患者既往基础用药 □ 非甾体抗炎药 □ 物理因子治疗 □ 卧床休息 **临时医嘱：** □ 请相关科室会诊	**长期医嘱：** □ 康复医学科护理常规 □ 二级护理 □ 饮食 □ 患者既往基础用药 □ 非甾体抗炎药 □ 物理因子治疗 □ 卧床休息 **临时医嘱：** □ 根据患者病情，选择腰椎快速牵引/慢速牵引 □ 局部注射治疗（根据患者情况选择）
病情变异记录	□ 无　□ 有，原因： 1. 2.	□ 无　□ 有，原因： 1. 2.	□ 无　□ 有，原因： 1. 2.
医师签名			

时间	住院第 4~8 天	住院第 9~13 天 （出院前日）	住院第 10~14 天 （出院日）
主要诊疗工作	□ 上级医师查房与中期康复评定 □ 完成病程 □ 注意疼痛及神经功能变化 □ 向患者及家属交代病情及注意事项	□ 上级医师查房，末期康复评定明确是否出院 □ 完成出院记录、病案首页、出院证明书等 □ 指导出院后康复训练方法，向患者交代出院后的注意事项，如日常生活中注意保护腰椎，避免引发腰痛复发的因素，返院复诊的时间、地点，发生紧急情况时的处理等 □ 如果患者不能出院，在病程记录中说明原因和继续治疗的方案	□ 再次向患者及家属介绍出院后注意事项，出院后治疗及家庭保健 □ 患者办理出院手续，出院
重点医嘱	长期医嘱： □ 康复医学科护理常规 □ 二级护理 □ 既往基础用药 □ 物理因子治疗 □ 手法治疗 □ 运动疗法 □ 针灸治疗 □ 非甾体抗炎药 □ 激素 □ 神经营养药物 □ 脱水（根据情况） 临时医嘱： □ 其他特殊医嘱	长期医嘱： □ 康复医学科护理常规 □ 二级护理 □ 基础疾病用药 □ 依据病情下达 出院医嘱： □ 出院带药：神经营养药物、抗炎镇痛药 □ 明日出院 □ 2 周后门诊复查 □ 如有不适，随时来诊	□ 出院医嘱： □ 通知出院 □ 依据病情给予出院带药及出院康复指导 □ 出院带药
病情变异记录	□ 无　□ 有，原因： 1. 2.	□ 无　□ 有，原因： 1. 2.	□ 无　□ 有，原因： 1. 2.
医师签名			

（二）护士表单

腰椎间盘突出症康复临床路径护士表单

适用对象：第一诊断为腰椎间盘突出症（ICD-10：M51.202）

患者姓名：	性别： 年龄： 门诊号：	住院号：
住院日期： 年 月 日	出院日期： 年 月 日	标准住院日：10~14 天

时间	住院第 1 天	住院第 2 天	住院第 3 天
健康宣教	□ 入院宣教 □ 介绍主管医师、护士 □ 介绍环境、设施 □ 介绍住院注意事项 □ 介绍探视和陪伴制度 □ 介绍贵重物品制度	□ 药物宣教 □ 康复治疗前宣教 □ 协助静脉采血 □ 告知患者配合检查及康复治疗 □ 宣教牵引前准备及治疗后注意事项 □ 主管护士与患者沟通，消除患者紧张情绪	□ 告知患者配合康复治疗 □ 指导患者活动注意事项
护理处置	□ 核对患者，佩戴腕带 □ 建立入院护理病历 □ 协助患者留取各种标本 □ 测量体重	□ 协助医师完成治疗前的相关实验室检查 □ 牵引治疗前准备（根据医嘱）	□ 协助医师为需要的患者完成牵引治疗/局部注射治疗 □ 指导患者适当卧床休息
基础护理	□ 二级护理 □ 晨晚间护理 □ 患者安全管理	□ 二级护理 □ 晨晚间护理 □ 患者安全管理	□ 二级护理 □ 晨晚间护理 □ 患者安全管理
专科护理	□ 护理查体 □ 病情观察 □ 需要时，填写跌倒及压疮防范表 □ 需要时，请家属陪伴 □ 腰椎间盘突出症护理知识宣教 □ 心理护理	□ 病情观察 □ 遵医嘱完成相关检查 □ 心理护理	□ 病情观察 □ 腰椎间盘突出症护理知识宣教 □ 心理护理
重点医嘱	□ 详见医嘱执行单	□ 详见医嘱执行单	□ 详见医嘱执行单
病情变异记录	□ 无 □ 有，原因： 1. 2.	□ 无 □ 有，原因： 1. 2.	□ 无 □ 有，原因： 1. 2.
护士签名			

时间	住院第 4~8 天	住院第 9~13 天 （出院前日）	住院第 10~14 天 （出院日）
健康宣教	□ 告知患者配合康复治疗	□ 指导出院后康复训练方法，向患者交代出院后的注意事项，如日常生活中注意保护腰椎，避免引发腰痛复发的因素，返院复诊的时间、地点，发生紧急情况时的处理等	□ 再次向患者及家属介绍出院后注意事项，出院后治疗及家庭保健 □ 指导患者办理出院手续，出院
护理处置	□ 指导患者遵医嘱完成康复治疗 □ 指导患者适当卧床休息	□ 协助医师为需要的患者完成牵引治疗/局部注射治疗 □ 指导患者适当卧床休息	□ 协助医师为需要的患者完成牵引治疗/局部注射治疗 □ 指导患者适当卧床休息
基础护理	□ 二级护理 □ 晨晚间护理 □ 患者安全管理	□ 二级护理 □ 晨晚间护理 □ 患者安全管理	□ 二级护理 □ 晨晚间护理 □ 患者安全管理
专科护理	□ 病情观察 □ 遵医嘱完成相关检查及治疗 □ 心理护理	□ 病情观察 □ 遵医嘱完成相关检查及治疗 □ 心理护理	□ 病情观察 □ 疼痛的观察 □ 心理护理
病情变异记录	□ 无 □ 有，原因： 1. 2.	□ 无 □ 有，原因： 1. 2.	□ 无 □ 有，原因： 1. 2.
护士签名			

（三）患者表单

腰椎间盘突出症康复临床路径患者表单

适用对象：第一诊断为腰椎间盘突出症（ICD-10：M51.202）

患者姓名：	性别：　年龄：　门诊号：	住院号：
住院日期：　　年　月　日	出院日期：　　年　月　日	标准住院日：10~14 天

时间	住院第 1 天	住院第 2 天	住院第 3 天
医患配合	□ 配合询问病史、收集资料，请务必详细告知既往史、用药史、过敏史 □ 配合进行体格检查 □ 有任何不适请告知医师 □ 医师与患者及家属介绍病情及康复治疗前签字	□ 配合完善相关检查，如采血、留尿、心电图、X 线胸片 □ 医师与患者及家属介绍病情及康复治疗前签字	□ 配合完善相关检查 □ 配合医师完成必要的牵引治疗、注射治疗等
护患配合	□ 配合测量体温、脉搏、呼吸（3次），血压、体重（1 次） □ 配合完成入院护理评估（简单询问病史、过敏史、用药史） □ 接受入院宣教（环境介绍、病室规定、订餐制度、贵重物品保管等） □ 配合执行探视和陪伴制度 □ 有任何不适请告知护士	□ 配合接受生命体征的测量 □ 接受牵引前宣教 □ 接受饮食宣教 □ 接受药物宣教	□ 配合接受生命体征的测量 □ 配合缓解疼痛 □ 接受牵引治疗宣教 □ 接受饮食宣教 □ 接受药物宣教 □ 有任何不适请告知护士
治疗师与患者配合	□ 物理治疗师介绍接受物理因子治疗的时间、场地 □ 针灸治疗师介绍接受针灸治疗的时间、场地 □ 物理治疗师介绍接受运动疗法的时间、场地	□ 接受物理治疗 □ 接受针灸治疗 □ 接受运动疗法、核心肌群训练指导	□ 接受物理治疗 □ 接受针灸治疗 □ 接受运动疗法、核心肌群训练指导
饮食	□ 遵医嘱饮食	□ 遵医嘱饮食	□ 遵医嘱饮食
排泄	□ 正常排尿便	□ 正常排尿便	□ 正常排尿便
活动	□ 适当卧床休息	□ 适当卧床休息	□ 适当卧床休息 □ 适度核心肌群功能锻炼

时间	住院第 4~8 天	住院第 9~13 天 （出院前日）	住院第 10~14 天 （出院日）
医患配合	□ 配合体格检查及康复评定 □ 配合医师完成必要的药物治疗、注射治疗等 □ 有任何不适请告知医师	□ 配合体格检查及康复评定 □ 接受出院前指导 □ 指导复查程序 □ 配合医师完成必要的药物治疗、注射治疗等	□ 接受出院前指导 □ 了解复查程序 □ 获取出院诊断书
护患配合	□ 配合接受生命体征的测量 □ 接受牵引前宣教 □ 接受饮食宣教 □ 接受药物宣教	□ 配合接受生命体征的测量 □ 接受牵引前宣教 □ 接受饮食宣教 □ 接受药物宣教	□ 接受出院宣教 □ 办理出院手续 □ 获取出院带药 □ 了解服药方法、作用、注意事项 □ 了解复印病历程序
治疗师与患者配合	□ 接受物理治疗 □ 接受针灸治疗 □ 接受运动疗法、核心肌群训练指导	□ 接受物理治疗 □ 接受针灸治疗 □ 接受运动疗法、核心肌群训练指导	□ 接受物理治疗 □ 接受针灸治疗 □ 接受运动疗法、核心肌群训练指导
饮食	□ 遵医嘱饮食	□ 遵医嘱饮食	□ 遵医嘱饮食
排泄	□ 正常排尿便	□ 正常排尿便	□ 正常排尿便
活动	□ 适当卧床休息 □ 适度核心肌群功能锻炼	□ 适度核心肌群功能锻炼	□ 适度核心肌群功能锻炼

附：原表单（2016 年版）

腰椎间盘突出症康复临床路径表单

适用对象：第一诊断为腰椎间盘突出症（ICD-10：M51.202）

患者姓名：	性别：	年龄：	门诊号：	住院号：
住院日期：　年　月　日		出院日期：　年　月　日		标准住院日：10～14 天

时间	住院第 1 天	住院第 2 天	住院第 3 天
主要诊疗工作	□ 询问病史及体格检查 □ 完成病历书写 □ 开检查单 □ 上级医师查房与初期康复评定	□ 上级医师查房 □ 继续进行相关检查 □ 根据相关检查结果，排除康复治疗禁忌证 □ 口服非甾体抗炎药 □ 必要时请相关科室会诊	□ 根据病史、体检、X 线平片、CT/MRI 等，确定治疗方案 □ 根据患者情况，行物理因子治疗 □ 完成上级医师查房记录等病历书写 □ 签署康复治疗知情同意书、自费项目协议书等 □ 向患者及家属交代病情及康复治疗方案
重点医嘱	**长期医嘱：** □ 康复医学科护理常规 □ 二级护理 □ 饮食 □ 患者既往基础用药 □ 卧床休息 **临时医嘱：** □ 血常规、尿常规、粪便常规 □ 肝肾功能、电解质、血糖 □ 心电图 □ 腰椎 X 线平片、CT/MRI □ X 线胸片、肺功能、超声心动图（根据患者情况选择）	**长期医嘱：** □ 康复医学科护理常规 □ 二级护理 □ 饮食 □ 患者既往基础用药 □ 非甾体抗炎药 □ 物理因子治疗 □ 卧床休息 **临时医嘱：** □ 请相关科室会诊	**长期医嘱：** □ 康复医学科护理常规 □ 二级护理 □ 饮食 □ 患者既往基础用药 □ 非甾体抗炎药 □ 物理因子治疗 □ 卧床休息 **临时医嘱：** □ 根据患者病情，选择腰椎快速牵引/慢速牵引 □ 局部注射治疗（根据患者情况选择）
主要护理工作	□ 入院宣教及入院护理评定 □ 心理和生活护理	□ 宣教 □ 观察患者病情变化 □ 心理和生活护理	□ 宣教、牵引前准备 □ 观察治疗后反应
病情变异记录	□ 无　□ 有，原因： 1. 2.	□ 无　□ 有，原因： 1. 2.	□ 无　□ 有，原因： 1. 2.
护士签名			
医师签名			

时间	住院第 4~8 天	住院第 9~13 天 （出院前日）	住院第 10~14 天 （出院日）
主要诊疗工作	□ 上级医师查房与中期康复评定 □ 完成病程 □ 注意疼痛及神经功能变化 □ 向患者及家属交代病情及注意事项	□ 上级医师查房，末期康复评定明确是否出院 □ 完成出院记录、病案首页、出院证明书等 □ 指导出院后康复训练方法，向患者交代出院后的注意事项，如日常生活中注意保护腰椎，避免引发腰痛复发的因素，返院复诊的时间、地点，发生紧急情况时的处理等 □ 如果患者不能出院，在病程记录中说明原因和继续治疗的方案	□ 再次向患者及家属介绍出院后注意事项，出院后治疗及家庭保健 □ 患者办理出院手续，出院
重点医嘱	长期医嘱： □ 康复医学科护理常规 □ 二级护理 □ 既往基础用药 □ 物理因子治疗 □ 手法治疗 □ 运动疗法 □ 针灸治疗 □ 非甾体抗炎药 □ 激素 □ 神经营养药物 □ 脱水（根据情况） 临时医嘱： □ 其他特殊医嘱	长期医嘱： □ 康复医学科护理常规 □ 二级护理 □ 基础疾病用药 □ 依据病情下达 出院医嘱： □ 出院带药：神经营养药物、抗炎镇痛药 □ 明日出院 □ 2 周后门诊复查 □ 如有不适，随时来诊	□ 出院医嘱： □ 通知出院 □ 依据病情给予出院带药及出院康复指导 □ 出院带药
主要护理工作	□ 正确执行医嘱 □ 随时观察患者病情变化 □ 心理与生活护理	□ 指导患者办理出院手续 □ 出院康复指导	□ 出院带药服用指导 □ 康复护理指导 □ 告知复诊时间和地点
病情变异记录	□ 无　□ 有，原因： 1. 2.	□ 无　□ 有，原因： 1. 2.	□ 无　□ 有，原因： 1. 2.
护士签名			
医师签名			

第九章

周围神经损伤康复临床路径释义

【医疗质量控制指标】

指标一、诊断需结合病史、临床表现和电生理及/或影像学检查。

指标二、对临床诊断的病例和确诊的病例，根据损伤的部位、程度及手术修复的状况，确定康复治疗方案。

指标三、康复治疗提供周围神经损伤再生的血供，防治肌肉萎缩、关节僵硬及挛缩。

一、周围神经损伤编码

1. 原编码：

疾病名称及编码：周围神经损伤（ICD-10：K25.7/K26.7/K27.7）

2. 修改编码：

疾病名称及编码：陈旧性躯干神经损伤（ICD-10：T91.802）

陈旧性上肢神经损伤（ICD-10：T92.4）

陈旧性下肢神经损伤（ICD-10：T93.4）

二、临床路径检索方法

T91.802/T92.4/T93.4

三、国家医疗保障疾病诊断相关分组（CHS-DRG）

MDCD　神经系统疾病及功能障碍

XR2　其他康复治疗

四、周围神经损伤临床路径标准住院流程

（一）适用对象

第一诊断为周围神经损伤。

> **释义**
>
> ■第一诊断为周围神经损伤，神经修复术患者。
>
> ■适用对象编码参见第一部分。
>
> ■第一诊断为周围神经损伤，神经修复术（松解术、吻合术、移植术、移位术及神经植入术）（ICD-10：K25.7/K26.7/K27.7）患者。
>
> ■本路径适用对象为临床诊断为周围神经损伤，神经修复术（松解术、吻合术、移植术、移位术及神经植入术）患者，如合并颅脑损伤、血管破裂、需要手术的骨折与关节脱位等合并症，需进入其他相应路径。

（二）诊断依据

1. 临床表现：

（1）运动功能障碍。

（2）感觉功能障碍。

2. 肌电图检查证据。

> **释义**
>
> ■ 本路径的制订主要参考《临床诊疗指南·物理医学与康复分册》（李晶主编，中华医学会编著，人民卫生出版社，2005），《康复医学》（南登崑主编，人民卫生出版社，2011，第4版），《外科学（八年制教材）》（陈孝平主编，人民卫生出版社，2010，第2版），《物理医学与康复科诊疗常规》（李晶主编，北京市卫生局编著，中国协和医科大学出版社，2001）。
>
> ■ 诊断依据：
>
> 1. 有外伤，神经修复术史。
>
> 2. 临床表现：运动、感觉功能障碍。
>
> 3. 肌电图和/或影像学检查，如超声或 MRI 检查提示周围神经损伤。
>
> ■ 病史，临床症状及检查是诊断周围神经损伤，神经修复术（松解术、吻合术、移植术、移位术及神经植入术）的重要依据，患者主要表现为运动及感觉障碍，自主神经功能障碍，肌无力或瘫痪，肌张力低与肌肉萎缩，感觉减退、麻木、疼痛或超敏，关节僵硬、挛缩。临床检查神经反射减弱或消失，病理征阴性。典型的临床表现，通过病史、临床症状及检查可以明确诊断。部分患者临床表现不典型，肌电图或影像学，如超声或 MRI 检查支持周围神经损伤，亦可进入路径。

（三）康复评定

根据《临床诊疗指南·物理医学与康复分册》（中华医学会编著，人民卫生出版社，2005），《康复医学（第6版）》（黄晓琳、燕铁斌主编，人民卫生出版社，2018）。入院后3天内进行初期评定，住院期间根据功能变化情况，住院期间进行1次中期评定，出院前进行末期评定。评定内容包括：

1. 运动功能评定。

2. 感觉功能评定。

3. 反射检查。

4. 自主神经检查。

5. 周围神经电生理检查/神经干叩击试验（蒂内尔征）。

6. 患肢周径评定。

7. 日常生活活动能力评定。

> **释义**
>
> ■ 入院后1~3天进行初期康复评定，入院后根据功能变化情况进行中期康复评定，出院前进行末期康复评定。内容包括：
>
> 1. 临床一般情况评定：生命体征，肝肾功能等。
>
> 2. 康复专科评定：神经损伤部位、程度及恢复状况等。
>
> ■ 康复专科评定应包括肌力评定、感觉障碍评定、疼痛评定、关节活动度评定、自主神经症状评定、患肢周径评定、反射检查、神经干叩击试验、日常生活活动能

力评定、神经损伤部位评定如局部有无硬结、溃破等。按周围神经损伤后其病理改变程度分为：神经功能失用、轴索中断及神经断裂。肌力评定是确定周围神经损伤程度的重要依据，临床检查完全瘫痪的部位，发现Ⅰ级或Ⅱ级肌力的存在是确定支配该肌神经为部分损伤的主要依据。

（四）治疗方案的选择

根据《临床诊疗指南·物理医学与康复分册》（中华医学会编著，人民卫生出版社，2005）、《康复医学（第6版）》（黄晓琳、燕铁斌主编，人民卫生出版社，2018）。

1. 临床常规治疗。

2. 康复治疗：

（1）受累肢体各关节功能位的维护。

（2）受累肢体各关节的主、被动运动。

（3）物理因子治疗。

（4）肌力训练。

（5）作业治疗。

（6）感觉训练。

释义

■ 根据《临床诊疗指南·物理医学与康复分册》（李晶主编，中华医学会编著，人民卫生出版社，2005，第1版），《物理医学与康复科诊疗常规》（李晶主编，北京市卫生局编著，中国协和医科大学出版社，2001），《康复医学》（南登崑主编，人民卫生出版社，2011，第4版），《外科学（八年制教材）》（陈孝平主编，人民卫生出版社，2010，第2版）等国内、外诊疗指南。

1. 基本治疗：包括调整生活方式、注意饮食、药物治疗等。

2. 康复治疗：康复运动治疗，神经肌肉电刺激、作业疗法，患肢的适度固定，神经损伤部位及合并其他病变的康复治疗等。

■ 本病确诊后即应开始进行系统的康复治疗，目的：增加受损神经血供，促进神经再生，防治受损神经纤维化，增加肌力，防治肌肉萎缩及关节僵硬。

■ 基本治疗包括调整生活方式，如臂丛神经损伤或神经修复术后，注意防止肢体的重量对神经或手术部位产生的牵拉性损伤，不能做肢体的挥甩性运动等，训练时少量多次。注意饮食，多食富有蛋白、维生素的食品，戒烟戒酒。神经水肿明显，可以使用脱水药物。伤口有感染，用物理因子如紫外线、脉冲微波等治疗，感染明显适度抗菌药物治疗。神经局部疼痛剧烈，没有感染症状，有效改善局部血液循环，防治缺血性神经疼痛是镇痛的重要方面，必要时用镇痛药物。酌情补充维生素等。

■ 康复治疗主要包括康复运动治疗，神经肌肉电刺激、物理因子治疗、作业疗法等，具体治疗方案参见标准康复治疗方案。

■ 周围神经损伤康复方案：

【康复评定】

确定神经损伤的部位、程度及恢复状况，指导康复治疗。

1. 运动功能评定：

（1）肌力评定：采用 6 级分级标准。肌力评定是确定周围神经损伤程度的重要依据，临床仔细检查完全瘫痪的部位，发现 Ⅰ 级或 Ⅱ 级肌力的存在是确定支配该肌神经为部分性损伤的主要依据。

肌力评价的 6 级标准：

0 级：无可见的肌肉收缩。

Ⅰ 级：肌肉有收缩，不能运动肢体。

Ⅱ 级：肢体在没有重力全关节范围内运动。

Ⅲ 级：肢体抗重力全关节范围内运动，不能抗阻力。

Ⅳ 级：抗部分阻力运动。

Ⅴ 级：正常。

（2）关节活动范围测定：测量关节活动时达到的最大弧度，分为主动关节及被动关节活动度。

（3）患肢周径测量：用尺或容积仪测量受累肢体周径，并与健侧肢体相对应的部位比较。

2. 感觉功能评定：包括触觉、痛觉、温度觉、实体觉、位置觉等，在有痛觉的区域，可行两点辨别觉检查。感觉障碍表现为：消失、减退、过敏或异常。

3. 反射检查及病理征：有助于鉴别上、下运动神经元病变，并进行双侧对比。

4. 自主神经检查：检查皮温，潮红，干燥无汗等，颈部神经损伤或臂丛神经损伤应检查霍纳征（颈部交感神经或第七颈椎至第一胸椎椎体旁沟的交感神经损伤）：同侧瞳孔缩小、面部潮红、上眼睑下垂、眼球内陷、发汗减少。

5. 神经干叩击试验（蒂内尔征）可判断神经损伤部位、程度、了解再生神经的生长情况。

6. 日常生活活动能力评定。

7. 神经损伤部位评定如局部有无硬结、溃破等。

【康复治疗】

康复治疗原则：增加受损神经血供，促进神经再生，防治受损神经纤维化，增加肌力，防止肌肉萎缩及关节强直、挛缩。

1. 患肢悬吊或固定：周围神经损伤或神经修复术后未完全愈合特别是臂丛神经损伤或术后，肢体的重量有可能牵拉损伤神经，采用肢体悬吊或适度固定的方式，防止肢体挥甩性损伤神经或手术部位。

2. 运动治疗：肌力 0～Ⅰ 级以被动运动为主；肌力 Ⅱ 级以上主动-辅助运动为主；Ⅲ 级以上肌力应采用主动运动及渐进性抗阻力运动。通过肌肉泵的作用，增加受损神经血供，有助于神经修复，降低神经纤维化，同时增加肌力，防治肌肉萎缩。关节运动的范围尽可能达到关节正常活动的范围。运动应轻柔、避免暴力引起的牵拉伤，运动时应让患者感觉到作用的力量即本体觉刺激。

3. 神经肌肉电刺激：应采用低频宽脉宽波输出的神经肌肉康复仪刺激受累的部位，电极应置于受损神经支配的肌肉运动点上及支配的神经上；神经病变重、肌肉萎缩明显地将电极直接置于肌腹上，刺激强度应达到肉眼可见的微弱肌肉收缩。受累肌肉均应治疗，如全臂丛神经损伤，刺激冈上肌、冈下肌、三角肌，患侧上肢应采用屈、伸肌交替刺激肌肉收缩的方式。关节强直的采用神经肌肉康复仪交替刺激肢体屈、伸侧肌肉收缩，一次刺激时间不宜过长，避免肌肉过度疲劳，每日2~4次。在神经肌肉电刺激的同时应鼓励患者随电刺激进行相应的肌肉收缩与舒张运动。

4. 作业疗法：在运动达到Ⅱ级以上肌力后，根据神经损伤的部位制订相应的作业疗法方案，训练患侧神经损伤的运动功能，增加肌力。加强日常生活活动能力训练。

5. 损伤部位及合并其他病变的康复：损伤部位的硬结、纤维组织增生、淤血及灼性神经痛等。超声、神经肌肉电刺激、磁疗等有助于消除局部纤维硬结；神经肌肉电刺激、磁疗、紫外线有助于淤血的吸收；肢体肿胀经临床或超声检查排除静脉血栓后，神经肌肉电刺激治疗，促进肢体的血液循环，并注意抬高患肢促进肢体静脉回流，有助于消肿；适量的紫外线皮肤照射增加皮肤维生素D的合成，防治骨质疏松及镇痛等。

6. 康复教育：对患者进行周围神经损伤知识及康复治疗的教育，增加患者恢复的信心。

【注意事项】

1. 运动治疗对于神经吻合术、移植术、移位术及神经植入术后的患者，早期应小幅度运动，以不牵拉损伤吻合口为宜。

2. 电刺激治疗时应选用宽脉宽低频，从目前研究证明低频比低频调制的中频疗效好。如采用输出电压高低频电设备或低频调制的中频电治疗应注意电流过强引起的电灼伤。

3. 对阳光或紫外线过敏的患者不宜采用紫外线照射。

4. 运动疗法及神经肌肉电刺激一次治疗时间不宜过长，防止由于肌肉疲劳产酸，引起局部不适，应采用多次治疗为宜。

（五）标准住院日

标准住院日为14~21天。

> 释义
>
> ■ 标准住院日建议为14~30天。周围神经损伤，神经修复术（松解术、吻合术、移植术、移位术及神经植入术）患者入院后1~2天进行临床评定及制订康复方案，入院后应及时进行康复治疗，康复治疗6~15天应观察患者的恢复情况。没有变化应查明原因调整康复治疗方案，总住院时间不超过30天符合本路径要求。

（六）进入临床路径标准

1. 第一诊断必须符合周围神经损伤，神经修复术。

2. 当患者同时具有其他疾病诊断，但在住院期间不需要特殊处理也不影响第一诊断的临床路径流程实施时，可以进入路径。

3. 患者生命体征稳定，骨科或神经科临床处理已结束，且存在需要康复治疗的功能障碍。

释义

■ 进入本路径的患者为第一诊断为周围神经损伤，神经修复术（松解术、吻合术、移植术、移位术及神经植入术），需除外合并颅脑损伤、血管破裂、需要手术的骨折与关节脱位等。

■ 入院后常规检查发现有基础疾病，如高血压、冠状动脉粥样硬化性心脏病、糖尿病、肝肾功能不全等，经系统评估后对周围神经损伤，神经修复术（松解术、吻合术、移植术、移位术及神经植入术）诊断康复治疗无特殊影响者，可进入路径。但可能增加医疗费用，延长住院时间。

（七）住院期间检查项目

1. 必查项目：肌电图检查。
2. 可选择的检查项目：
（1）血常规、尿常规、粪便常规。
（2）肝肾功能、电解质、血糖。
（3）心电图检查。
（4）X线胸片及相关部位X线检查。

释义

■ 必须完成的检查：
1. 血常规、尿常规、粪便常规+隐血。
2. 肝肾功能、电解质、血糖、凝血功能、感染性疾病筛查（乙型肝炎、丙型肝炎、艾滋病、梅毒等）。
3. 心电图、X线胸片。
■ 根据患者病情需要进行的检查项目：
1. 受损神经的超声或MRI检查。
2. 影像学检查如MRI、X线片或CT等：排除神经根压迫损伤；排除颅内血肿、骨折、钙化及关节损伤等合并的疾病。
3. 强度-时间曲线检查。
4. 肌电图检查。
5. 血管超声。
■ 需要手术或患有其他科相关疾病的应请相关科室会诊。
■ 血常规、尿常规、粪便常规+隐血是最基本的三大常规检查，进入路径的患者均需完成。便隐血试验和血红蛋白检测可以进一步了解患者有无贫血及胃肠道出血；肝肾功能、电解质、血糖、凝血功能、心电图、X线胸片可评估有无基础疾病，是否影响住院时间、费用及其治疗预后；血型、Rh因子、感染性疾病筛查用于输血前准备及避免感染性疾病的传播。
■ 本病需要确定神经损伤的部位及程度，损伤程度是否为完全性损伤；损伤部位在脊髓前角细胞、神经根、神经丛、神经干、神经分支及末梢。B超，MRI检查，CT检查，强度-时间曲线检查及肌电图检查等有助于判断。本病合并其他疾病如颅内血肿、脑损伤、血管破裂、骨折、关节脱位或损伤、钙化等，影像学检查CT、MRI、B超或X线片等检查有助于鉴别诊断；血管超声有助于了解局部血管、血栓及血流情况。

（八）标准康复治疗方案

康复治疗的原则：增加受损神经血供，促进神经再生，防治受损神经纤维化，增加肌力，防止肌肉萎缩及关节强直。

1. 避免损伤：肢体的重量有可能牵拉损伤神经或手术部位，应采用适度的肢体悬吊或固定。

2. 增加受损神经血供，防治肌肉萎缩、关节强直及挛缩：运动治疗及神经肌肉电刺激是有效的治疗方法，每日2~4次。患侧肌力达到Ⅱ级以上可以进行作业疗法，训练患侧损伤的神经引起的运动障碍。加强日常生活活动能力训练。

3. 损伤局部硬结及灼性神经痛：超声、神经肌肉电刺激、磁疗等有助于促进局部纤维硬结吸收、镇痛；损伤部位破溃：脉冲微波、红外线及紫外线照射等有助于促进愈合；紫外线皮肤照射增加皮肤维生素D的合成，防治骨质疏松及镇痛。

4. 康复治疗无效，确诊神经为完全性损伤需要手术，退出本路径，转入相应临床路径。

> **释义**
>
> ■周围神经损伤，神经修复术（松解术、吻合术、移植术、移位术及神经植入术）后的神经缺血及神经支配区域的肌肉运动障碍是导致神经恢复障碍的主要原因。周围神经再生是靠神经的微小血管血供提供营养，而这些血管与神经周围的筋膜及肌肉相连接，神经损伤后失去了肌肉的运动，肌肉泵的作用消失，肌肉及筋膜的血供减少，导致神经缺血，表现局部疼痛，纤维化及硬结的形成。运动疗法及神经肌肉电刺激，可以刺激肌肉运动，增加肌肉泵的作用，增加患侧的血液循环及神经的血供，提供神经再生的营养，有助于神经再生。此外，还可使用有助于促进神经修复与再生的药物予以治疗，如选用脑苷肌肽，可增加受损的神经元活力，参与神经细胞新生、供能及再生的过程，同时锻炼肌肉及运动关节，防治肌肉萎缩及关节强直。
>
> ■如判断周围神经损伤是否为完全性损伤困难时，建议先做一段时间的康复治疗，观察肌力是否有变化，如有微弱的变化，提示神经部分性损伤。
>
> ■神经损伤部位有明显的硬结及纤维化，神经再生的环境差，需要做手术时，应先进行物理因子及康复治疗，促进纤维硬结吸收后再判定是否需要再手术治疗。

（九）出院标准

1. 临床病情稳定。
2. 功能恢复进入平台期。

> **释义**
>
> ■肌力或感觉好转，疼痛减轻或消失。
>
> ■患者出院前应完成所有必须检查项目，且已进行了康复评定并开始了康复治疗，观察临床症状是否减轻或消失，出院前应进行康复评定并制订后续的康复治疗方案或建议。

（十）变异及原因分析

1. 既往患有严重基础性疾病或其他损伤严重，影响第一诊断者需退出路径。

2. 住院期间再次神经损伤或出现严重并发症，需要进一步诊治或转科治疗，需退出路径。

3. 病程较长，保守治疗无效，可导致住院时间延长和住院费用增加。

释义

■ 变异原因分析：

1. 临床症状改善不明显，调整康复治疗方案，导致住院时间延长。

2. 重度及多部位神经损伤，需要进一步诊治，导致住院时间延长。

3. 合并颅内血肿、骨折、关节脱位等疾病，退出本路径，转入相应临床路径。

■ 按标准康复治疗方案如患者肌力或疼痛改善不明显，发现其他严重基础疾病，需要继续其他基础疾病的治疗，则终止本路径；重度及多部位神经损伤，治疗疗程长、治疗费用高者，需退出本路径；发现颅内血肿、骨折、关节脱位等合并疾病，需要进一步诊治，需转入相应路径。

■ 认可的变异原因主要是指患者入选路径后，在检查及治疗过程中发现患者合并存在事前未预知的、对本路径治疗可能产生影响的情况，需要终止执行路径或延长治疗时间、增加治疗费用。医师需在表单中明确说明。

五、周围神经损伤临床康复护理规范

1. 周围神经损伤的患者，特别是臂丛神经损伤及术后，上肢应进行相应的固定。防止患侧肢体由于不能运动，人体运动时的惯性特别是挥甩性运动引起肢体牵拉伤，二次损伤神经。

2. 周围神经损伤的患者，部分伴有皮肤挫伤及骨折，开发性骨折，需要保护好伤口，骨折进行固定，防止骨折断端损伤周围神经。

3. 周围神经损伤患处感觉缺失，防止因皮肤感觉减退引起压疮、烫伤等。佩戴支具的患者，注意支具佩戴指导，正确佩戴支具并注意佩戴和放松时间，防止支具所致皮损的发生。

4. 下肢周围神经损伤，出现足下垂，膝关节伸屈障碍等，行走时注意防止关节运动障碍引起的扭伤。

5. 保持适度的身体运动，防止因运动明显减少引起的全身功能衰退。

6. 周围神经损伤患者有不同程度的肌力减退或完全丧失，积极主动及被动进行患肢的关节及肌肉运动功能的锻炼，防治肌肉萎缩，关节强直、挛缩。

7. 膈神经损伤的患者出现呼吸困难或气管切开，保持呼吸道通畅，及时清理呼吸道的分泌物，定时翻身拍背，避免误吸呼吸道分泌物，湿化气道。吸氧患者注意使用氧气的安全。

六、周围神经损伤临床康复营养治疗规范

平衡饮食，注意补充富含蛋白、氨基酸、不饱和脂肪酸、维生素及矿物质等食物。

七、周围神经损伤临床康复健康宣教

1. 运动避免暴力引起外伤，运动前先进行热身运动。

2. 避免局部受压时间过长。

3. 不要酗酒，避免昏睡后局部受压过长，损伤神经。

4. 使用锐器工具时，注意防止意外割伤神经。

5. 改善心理状态：指导患者减轻或解除因神经损伤带来的焦虑、忧虑等不良情绪。

八、推荐表单

（一）医师表单

周围神经损伤临床康复路径医师表单

适用对象：周围神经损伤，神经修复术（松解术、吻合术、移植术、移位术及神经植入术）

患者姓名：	性别：　　年龄：　　门诊号：	住院号：
住院日期：　　年　月　日	出院日期：　　　　年　月　日	标准住院日：14~30 天

时间	住院第 1 天	住院第 2~13 天	住院第 14~30 天（出院日）
主要诊疗工作	□ 询问病史及体格检查，按要求完成病历书写 □ 评估有无急性并发症（颅内血肿、骨折、关节脱位等） □ 初步诊断 □ 康复评定 □ 制订康复治疗方案 □ 辅助检查 □ 安排完善常规检查	□ 上级医师查房 □ 明确下一步诊疗康复方案 □ 完成上级医师查房记录及日常病历记录 □ 向患者或家属交代病情 □ 完成康复治疗方案 □ 物理因子及康复治疗 □ 对患者进行有关神经损伤康复的宣教 □ 观察肌力、感觉等变化，特别注意肌力变化 □ 依据患者病情调整康复治疗方案和检查项目 □ 必要时请相关科室会诊	□ 上级医师查房，确定患者可以出院 □ 完成上级医师查房记录、出院记录、出院证明书和病历首页的填写 □ 通知出院 □ 向患者及家属交代出院后注意事项，康复治疗方法，预约复诊时间 □ 如果患者不能出院，在病程记录中说明原因和继续康复治疗的方案
重点医嘱	长期医嘱： □ 康复医学护理常规 □ 二级护理（依病情调整级别） □ 饮食 □ 药物治疗（酌情） □ 脱水（酌情） □ 镇痛（酌情） □ 维生素（酌情） □ 康复运动治疗 □ 肌力训练 □ 神经肌肉电刺激 □ 物理因子治疗 □ 作业疗法 临时医嘱： □ 康复评定 □ 血常规、尿常规、粪便常规+隐血 □ 肝肾功能、电解质、血糖、凝血功能、感染性疾病筛查 □ 心电图、X 线胸片 □ 依据病情检查：B 超、MRI、CT、X 线片、肌电图等	长期医嘱： □ 康复医学护理常规 □ 二级护理（依病情调整级别） □ 饮食 □ 药物治疗（酌情） □ 脱水（酌情） □ 镇痛（酌情） □ 维生素（酌情） □ 康复运动治疗 □ 肌力训练 □ 神经肌肉电刺激 □ 物理因子治疗 □ 作业疗法 临时医嘱： □ 康复评定 □ 复查异常实验室检查 □ 依据病情检查	临时医嘱： □ 今日出院 □ 出院康复治疗方案 □ 门诊随诊

续　表

时间	住院第 1 天	住院第 2-13 天	住院第 14-30 天（出院日）
病情 变异 记录	□ 无　□ 有，原因： 1. 2.	□ 无　□ 有，原因： 1. 2.	□ 无　□ 有，原因： 1. 2.
医师 签名			

（二）护士表单

周围神经损伤临床康复路径护士表单

适用对象：周围神经损伤，神经修复术（松解术、吻合术、移植术、移位术及神经植入术）

患者姓名：	性别：　　年龄：　　门诊号：	住院号：
住院日期：　　年　月　日	出院日期：　　年　月　日	标准住院日：14~30 天

时间	住院第 1 天	住院第 2~13 天	住院第 14~30 天（出院日）
健康宣教	□ 入院宣教 □ 介绍主管医师、护士 □ 介绍环境、设施 □ 介绍住院注意事项 □ 介绍探视和陪伴制度 □ 介绍贵重物品管理制度 □ 介绍康复治疗流程及位置	□ 康复评定及康复治疗宣教 □ 饮食宣教 □ 药物宣教 □ 特殊检查前宣教，如 MRI 或肌电图	□ 出院宣教 □ 康复治疗方法及注意事项 □ 饮食宣教 □ 药物宣教 □ 指导办理出院手续
护理处置	□ 核对患者，佩戴腕带 □ 建立入院护理病历 □ 协助患者留取各种标本 □ 测量体重	□ 根据医嘱的相关检查 □ 根据医嘱嘱患者到物理因子及康复治疗室 □ 根据医嘱发放相关药物	□ 办理出院手续 □ 书写出院小结
基础护理	□ 级别护理 □ 晨晚间护理 □ 患侧受伤部位管理 □ 协助或指导进食 □ 患者安全管理	□ 级别护理 □ 晨晚间护理 □ 患侧受伤部位管理 □ 协助或指导进食 □ 患者安全管理	□ 级别护理 □ 晨晚间护理 □ 患者安全管理
专科护理	□ 护理查体及护理评定 □ 体位摆放 □ 病情观察 □ 需要时，填写跌倒及压疮防范表放 □ 需要时，请家属陪伴 □ 确定饮食种类 □ 心理护理	□ 病情观察 □ 体位摆放 □ 遵医嘱完成相关检查 □ 护理评定 □ 心理与生活护理	□ 出院指导
重点医嘱	□ 详见医嘱执行单	□ 详见医嘱执行单	□ 详见医嘱执行单
病情变异记录	□ 无　□ 有，原因： 1. 2.	□ 无　□ 有，原因： 1. 2.	□ 无　□ 有，原因： 1. 2.
护士签名			

（三）患者表单

周围神经损伤临床康复路径患者表单

适用对象：周围神经损伤，神经修复术（松解术、吻合术、移植术、移位术及神经植入术）

患者姓名：	性别：	年龄：	门诊号：	住院号：

住院日期： 年 月 日	出院日期： 年 月 日	标准住院日：14~30 天

时间	住院第 1 天	住院第 2~13 天	住院第 14~30 天（出院日）
医患配合	□ 配合询问病史、收集资料，请务必详细告知既往史、创伤史、手术史、用药史、过敏史 □ 配合进行体格检查及康复评定 □ 有任何不适请告知医师	□ 配合完善康复评定及康复治疗相关检查，如采血、留尿、心电图、X线胸片、肌电图、MRI 等 □ 医师与患者及/或家属介绍病情、保护患侧避免损伤及相关检查，必要时请患者签字	□ 接受出院前康复指导 □ 知道复查程序 □ 获取出院诊断书
护患配合	□ 配合测量体温、脉搏、呼吸（3 次）、血压、体重（1 次） □ 配合完成入院护理评估（简单询问病史、创伤史、手术史、过敏史、用药史） □ 接受入院宣教（环境介绍、病室规定、订餐制度、贵重物品保管等） □ 配合执行探视和陪伴制度 □ 有任何不适请告知护士	□ 配合测量体温、脉搏、呼吸（3 次）、询问大便情况（1 次） □ 接受康复治疗的宣教 □ 接受保护患侧避免损伤的宣教 □ 接受药物宣教	□ 接受出院康复宣教 □ 办理出院手续 □ 获取出院带药 □ 了解服药方法、作用、注意事项 □ 知道复印病历程序
康复运动物理因子	□ 遵医嘱物理因子及康复治疗	□ 遵医嘱物理因子及康复运动治疗	□ 遵医嘱康复运动及物理因子治疗
饮食	□ 遵医嘱饮食	□ 遵医嘱饮食	□ 遵医嘱饮食
排泄	□ 正常排尿便	□ 正常排尿便	□ 正常排尿便
活动	□ 活动时避免对患侧损伤	□ 活动时避免对患侧损伤	□ 活动时避免对患侧损伤

附：原表单（2016 年版）

周围神经损伤恢复期康复临床路径表单

适用对象：周围神经损伤，神经修复术（松解术、吻合术、移植术、移位术及神经植入术）
（无并发症患者）

患者姓名：		性别：	年龄：	门诊号：	住院号：
住院日期：	年　月　日	出院日期　　年　月　日			标准住院日：14~21 天

时间	住院第 1 天	住院第 2 天	住院第 3 天
主要诊疗工作	□ 询问病史及体格检查 □ 上级医师查房与入院康复评定 □ 开出辅助检查项目 □ 签订相关医疗文书及项目实施协议 □ 初步确定诊断及治疗方案 □ 安全告知 □ 神经营养药物治疗 □ 完成首次病程记录和入院记录	□ 主治医师查房 □ 书写病程记录 □ 完成上级医师查房记录 □ 继续观察病情变化，并及时与患者家属沟通 □ 制订康复计划：开始进行物理因子治疗、康复训练	□ 主任/副主任医师查房 □ 根据患者病情调整治疗方案和检查项目 □ 完成上级医师查房记录 □ 向患者及家属介绍病情及相关检查结果 □ 相关科室会诊 □ 复查结果异常的检查 □ 继续物理因子治疗、康复训练
重点医嘱	**长期医嘱：** □ 康复医学科护理常规 □ 二级护理 □ 营养神经药物 □ 减轻神经水肿、消除炎性反应药物 □ 其他用药依据病情下达 □ 物理因子治疗 **临时医嘱：** □ 复查异常检查 □ 进行初期康复评定	**长期医嘱：** □ 康复医学科护理常规 □ 二级护理 □ 营养神经药物 □ 减轻神经水肿、消除炎性反应药物 □ 其他用药依据病情下达 □ 物理因子治疗 □ 肌力训练 □ 日常生活活动训练 **临时医嘱：** □ 复查异常实验室检查 □ 依据病情需要下达	**长期医嘱：** □ 康复医学科护理常规 □ 二级护理 □ 营养神经药物 □ 减轻神经水肿、消除炎性反应药物 □ 其他用药依据病情下达 □ 物理因子治疗 □ 肌力训练 □ 日常生活活动训练 **临时医嘱：** □ 复查异常实验室检查 □ 依据病情需要下达
主要护理工作	□ 体位摆放 □ 入院宣教及护理评定	□ 体位摆放 □ 正确执行医嘱 □ 每日护理评定 □ 心理与生活护理	□ 体位摆放 □ 正确执行医嘱 □ 每日护理评定 □ 心理与生活护理
病情变异记录	□ 无　□ 有，原因： 1. 2.	□ 无　□ 有，原因： 1. 2.	□ 无　□ 有，原因： 1. 2.
护士签名			
医师签名			

时间	住院第 4~15 天	住院第 16~20 天 (出院前日)	住院第 21 天 (出院日)
主要诊疗工作	□ 三级医师查房 □ 书写病程记录 □ 完成上级医师查房记录 □ 继续观察病情变化，并及时与患者家属沟通病情 □ 完成中期康复评定，根据评定结果，调整并落实康复治疗计划 □ 完成中期康复评定 □ 根据病情酌请相关科室会诊	□ 三级医师查房 □ 根据患者病情调整治疗方案和检查项目 □ 书写病程记录 □ 完成上级医师查房记录 □ 向患者及家属介绍病情及相关检查结果 □ 康复训练 □ 完成末期康复评定，调整并落实康复治疗计划 □ 完成末期康复评价记录	□ 向患者及家属介绍患者出院后注意事项 □ 对患者进行出院康复指导 □ 患者办理出院手续
重点医嘱	**长期医嘱：** □ 康复医学科护理常规 □ 二级护理 □ 营养神经药物 □ 减轻神经水肿、消除炎性反应药物 □ 其他用药依据病情下达 □ 物理因子治疗 □ 肌力训练 □ 日常生活活动训练 **临时医嘱：** □ 中期康复评定医嘱 □ 复查异常实验室检查 □ 依据病情需要下达	**长期医嘱：** □ 康复医学科护理常规 □ 二级护理 □ 营养神经药物 □ 减轻神经水肿、消除炎性反应药物 □ 其他用药依据病情下达 □ 物理因子治疗 □ 肌力训练 □ 日常生活活动训练 **临时医嘱：** □ 复查肌电图 □ 依据病情需要下达 □ 末期康复评定医嘱	**出院医嘱：** □ 通知出院 □ 依据病情给予出院带药及康复指导
主要护理工作	□ 体位摆放 □ 正确执行医嘱 □ 每日护理评定 □ 心理与生活护理	□ 指导患者办理出院手续 □ 出院康复指导	□ 出院带药服用指导 □ 康复护理指导 □ 告知复诊时间和地点
病情变异记录	□ 无 □ 有，原因： 1. 2.	□ 无 □ 有，原因： 1. 2.	□ 无 □ 有，原因： 1. 2.
护士签名			
医师签名			

第十章

脊髓损伤恢复期康复临床路径释义

【医疗质量控制指标】

指标一、应结合病史、临床表现、影像学检查等做出诊断。

指标二、制订康复方案时，应综合考虑患者的既往史、现况、可用资源，未来期望等多方面因素，同时应将患者家属的相关状况纳入考量。

指标三、患者住院期间及离院后，应根据相关标准按时对其康复状况进行专科评定。

指标四、长期积极防治压疮、感染、营养不良、深静脉血栓等并发症。

指标五、帮助患者熟悉自行及在他人帮助下完成各种日常活动的方法，以求最大限度地恢复患者的生活能力，充分建立其对未来生活的希望和信心。

一、脊髓损伤编码

疾病名称及编码：脊髓损伤后遗症（ICD-10：T91.3）

二、临床路径检索方法

T91.3

三、国家医疗保障疾病诊断相关分组（CHS-DRG）

MDCB 神经系统疾病及功能障碍

BY3 脊髓伤病及功能障碍

四、脊髓损伤恢复期康复临床路径标准住院流程

（一）适用对象

第一诊断为脊髓损伤（ICD-10：T09.300）。

> 释义
>
> ■ 适用对象编码参见第一部分。
> ■ 本路径适用对象为临床诊断为脊髓损伤、急性期后进入恢复期的患者，如继发严重肺部感染、肺不张、吞咽困难、压疮、急性期下肢深静脉血栓等并发症，需进入其他相应路径。

（二）诊断依据

根据《临床诊疗指南·物理医学与康复分册》（中华医学会编著，人民卫生出版社，2005）、《临床诊疗指南·神经病学分册》（中华医学会编著，人民卫生出版社，2006）。

1. 临床表现：

（1）运动功能障碍。

（2）感觉功能障碍。

（3）自主神经障碍。

（4）疼痛。

（5）呼吸功能障碍。

（6）循环功能障碍。

（7）吞咽功能障碍。

（8）二便功能障碍。

（9）心理障碍。

（10）日常生活活动能力障碍等。

（11）参与能力障碍。

2. 影像学检查：CT、MRI 发现的相应脊髓病变或损伤表现。

> **释义**
>
> ■ 本路径的制订主要参考国内权威参考书籍和诊疗指南。
>
> ■ 病史和临床表现是诊断脊髓损伤的初步依据，多数患者表现双侧下肢和/或上肢运动、感觉障碍，同时伴有二便障碍。CT 检查对于脊髓损伤的诊断意义不大，MRI 检查示局部软化灶，长 T1 和 T2 明显信号特征可明确诊断脊髓损伤恢复期。

（三）康复评定

根据《临床诊疗指南·物理医学与康复分册》（中华医学会编著，人民卫生出版社，2005）、《康复医学（第 6 版）》（黄晓琳、燕铁斌主编，人民卫生出版社，2018）、《脊髓损伤功能分类标准（ASIA）》（2011 年，美国脊髓损伤学会）。入院后 3 天内进行初期评定，住院期间根据功能变化情况 2 周左右进行一次中期评定，出院前进行末期评定。

1. 一般情况：包括生命体征，大小便等基本情况、有无合并症及并发症、了解患者总体治疗情况。

2. 康复专科评定：损伤程度分类、损伤平面与功能预后、神经损伤平面评定、躯体功能分类，包括运动功能评定、感觉功能评定、疼痛评定、循环功能、呼吸功能、吞咽功能、膀胱与肠功能评定、心理评定、日常生活活动能力及职业能力、社会参与能力评定。

> **释义**
>
> ■ 康复评定是康复治疗的基础，是客观地、准确地评定功能障碍的原因、性质、部位、范围、严重程度、发展趋势、预后和转归，为制订、修订治疗计划和对康复治疗效果与结局做出客观的评价提供科学依据。康复医疗应该始于评定，终于评定。
>
> ■ 康复专科评定在入院后 24 小时内进行初期评定，某些特殊功能评定花费时间长，可在 3 天内完成；住院期间根据功能变化情况进行一次中期评定（大约住院 2 周左右），出院前进行末期评定。

（四）治疗方案的选择

根据《临床诊疗指南·物理医学与康复分册》（中华医学会编著，人民卫生出版社，2005）、《康复医学（第 6 版）》（黄晓琳、燕铁斌主编，人民卫生出版社，2018）。

1. 临床常规治疗。

2. 康复治疗：

（1）体位摆放与处理。

（2）呼吸训练。

（3）运动与作业活动训练。

（4）感觉训练。

（5）物理因子治疗。

（6）佩戴矫形器具及其他辅助器具训练。

（7）神经源性膀胱处理。

（8）神经源性肠处理。

（9）痉挛处理。

（10）疼痛处理。

（11）心理治疗。

（12）中医治疗。

3. 常见并发症的处理：

（1）感染的治疗。

（2）深静脉血栓的治疗。

（3）压疮的治疗。

（4）异位骨化的治疗。

（5）其他并发症的防治：如骨质疏松症、关节严重挛缩、直立性低血压等的康复。

上述并发症，根据需要请专科会诊治疗，必要时转科行专科诊疗。

释义

■入院后应针对患者的原发病、合并症和并发症进行积极的临床常规治疗，针对患者存在的功能障碍进行相关的康复治疗。合理选用神经保护药物，促进脊髓损伤患者神经功能修复，如可透过血脑屏障的脑苷肌肽等。

■康复方案：脊髓损伤恢复期的康复方案是根据患者的病史、临床表现、体格检查、辅助检查、专科功能评估，以及患者及其家属的康复愿望，并综合现有条件、康复近期目标和远期目标，由康复医师领导的康复治疗组（团队）共同制订。康复医师、康复治疗师和康复护士应当对患者的现病史、既往史、工作史、家族史、功能状况、康复预期、心理状态和兴趣爱好等要有全面的了解，包括现存的危险因素和合并症，为二级预防和有效利用康复治疗相关元素，完善康复方案奠定基础。

■康复治疗选择：

1. 体位摆放与处理：医务人员应当正确认识和处理中枢性损害引起的紧张性反射对肌张力的影响，保持患者休息时的正确肢位摆放和定时翻身以防止压疮。

2. 呼吸训练：评估患者呼吸模式、肺功能，必要时可行纤支镜检查，行痰培养（包括真菌）及药敏检查，可行呼吸肌功能训练（腹部压沙袋、呼吸肌 PT 训练、咳嗽训练、排痰等训练）。

3. 运动与作业活动训练：

（1）运动治疗：结合患者瘫痪肢体的功能状况和康复近期目标，抓住主要问题，以任务导向性训练、重复强化等康复治疗原则，如提高患者转移能力，包括从卧位向坐位，站立平衡，以及行走的功能训练等。同时动作宜轻柔，防止异位骨化形成。

（2）作业治疗：围绕日常生活活动，为患者制订切实可行的功能训练内容，必要时可以借助康复辅助器具提高其上肢和手功能。

4. 感觉训练：针对感觉降低进行增强感觉刺激等方法，而针对感觉敏感或高敏状态采用感觉脱敏疗法。

5. 物理因子治疗：各种声光电磁热等物理因子合理选择性运用有助于改善患者的肌肉张力和运动感觉功能，减轻疼痛。同时水疗可改善患者的肌力、肌张力、平衡能力。

6. 矫形器具及其他辅助器具装配与训练有助于实用功能的提高。

7. 神经源性膀胱处理：尿流动力学可以评估神经源性膀胱状态，对于逼尿肌、膀胱内压、逼尿肌-括约肌协同、膀胱容积等异常均应予以处理，定期复查尿常规、尿培养加药敏试验及泌尿系彩超。间歇导尿仍然是目前最科学的方式。对于年轻男性患者预防附睾炎的发生。

8. 神经源性肠处理：建议清淡饮食、少吃多餐，开塞露协助规律排便。腹部手法排便促进肠蠕动，必要时可使用胃肠动力药及肠道益生菌。

9. 痉挛处理：注意体位和肢体的摆放，行全范围主、被动关节活动，关节活动手法宜轻柔。痉挛严重可予以药物、水疗、按摩、理疗等。

局灶性痉挛也可应用肉毒毒素注射技术。对于口服药物效果不好的严重痉挛也可巴氯芬鞘内给药。对于保守治疗无效的严重痉挛，可以考虑手术治疗，如选择性神经根切断术或选择性周围神经切断术。

10. 疼痛处理：判断疼痛的性质、程度和持续时间。对于肌肉骨骼伤害性疼痛，寻找致伤原因（如过度使用或不良姿势或肌腱炎），可采用药物治疗（非甾体抗炎药等）、物理治疗（牵伸、纠正不良姿势、提供运动技能等）、物理因子治疗等。对神经病理性疼痛，通过查体、影像学、电生理等资料明确病因，了解有无神经卡压，是否残留椎管内占位、神经粘连，明确有无手术适应证；根据疼痛程度按照阶梯治疗和多学科合作原则予以镇痛药和抗抑郁药等治疗。

11. 中医治疗：适时选择针灸、按摩和医疗体操等中医传统康复治疗有助于脊髓损伤患者受损功能的改善。

12. 心理治疗：心理行为治疗是患者主动参与康复治疗的重要环节，可辅以音乐治疗。

■ 注意事项：

1. 循序渐进，持之以恒是取得康复治疗预期成效的基本原则。

2. 防治并发症（呼吸道感染、尿路感染、下肢深静脉血栓形成、肺动脉栓塞、关节严重挛缩畸形等），注重二级预防，控制危险因素和合并症有利于康复方案的顺利进行。

3. 患者及其家属的主动参与有助于巩固和提高康复治疗效果。

（五）标准住院日

标准住院日为 21~28 天。

> 释义

■ 入院检查后开始相关临床治疗和康复治疗，总住院时间不超过28天符合本路径要求。

（六）进入临床路径标准

1. 第一诊断必须符合 ICD10：T09. 300 脊髓损伤编码。

2. 经急性期完成临床药物治疗和/或手术治疗后，生命体征相对稳定，但有持续性神经功能障碍，或出现影响功能活动的并发症，影响生活自理和回归家庭、社会，并符合卫生部《脑卒中等 8 个常见病种（手术）康复医疗双向转诊标准（试行）》（卫办医政函〔2013〕259号）。

（1）生命体征平稳。

（2）骨科或神经外科专科处理结束，脊柱基本稳定。

（3）脊髓损伤相关临床实验室检查指标基本正常或平稳。

（4）接受系统康复诊疗后仍存在功能障碍，需继续住院康复治疗。无严重肺部感染、呼吸功能障碍、泌尿系感染、压疮、下肢深静脉血栓形成等并发症，或以上并发症已得到较好控制。

3. 当患者同时具有其他疾病诊断，但在住院期间不需要特殊处理也不影响第一诊断的临床路径流程实施时，可以进入路径。

> **释义**
>
> ■进入路径的第一诊断为脊髓损伤恢复期，需排除继发严重肺部感染、肺不张、吞咽困难、压疮、急性期下肢深静脉血栓。
>
> ■入院后常规检查发现有基础病，如高血压、糖尿病、高脂血症、冠心病等，并发症如压疮、自主神经过反射、直立性低血压、肺部感染、电解质紊乱经系统评估后对脊髓损伤恢复期诊断治疗无特殊影响者，可进入路径，但可能增加医疗费用，延长住院时间。

（七）住院期间辅助检查项目

1. 必需的检查项目：

（1）血常规、尿常规、粪便常规。

（2）肝肾功能、电解质、血糖、凝血功能。

（3）感染性疾病筛查（乙型肝炎、丙型肝炎、梅毒、艾滋病等）。

（4）胸片及相关部位 X 线片检查。

2. 根据具体情况可选择的检查项目：

（1）脊柱 X 线、脊髓 CT、MRI。

（2）肌电图、盆底电生理。

（3）双下肢/髋关节 X 线片，或骨密度。

（4）尿液分析、尿液培养及药敏试验。

（5）尿量、残余尿量，膀胱压力与容量，尿动力学检查。

（6）心、肺功能检查。

（7）腹部、泌尿系统、血管超声检查。

> **释义**
>
> ■血常规、尿常规、粪便常规是最基本的三大常规检查，进入路径的患者均需完成。肝肾功能、电解质、血糖、血脂、凝血功能（含 D-二聚体），以及感染性疾病

筛查（乙型肝炎、丙型肝炎、梅毒、艾滋病等）和心电图检查、骨盆正位 X 线片可评估有无基础疾病，是否影响住院时间、费用及其治疗。若无禁忌证患者均应行脊柱脊髓 CT/MRI 检查、诱发电位和肌电图、尿流动力学和盆底电生理，必要时可选择进行 CTA、MRA、DSA 检查，以及心、肺功能检查和超声检查（心脏、血管、腹部、胸部等）。

■ 本病需与其他引起四肢及二便障碍等功能障碍的疾病相鉴别，如马尾神经损伤等，应行 MRI，增强 CT 或 MRI 有助于椎管内疾病的鉴别诊断。

（八）康复医学科出院标准

1. 生命体征和临床病情稳定。
2. 已达到预期康复目标，或者功能改善进入平台期。

释义

■ 患者出院前应完成所有必要的检查项目，观察临床表现和受损功能是否改善，已达到预期康复目标，并发症已得到有效控制。

（九）变异及原因分析

1. 合并其他严重疾病而影响第一诊断者需退出路径。
2. 辅助检查结果异常，需要复查，导致住院时间延长和住院费用增加。
3. 住院期间病情加重，出现并发症，需要进一步诊治，导致住院时间延长和住院费用增加。
4. 既往合并有其他系统疾病，可能导致既往疾病加重而需要治疗，导致住院时间延长和住院费用增加。

释义

■ 按标准康复治疗方案如患者受损功能改善不明显，发现其他严重基础疾病或严重感染未得到有效控制，需要调整药物治疗或继续其他疾病的治疗，则终止本路径。出现坠积性肺炎、肺动脉栓塞等并发症时，需转入相应路径。

■ 认可的变异原因主要是指患者入选路径后，在检查及治疗过程中发现患者合并存在事先未预知的、对本路径治疗可能产生影响的情况，需要终止执行路径或延长治疗时间、增加治疗费用。医师需要在表单中明确说明。

■ 因患者方面的主观原因导致执行路径出现变异，需要医师在表单中予以说明。

五、脊髓损伤恢复期康复护理规范

1. 康复护理人员应对患者进行全面评估，严密观察患者病情变化，进行全面护理。
2. 基本护理：观察患者身体、心理对康复治疗的反应，及时反馈信息给康复医师等康复团队成员，协调各项康复治疗时间，床上体位变换，安全转移指导，病房康复训练支持与指导等。

3. 并发症的护理：

（1）呼吸系统：注意患者呼吸情况，采取吸痰、体位变换、雾化吸入等措施及时清除呼吸道分泌物，减少坠积性肺炎发生；并指导患者进行呼吸功能训练。

（2）泌尿系统：选择合理的膀胱排空方式，规范留置尿管、间歇导尿等操作，预防泌尿系感染等发生；指导患者进行定时排尿等行为训练，指导患者做好排尿日记，做好尿失禁护理。

（3）皮肤系统：评估导致压疮（压力性皮肤损伤）的危险因素，制订预防护理计划；对已发生的压疮采取解除压迫、换药、物理治疗等治疗方法促进痊愈。

（4）循环系统：注意观察双下肢皮肤颜色、温度、腿围变化，采取被动活动、按摩、分级弹力袜等预防深静脉血栓形成；已经发生深静脉血栓形成的患者，给予抬高患肢等非药物治疗和抗凝治疗；尤其胸6以上脊髓损伤患者，注意观察血压变化，掌握直立性低血压、自主神经过反射的识别与处理。

（5）消化系统：注意观察患者腹胀、食欲缺乏、便失禁等症状，指导合理饮食、定时排便等行为训练，指导选择恰当的排便方式及时疏通肠道，避免诱发肠梗阻、自主神经过反射等并发症。

六、脊髓损伤恢复期康复营养治疗规范

1. 采用营养不良风险工具定期评估患者的营养状态，如脊髓损伤营养筛查量表（spinal nutrition screening tool，SNST）、微营养评估法（short-form mini nutritional assessment，MNA-SF）、营养不良通用筛查量表（malnutrition universal screening tool，MUST）等，并确定营养风险因素。

2. 治疗食欲缺乏，改良食谱、进食环境，进餐时给予适当帮助，必要时增加肠内营养制剂强化营养支持；存在口腔疾病、吞咽障碍时，及时请口腔科等会诊治疗。

3. 经口途径无法满足营养需求时，可考虑使用鼻胃管；经口途径不安全/需要额外添加人工营养超过4周者，可考虑行经皮内镜胃造瘘。

4. 调整饮食结构，预防营养过剩、心血管代谢综合征等并发症。

5. 评估全身能量消耗量，维持能量代谢均衡。

七、脊髓损伤恢复期康复健康宣教

1. 入院时健康教育：向患者及家属讲解脊髓损伤的基本知识，包括预防二次损伤及早期康复的意义，做好饮食相关指导。

2. 并发症预防的健康教育：督促患者和家属学会预防和识别各种并发症。

3. 康复训练相关宣教：促使患者及家属认识康复训练的重要性，调动患者参与康复训练的积极性，协调安排康复训练时间，帮助患者进行日常生活动作训练。

4. 安全教育：向患者及家属或陪护讲解床椅转移、轮椅使用过程中的安全注意事项。

5. 心理健康教育：主动与患者及家属沟通，及时发现心理问题，给予鼓励、安慰增强康复信心，增强患者表达与克服心理问题的勇气。

6. 出院时的健康教育：帮助制订出院后康复训练计划，告知出院后继续坚持康复训练的必要性，确认患者及家属掌握皮肤、膀胱、肠道的管理计划及各并发症的预防知识；向患者及家属讲解出院带药的保存方法和服用方法。

八、推荐表单

（一）医师表单

脊髓损伤恢复期康复临床路径医师表单

适用对象：第一诊断为脊髓损伤恢复期（ICD-10：T09.300）

患者姓名：	性别：　　年龄：　　门诊号：	住院号：
住院日期：　　年　月　日	出院日期：　　年　月　日	标准住院日：21~28 天

时间	住院第 1 天
主要诊疗工作	□ 询问病史及体格检查 □ 完成病历书写 □ 完善辅助检查 □ 上级医师查房与入院康复评定 □ 初步确定诊断及治疗方案 □ 安全告知 □ 签订相关医疗文书及项目实施协议
重点医嘱	**长期医嘱：** □ 康复护理常规；一级或二级护理 □ 饮食 □ 基础药物治疗及合并症用药，其他用药 □ 间歇导尿［频次（ ）］／保留导尿 **临时医嘱：** □ 血常规、尿常规、粪便常规 □ 肝肾功能、血糖、血脂、电解质、凝血功能 □ 乙型肝炎五项、丙型肝炎病毒抗体、人类免疫缺陷病毒抗体、梅毒抗体 □ 心电图、损伤部位 X 线 □ 肌电图 □ 脊髓 CT 或脊髓 MRI（平扫+增强） □ 请相关科室会诊
病情变异记录	□ 无　□ 有，原因： 1. 2.
医师签名	

时间	住院第 2 天	住院第 3 天	住院第 4~7 天
主要诊疗工作	□ 上级医师查房 □ 继续进行相关检查 □ 根据相关检查结果，排除康复治疗禁忌证 □ 入院病情评估与康复评定 □ 开始康复治疗	□ 上级医师查房 □ 完成康复评定，调整康复治疗方案 □ 向患者及家属交代病情及相关治疗方案、检查结果 □ 复查结果异常的检查 □ 康复治疗 □ 防治并发症	□ 上级医师查房 □ 修订系统康复治疗方案 □ 相关科室会诊 □ 完善临床检验 □ 康复治疗 □ 防治并发症
重点医嘱	**长期医嘱：** □ 康复医学科护理常规 □ 运动疗法 □ 作业治疗 □ 中医治疗 □ 呼吸训练 □ 物理因子治疗 □ 药物治疗 **临时医嘱：** □ 复查异常实验室检查 □ 拟定初期康复评价 □ 依据病情需要下达	**长期医嘱：** □ 康复医学科护理常规 □ 运动疗法 □ 作业治疗 □ 中医治疗 □ 呼吸训练 □ 物理因子治疗 □ 药物治疗 **临时医嘱：** □ 复查异常实验室检查 □ 依据病情需要下达	**长期医嘱：** □ 康复医学科护理常规 □ 运动疗法 □ 作业治疗 □ 中医治疗 □ 呼吸训练 □ 物理因子治疗 □ 药物治疗 **临时医嘱：** □ 复查异常实验室检查 □ 依据病情需要下达 □ 初期康复评定医嘱
病情变异记录	□ 无 □ 有，原因： 1. 2.	□ 无 □ 有，原因： 1. 2.	□ 无 □ 有，原因： 1. 2.
医师签名			

时间	住院第 8~19 天	住院第 20~27 天 （出院前日）	住院第 21~28 天 （出院日）
主要诊疗工作	□ 各级医师查房 □ 观察病情变化，完善康复评定，调整康复治疗方案 □ 拟定中期康复评价 □ 完成中期康复评价、调整康复治疗方案 □ 落实康复治疗 □ 相关科室会诊	□ 上级医师查房，末期康复评定明确是否出院 □ 完成出院记录、病案首页、出院证明书等 □ 指导出院后康复训练方法，向患者交代出院后的注意事项 □ 如果患者不能出院，在病程记录中说明原因和继续治疗的方案	□ 再次向患者及家属介绍出院后注意事项，出院后治疗及家庭保健 □ 患者办理出院手续，出院
重点医嘱	长期医嘱： □ 康复医学科护理常规 □ 运动疗法 □ 作业治疗 □ 针灸治疗 □ 呼吸训练 □ 物理因子治疗 □ 药物治疗 临时医嘱： □ 拟定中期康复评定 □ 依据病情需要下达	长期医嘱： □ 康复医学科护理常规 □ 二级护理 □ 基础疾病用药 □ 依据病情下达 出院医嘱： □ 出院前康复指导 □ 出院带药：神经营养药物 □ 明日出院 □ 门诊复查时间	出院医嘱： □ 通知出院 □ 依据病情给予出院带药及出院康复指导 □ 出院带药
病情变异记录	□ 无　□ 有，原因： 1. 2.	□ 无　□ 有，原因： 1. 2.	□ 无　□ 有，原因： 1. 2.
医师签名			

(二) 护士表单

脊髓损伤恢复期康复临床路径护士表单

适用对象：第一诊断为脊髓损伤恢复期（ICD-10：T09.300）

患者姓名：	性别： 年龄： 门诊号：	住院号：
住院日期： 年 月 日	出院日期： 年 月 日	标准住院日：21~28 天

时间	住院第 1 天
主要护理工作及健康宣教	**护理：** □ 监测生命体征 □ 动脉、静脉取血 □ 入院护理评估（日常生活能力、并发症、危险因素等）并记录 □ 加强营养和饮食护理 □ 床旁康复护理指导 □ 根据排尿、排便状况，给予相应护理 □ 护送患者到相关科室检查，如脊柱影像学检查等 **入院宣教：** □ 介绍病房环境、设施、设备以及主管医师、责任护士、护士长 □ 告知患者的权利、义务与院内、科内规章制度 □ 指导患者做好康复治疗前的物质、心理准备 □ 指导家属或其他陪护人员正确体位摆放、体位转换及安全教育 □ 指导患者做好入院常规检查前的准备，告知相关注意事项 □ 向患者及家属进行用药宣教
病情变异记录	□ 无 □ 有，原因： 1. 2.
护士签名	

时间	住院第 2 天	住院第 3 天	住院第 4~7 天
主要 护理 工作	□ 正确执行医嘱 □ 每日护理评估 □ 心理与生活护理	□ 正确执行医嘱 □ 每日护理评估 □ 心理与生活护理	□ 正确执行医嘱 □ 每日护理评估 □ 心理与生活护理
病情 变异 记录	□ 无　□ 有，原因： 1. 2.	□ 无　□ 有，原因： 1. 2.	□ 无　□ 有，原因： 1. 2.
护士 签名			

时间	住院第 8~19 天	住院第 20~27 天 （出院前日）	住院第 21~28 天 （出院日）
主要 护理 工作	□ 正确执行医嘱 □ 每日护理评估 □ 心理与生活护理	□ 指导患者办理出院手续 □ 出院康复指导	□ 出院带药服用指导 □ 康复护理指导 □ 告知复诊时间和地点
病情 变异 记录	□ 无　□ 有，原因： 1. 2.	□ 无　□ 有，原因： 1. 2.	□ 无　□ 有，原因： 1. 2.
护士 签名			

（三）患者表单

脊髓损伤恢复期康复临床路径患者表单

适用对象：第一诊断为脊髓损伤恢复期（ICD-10：T09.300）

患者姓名：	性别：　　　年龄：　　门诊号：	住院号：
住院日期：　　年　月　日	出院日期：　　年　月　日	标准住院日：21~28 天

时间	入院	康复治疗前	住院康复治疗期间
医患配合	□ 配合询问病史、收集资料，请务必详细告知既往史、用药史、过敏史 □ 配合进行体格检查 □ 有任何不适请告知医师	□ 配合完善康复治疗前相关检查，如采血、留尿、心电图、X 线胸片等 □ 配合医师完成入院康复评定 □ 医师与患者及家属介绍病情及康复治疗谈话签字	□ 配合完善相关检查 □ 配合医师进行中期评定
护患配合	□ 配合定时测量生命体征 □ 配合完成入院护理评估（简单询问病史、过敏史、用药史） □ 接受入院宣教（环境介绍、病室规定、订餐制度、贵重物品保管等） □ 配合执行探视和陪伴制度 □ 有任何不适请告知护士	□ 配合定时测量生命体征、每日询问大小便情况 □ 配合完成相关检查前准备 □ 接受饮食宣教 □ 接受药物宣教 □ 接受健康宣教 □ 接受康复治疗注意事项宣教	□ 配合定时测量生命体征、每日询问大小便情况 □ 配合完成相关检查前准备 □ 接受药物、理疗、手法、针灸、牵引、运动疗法、封闭等康复和治疗项目 □ 配合进行康复护理 □ 配合进行并发症预防 □ 接受健康宣教 □ 配合执行探视及陪伴
饮食	□ 遵医嘱饮食	□ 遵医嘱饮食	□ 遵医嘱饮食
排泄	□ 学习尿便管理	□ 学习尿便管理	□ 学习尿便管理
活动	□ 卧床休息为主	□ 卧床休息为主	□ 遵医嘱逐步恢复正常活动

时间	出院
医患配合	□ 配合医师进行末期评定 □ 接受出院前康复指导 □ 了解复诊程序 □ 获取出院诊断书
护患配合	□ 接受出院宣教 □ 了解办理出院手续 □ 了解获取出院带药 □ 了解服药方法、作用、注意事项 □ 了解复印病历程序
饮食	□ 遵医嘱饮食
排泄	□ 学习尿便管理
活动	□ 适度活动，避免疲劳
患者或家属签名	

附：原表单（2016 年版）

脊髓损伤恢复期康复临床路径表单

适用对象：第一诊断为脊髓损伤恢复期（ICD-10：T09.300）

患者姓名：	性别：　年龄：　门诊号：	住院号：
住院日期：　　年　月　日	出院日期：　　年　月　日	标准住院日：21～28 天

时间	住院第 1 天
主要诊疗工作	□ 询问病史及体格检查 □ 完成病历书写 □ 完善辅助检查 □ 上级医师查房与入院康复评定 □ 初步确定诊断及治疗方案 □ 安全告知 □ 签订相关医疗文书及项目实施协议
重点医嘱	**长期医嘱：** □ 康复护理常规；一级或二级护理 □ 饮食 □ 基础药物治疗及合并症用药、其他用药 **临时医嘱：** □ 血常规、尿常规、粪便常规 □ 肝肾功能、血糖、血脂、电解质、凝血功能 □ 乙型肝炎五项、丙型肝炎病毒抗体、人类免疫缺陷病毒抗体、梅毒抗体 □ 心电图、损伤部位 X 线 □ 肌电图 □ 脊髓 CT 或脊髓 MRI（平扫+增强） □ 请相关科室会诊
主要护理工作及健康宣教	□ 入院宣教：介绍病房环境、设施和设备 □ 入院护理评估 □ 定时测量体温
病情变异记录	□ 无　□ 有，原因： 1. 2.
护士签名	
医师签名	

时间	住院第 2 天	住院第 3 天	住院第 4~7 天
主要诊疗工作	□ 上级医师查房 □ 继续进行相关检查 □ 根据相关检查结果，排除康复治疗禁忌证 □ 入院病情评估与康复评定 □ 开始康复治疗	□ 上级医师查房 □ 完成康复评定，调整康复治疗方案 □ 向患者及家属交代病情及相关治疗方案、检查结果 □ 复查结果异常的检查 □ 康复治疗 □ 防治并发症	□ 上级医师查房 □ 修订系统康复治疗方案 □ 相关科室会诊 □ 完善临床检验 □ 康复治疗 □ 防治并发症
重点医嘱	**长期医嘱：** □ 康复医学科护理常规 □ 运动疗法 □ 作业治疗 □ 中医治疗 □ 呼吸训练 □ 物理因子治疗 □ 药物治疗 **临时医嘱：** □ 复查异常实验室检查 □ 拟定初期康复评价 □ 依据病情需要下达	**长期医嘱：** □ 康复医学科护理常规 □ 运动疗法 □ 作业治疗 □ 中医治疗 □ 呼吸训练 □ 物理因子治疗 □ 药物治疗 **临时医嘱：** □ 复查异常实验室检查 □ 依据病情需要下达	**长期医嘱：** □ 康复医学科护理常规 □ 运动疗法 □ 作业治疗 □ 中医治疗 □ 呼吸训练 □ 物理因子治疗 □ 药物治疗 **临时医嘱：** □ 复查异常实验室检查 □ 依据病情需要下达 □ 初期康复评定医嘱
主要护理工作	□ 正确执行医嘱 □ 每日护理评估 □ 心理与生活护理	□ 正确执行医嘱 □ 每日护理评估 □ 心理与生活护理	□ 正确执行医嘱 □ 每日护理评估 □ 心理与生活护理
病情变异记录	□ 无 □ 有，原因： 1. 2.	□ 无 □ 有，原因： 1. 2.	□ 无 □ 有，原因： 1. 2.
护士签名			
医师签名			

时间	住院第 8~19 天	住院第 20~27 天 （出院前日）	住院第 21~28 天 （出院日）
主要诊疗工作	□ 各级医师查房 □ 观察病情变化，完善康复评定，调整康复治疗方案 □ 拟定中期康复评价 □ 完成中期康复评价，调整康复治疗方案 □ 落实康复治疗 □ 相关科室会诊	□ 上级医师查房，末期康复评定明确是否出院 □ 完成出院记录、病案首页、出院证明书等 □ 指导出院后康复训练方法，向患者交代出院后的注意事项 □ 如果患者不能出院，在病程记录中说明原因和继续治疗的方案	□ 再次向患者及家属介绍出院后注意事项，出院后治疗及家庭保健 □ 患者办理出院手续，出院
重点医嘱	长期医嘱： □ 康复医学科护理常规 □ 运动疗法 □ 作业治疗 □ 针灸治疗 □ 呼吸训练 □ 物理因子治疗 □ 药物治疗 临时医嘱： □ 拟定中期康复评定 □ 依据病情需要下达	长期医嘱： □ 康复医学科护理常规 □ 二级护理 □ 基础疾病用药 □ 依据病情下达 出院医嘱： □ 出院前康复指导 □ 出院带药：神经营养药物 □ 明日出院 □ 门诊复查时间	出院医嘱： □ 通知出院 □ 依据病情给予出院带药及出院康复指导 □ 出院带药
主要护理工作	□ 正确执行医嘱 □ 每日护理评估 □ 心理与生活护理	□ 指导患者办理出院手续 □ 出院康复指导	□ 出院带药服用指导 □ 康复护理指导 □ 告知复诊时间和地点
病情变异记录	□ 无　□ 有，原因： 1. 2.	□ 无　□ 有，原因： 1. 2.	□ 无　□ 有，原因： 1. 2.
护士签名			
医师签名			

第十一章
颈椎病康复临床路径释义

【医疗质量控制指标】

指标一、诊断需结合临床表现和影像学检查。

指标二、治疗方案需根据康复评定结果进行选择。

指标三、脊髓型颈椎病脊髓受压症状明显者，宜及早手术治疗。

指标四、应重视患者健康教育，避免症状反复发作。

一、颈椎病编码

疾病名称及编码：椎动脉型颈椎病（ICD-10：M47.001）

神经根型颈椎病（ICD-10：M47.201）

脊髓型颈椎病（ICD-10：M47.101）

交感神经型颈椎病（ICD-10：M47.202）

颈椎病（ICD-10：M47.801）

混合型颈椎病（ICD-10：M47.802）

二、临床路径检索方法

M47.001/ M47.101/ M47.201/ M47.202/ M47.801/ M47.802

三、国家医疗保障疾病诊断相关分组（CHS-DRG）

MDCI　肌肉、骨骼疾病及功能障碍

IU2　颈腰背疾患

四、颈椎病（非手术治疗）临床路径标准住院流程

（一）适用对象

第一诊断为颈椎病。

> **释义**
>
> ■ 适用对象编码参见第一部分。
>
> ■ 本路径适用对象为临床诊断"颈椎病"的患者，如合并严重椎管占位等并发症，需进入其他相应路径。

（二）诊断依据

根据《临床诊疗指南·物理医学与康复分册》（中华医学会编著，人民卫生出版社，2005）、《临床诊疗指南·骨科分册》（中华医学会编著，人民卫生出版社，2009）、《外科学（第9版）》（陈孝平、汪建平主编，人民卫生出版社）、《康复医学（第6版）》（黄晓琳、燕铁斌主编，人民卫生出版社，2018）。

1. 临床表现：

（1）颈背上肢疼痛。

（2）运动功能障碍。

（3）神经功能障碍。

（4）日常生活活动能力障碍。

2. 影像学检查：颈椎 X 线平片，CT 扫描或 MRI 检查。

释义

■ 本路径的制订主要参考国内正式出版专著和诊疗指南。

■ 病史和临床表现是诊断颈椎病的初步依据，不同临床分型的颈椎病其症状及体征不尽相同。颈型（软组织型）颈椎病症状以颈后疼痛、发僵为主，常于晨起、久坐、长时间伏案、受凉后发作，主要体征为颈椎活动不同程度受限，颈肩背部肌肉紧张、压痛，X 线片常显示颈椎曲度改变；神经根型颈椎病主要表现为颈神经支配区感觉和运动障碍，主要症状为颈肩部疼痛，一侧上肢持续性或间歇性疼痛和/或麻木，主要体征为颈椎活动正常或受限，颈部肌肉张力可增高，受累节段棘突或椎旁压痛，受累神经支配区域感觉及/或肌力减弱，腱反射改变。X 线常显示颈椎曲度改变，椎间隙和椎间孔狭窄，骨质增生等；椎动脉型颈椎病典型症状为转头时突发眩晕、可伴恶心、呕吐，肢体无力，甚至倾倒，但意识清醒，卧床休息症状可消失，主要阳性体征为椎动脉扭转试验阳性，X 线片示钩椎关节增生，颈椎节段性不稳；交感型颈椎病临床症状多样，可为头晕、头痛、颈肩背痛、眼部胀痛、干涩或流泪，视物模糊或彩视，耳鸣或听力下降，面部麻木或半身麻木，凉感，无汗或多汗，心动过速或过缓，心律不齐，心前区疼痛，恶心、呕吐，腹胀，腹泻，失眠，情绪不稳定，对疾病恐惧多虑等，无特定阳性体征，影像检查无特异；脊髓型颈椎病累及颈髓可出现感觉和运动障碍、反射异常，初发症状常为双下肢无力、发紧、沉重，逐渐进展出现足下"踩棉花感"，步态不稳，一般具有脊髓长束受损的体征，如肌力减弱、肌张力增高、四肢腱反射亢进，常有针刺觉及温度觉减退，CT 或 MRI 常显示某节段颈椎间盘突出，相应部位的颈髓受压，有时出现脊髓损伤的高信号区；混合型颈椎病为 2 种或以上颈椎病类型并存，常以某一类型的临床表现为主。CT 检查可见颈椎退行性改变或可存在椎间盘突出及椎管狭窄情况，MRI 对存在椎间盘髓核突出及硬膜囊或神经根受压情况显示更加清晰，同时可鉴别椎管内占位等疾病。

（三）康复评定

分别于入院后 1~3 天进行初期康复评定，入院后 7~8 天进行中期康复评定，出院前进行末期康复评定，评定具体内容如下：

1. 临床一般情况评定。

2. 康复专科评定：

（1）疼痛评定。

（2）颈椎及上肢活动度评定。

（3）肌力评定。

（4）神经功能评定。

（5）日常生活活动能力评定。

> **释义**
>
> ■ 临床一般情况评定，包括意识、生命体征、睡眠和大小便等基本情况。了解患者总体治疗情况。
>
> ■ 康复专科评定：疼痛评定可采用视觉模拟评分法等评定方法；评定患者的颈椎和上肢关节活动范围、颈肌及四肢肌力、肌张力、步态等项目；评定感觉障碍的区域及腱反射异常；对各种日常生活活动能力进行评定。常用量表包括颈椎功能不良指数，颈椎日本骨科协会评分等。

（四）治疗方案的选择

根据《临床诊疗指南·物理医学与康复分册》（中华医学会编著，人民卫生出版社，2005）、《临床诊疗指南·骨科分册》（中华医学会编著，人民卫生出版社，2009）、《外科学（第9版）》（陈孝平、汪建平主编，人民卫生出版社，2018）、《康复医学（第6版）》（黄晓琳、燕铁斌主编，人民卫生出版社，2018）。

1. 临床常规治疗。
2. 康复治疗：
（1）物理因子治疗。
（2）颈椎牵引。
（3）手法治疗。
（4）运动治疗。
（5）矫形器等辅助器具装配。
（6）注射治疗。
（7）中医治疗。
（8）日常生活活动能力训练。
（9）健康教育。

> **释义**
>
> ■ 本病确诊后即应开始综合性康复治疗，包括物理因子治疗、运动疗法、传统医学治疗等，目的在于缓解临床症状，提高患者日常生活活动能力，使其回归家庭与社会。
>
> ■ 临床一般治疗包括患者基础疾病的处理，体位摆放、卧床休息等。
>
> ■ 康复治疗：包括物理因子治疗、颈椎牵引、手法、运动治疗、矫形器等辅助器具装配、注射治疗、传统医学治疗、日常生活活动能力训练、健康教育等。
>
> ■ 颈椎病康复治疗方案：不同类型的颈椎病治疗方案有所不同。由于颈椎病的病因复杂，症状体征各异，治疗方式多种多样，因此在治疗时，应根据不同类型颈椎病的不同病理阶段，选择相应的治疗方案。
>
> 1. 卧床休息：适用于症状严重的患者，可减轻颈椎负荷，放松局部肌肉，有利于椎间关节的创伤炎症消退，有利于消除或减轻疼痛。卧床休息要注意枕头的选择与颈部姿势调整。仰卧位可将枕头高度调至10~15cm，将枕头放置于颈后，使头部保持略后仰姿势，侧卧位将枕头调到与肩等高水平，力求在卧位保持颈椎的生理曲度。

2. 物理因子治疗:

(1) 治疗作用:镇痛,消除组织炎症组织水肿,减轻粘连,解除痉挛,改善局部组织与脑,脊髓的血液循环,调节交感神经功能,延缓肌肉萎缩并促使肌肉功能恢复。

(2) 常用的方法:

1) 高频电疗:常用超短波、短波、微波等。急性期剂量宜小,慢性期剂量可酌加。

2) 低频、中频电疗:常用低频、低频调制中频、等幅中频、干扰电等,选取达到镇痛、调节交感神经、促进血液循环、松解粘连、增强肌力等作用的参数,强度多在感觉阈上。

3) 直流电离子导入:可用中药、维生素 B 类药物、碘离子等进行导入。

4) 磁疗:将环状或板状磁极置于颈部和患肢。

5) 其他物理因子治疗:石蜡疗法、红外线疗法、温热敷疗法、超声波疗法等。

3. 颈椎牵引:

(1) 作用:适用于椎间孔狭窄为主要病因的神经根型颈椎病。通过牵引装置对颈椎加载牵拉力量,从而产生生物力学效应(蠕变),起到治疗作用。通过颈椎牵引调整和恢复椎管内外平衡,消除刺激症状,恢复颈椎正常功能。

(2) 方法:枕颌牵引法,可采用连续牵引法和间断牵引法,牵引角度范围在颈椎屈曲0°~30°,角度越大,牵引力的作用节段越低。牵引力宜从小重量开始,参考值为 4~6kg,可逐渐增加至10~15kg,最大重量与患者体质、颈部肌肉状况有关。牵引时间通常每次 15~30 分钟。

4. 注射疗法:可选取痛点局部注射、星状神经节阻滞、颈段硬膜外注射等方法,常用糖皮质激素和镇痛药物。

5. 手法治疗:

(1) 作用:以颈椎局部解剖和生物力学为基础,针对个体化病变特点应用中医或西式手法,达到改善局部血液循环,减轻疼痛、麻,缓解肌紧张与痉挛,加大椎间隙与椎间孔,整复滑膜嵌顿及小关节半脱位,改善关节活动度的目的。

(2) 治疗方法:

1) 推拿:手法应适当,切忌粗暴。在颈、肩及背部肌肉部位施用揉、拿、捏、推等手法,对神经根型还应包括患侧上肢,椎动脉型和交感型应包括头部。常取的穴位有风池、太阳、印堂、肩井、内关、合谷等。

2) 关节松动术:关节松动术治疗颈椎病手法主要有拔伸牵引、轻柔旋转、松动棘突及横突等。

6. 运动疗法:通过颈背部的肌肉锻炼,增强颈背部肌肉力量以保持颈椎的稳定性;通过颈部功能练习,可恢复及增进颈椎的活动范围,防止僵硬;并可改善颈部血液循环,促进炎症的消退,解除肌痉挛,减轻疼痛,防止肌萎缩。治疗应根据病情不同阶段区别施治。在疾病急性期可在药物治疗或物理因子治疗的同时,进行低强度的主动运动;在慢性期或恢复期应适当增加主动运动的强度。

(1) 牵伸运动:通过颈部各方向最大活动范围终点的牵伸练习,恢复及增加关节活动范围,牵拉短缩的肌肉。

（2）增强肌力训练：通过颈背部的肌肉锻炼，增强颈背部肌肉力量以保持颈椎的稳定性。包括重点针对颈深屈肌肌群的等长训练及针对肩与上肢肌群的动态训练。

（3）协调性训练：通过针对颈部本体感觉的协调性训练，增强颈椎的静态稳定性和动态稳定性，缓解颈部症状，预防复发。

（4）有氧运动：通过心肺运动功能训练提高颈部局部血液循环，改善症状，预防复发。

7. 矫形支具疗法：应用颈围或颈托固定和保护颈椎，矫正颈椎的异常生物力线，防止颈椎过伸、过屈或过度旋转，减轻局部疼痛等症状，避免脊髓和周围神经的进一步损伤。适用于颈椎病临床症状明显时。

8. 药物治疗：药物治疗目的主要是抗炎镇痛，口服药物以非甾体抗炎药为常用药物，还可应用扩张血管药物、解痉类药物、营养神经药物或活血化瘀、疏经活络类中成药等。外用药物可选用各种局部镇痛擦剂或膏贴。

9. 手术治疗指征：脊髓型颈椎病脊髓受压症状明显者，宜及早手术治疗。其他各型颈椎病如果症状严重且反复发作，非手术治疗无效者应考虑手术治疗。

（五）标准住院日为 10~14 天

> **释义**
>
> ■ 疑似颈椎病患者入院后，完善检查 1~2 天，尽早开始康复治疗，治疗 7~14 天，主要观察临床症状的缓解情况，总住院时间 10~14 天符合本路径要求。

（六）进入路径标准

1. 第一诊断必须符合颈椎病疾病编码。

2. 当患者同时具有其他疾病，但在住院期间不需要特殊处理也不影响第一诊断的临床路径流程实施时，可以进入路径。

> **释义**
>
> ■ 进入本路径患者的第一诊断为颈椎病。
>
> ■ 入院后常规检查发现有基础疾病，如高血压、冠状动脉粥样硬化性心脏病、糖尿病、肝肾功能不全等，经系统评估后对颈椎病诊断治疗无特殊影响者，可进入路径。但可能增加医疗费用，延长住院时间。

（七）住院辅助检查项目

1. 必需的检查项目：

（1）血常规、尿常规、粪便常规。

（2）肝肾功能、电解质、血糖。

（3）感染性疾病筛查（乙型肝炎、丙型肝炎、艾滋病、梅毒等）。

（4）颈椎正侧位 X 片。

（5）X 线胸片、心电图。

2. 根据患者病情及具体情况可选择的检查项目：

（1）X 线颈椎动力位片、左右斜位片。

（2）颈椎 MRI 或 CT。

（3）肌电图检查。

3. 有相关疾病者必要时请相关科室会诊。

> **释义**
>
> ■ 血常规、尿常规、粪便常规是最基本的三大常规检查，进入路径的患者均需完成。肝肾功能、电解质、血糖、凝血功能、心电图、X 线胸片、感染性疾病筛查可评估有无基础疾病，是否影响住院时间、费用及其治疗预后；无禁忌证患者均应行颈椎 X 线检查。
>
> ■ X 线作为常规检查，一般拍摄颈椎正侧位片，若怀疑脊椎不稳可以加拍颈椎过屈、过伸位片和双斜位片。CT、MRI 检查可显示与临床表现相应的椎间盘膨隆或突出、硬膜囊或脊髓受压、椎管及椎动脉孔状态异常等。神经根型颈椎病可进行肌电图检查，以明确受累的节段。

（八）出院标准

1. 症状、体征明显缓解或消失。

2. 功能进入平台期。

> **释义**
>
> ■ 患者出院前应完成必须检查项目，且经过康复治疗后，临床症状明显减轻或消失。

（九）变异及原因分析

1. 颈椎病病情加重，康复治疗无效，需转入其他专科治疗。

2. 辅助检查结果异常，需要复查，导致住院时间延长和住院费用增加。

3. 住院期间病情加重，出现并发症，需要进一步诊治，导致住院时间延长和住院费用增加。

4. 既往合并有其他系统疾病，可能导致既往疾病加重而需要治疗，导致住院时间延长和住院费用增加。

> **释义**
>
> ■ 按标准治疗方案治疗过程中如发现其他严重基础疾病，需专科治疗，则中止本路径；颈部及肢体症状持续不能缓解，颈椎间盘突出严重，治疗疗程长、治疗费用高者，需退出本路径。
>
> ■ 认可的变异原因主要是指患者入选路径后，在检查及治疗过程中发现患者合并存在事前未预知的、对本路径治疗可能产生影响的情况，需要终止执行路径或延长治疗时间、增加治疗费用。医师需在表单中明确说明。
>
> ■ 因患者方面的主观原因导致执行路径出现变异，需医师在表单中予以说明。

五、颈椎病康复护理规范

1. 心理护理：了解患者心理状态，及时对患者的焦虑、恐慌等不良情绪进行疏导，增强患者战胜疾病的信心，鼓励患者积极配合治疗。

2. 体位指导：急性期卧床时指导患者及家属进行合理的体位摆放。

3. 药物护理：按照医嘱合理的指导患者进行用药，告知家属督促患者按时按量用药，并且对不良反应发生情况和对应措施进行说明。

六、颈椎病康复营养治疗规范

健康饮食，对食物进行合理的搭配，饮食均衡，食物多样，吃动平衡，维持健康体重，避免因体重过大而增加颈椎的负重。

七、颈椎病康复健康宣教

1. 教育患者正确认识颈椎病，树立战胜疾病的信心。

2. 注意颈部保暖，避免风寒、潮湿，如风扇、空调直接吹向颈部。

3. 保持日常正确体位，避免长时间低头姿势；睡眠时选择合适的枕头，既维持整个脊柱的生理曲度，又能使全身肌肉放松。

4. 避免颈部外伤：乘车时应系好安全带并避免在车上睡觉，以免急刹车因颈部肌肉松弛而损伤颈椎；避免暴力按摩颈部；吸烟的患者应戒烟；避免过度人体震动以减少对椎间盘的冲击。

5. 运动锻炼：每日进行数次颈椎屈伸、左右侧屈运动，维持颈椎关节活动度；加强颈部周围肌肉等长抗阻肌力训练，维持肌肉功能；也可练习五禽戏中的鹿奔和猿摘等颈部活动操。

八、推荐表单

（一）医师表单

颈椎病康复临床路径医师表单

适用对象：第一诊断为颈椎病（颈型、椎动脉型、神经根型、交感神经型、脊髓型、混合型）

患者姓名：	性别： 年龄： 床号：	住院号：
入院日期： 年 月 日	出院日期： 年 月 日	标准住院日：10~14 天

时间	住院第1天	住院第2天	住院第3天
主要诊疗工作	□ 询问病史、体格检查、辅助检查，确定诊断，排除康复治疗禁忌证 □ 行初期康复评定，确定康复计划及康复目标 □ 向患者及家属告知病情及注意事项，签署知情同意书 □ 完成病历书写	□ 上级医师查房 □ 完善辅助检查 □ 必要时请相关科室会诊 □ 完成病历书写	□ 上级医师查房 □ 询问病史、体格检查等 □ 进行病情分析及鉴别诊断 □ 根据病情调整康复目标及康复计划 □ 完成病程记录
重点医嘱	长期医嘱： □ 康复医学科护理常规 □ 二级护理 □ 饮食 □ 营养神经、非甾体药物 □ 患者既往基础用药 □ 康复治疗（颈椎牵引、物理因子、手法治疗、运动疗法、传统中医治疗、注射疗法、药物治疗、健康教育） 临时医嘱： □ 初期康复评定 □ 血常规、尿常规、粪便常规、凝血功能 □ 肝肾功能、电解质、血糖 □ 感染性疾病筛查 □ X 线胸片、心电图 □ 颈椎正侧位 X 线片、MRI 或 CT □ 颈椎动力位 X 线片（必要时） □ 请相关科室会诊	长期医嘱： □ 康复医学科护理常规 □ 二级护理 □ 饮食 □ 营养神经、非甾体抗炎药 □ 患者既往基础用药 □ 康复治疗 临时医嘱： □ 临时用药（根据情况） □ 辅助检查（根据情况） □ 请相关科室会诊	长期医嘱： □ 康复医学科护理常规 □ 二级护理 □ 饮食 □ 调整用药 □ 调整康复治疗 临时医嘱： □ 其他特殊医嘱
病情变异记录	□ 无 □ 有，原因： 1. 2.	□ 无 □ 有，原因： 1. 2.	□ 无 □ 有，原因： 1. 2.
医师签名			

时间	住院第 4~8 天	住院第 9~13 天（出院前日）	住院第 10~14 天（出院日）
主要诊疗工作	□ 上级医师查房与中期康复评定 □ 观察康复治疗后病情变化，调整治疗方案 □ 完成病程记录	□ 上级医师查房，行末期康复评定，明确是否出院 □ 完成上级医师查房记录、出院记录、出院指导、诊断证明、病案首页等 □ 指导出院后康复训练方法，向患者交代出院后的注意事项，如日常生活中注意保护颈椎，避免引发颈椎病复发的因素，返院复诊的时间、地点，发生紧急情况时的处理等 □ 如果患者不能出院，在病程记录中说明原因和继续治疗的方案	□ 向患者及家属交代出院注意事项，出院康复指导 □ 患者办理出院手续，出院
重点医嘱	长期医嘱： □ 康复医学科护理常规 □ 二级护理 □ 饮食 □ 调整康复治疗 □ 调整用药（根据情况） 临时医嘱： □ 其他特殊医嘱	长期医嘱： □ 康复医学科护理常规 □ 二级护理 □ 饮食 □ 基础疾病用药 出院医嘱： □ 出院带药：神经营养药物、抗炎镇痛药 □ 明日出院 □ 2 周后门诊复查 □ 如有不适，随时来诊	出院医嘱： □ 出院带药
病情变异记录	□ 无　□ 有，原因： 1. 2.	□ 无　□ 有，原因： 1. 2.	□ 无　□ 有，原因： 1. 2.
医师签名			

（二）护士表单

颈椎病康复临床路径护士表单

适用对象：第一诊断为颈椎病（颈型、椎动脉型、神经根型、交感神经型、脊髓型、混合型）

患者姓名：	性别：　　年龄：　　床号：	住院号：
入院日期：　　年　月　日	出院日期：　　年　月　日	标准住院日：10~14 天

时间	住院第 1 天	住院第 2 天	住院第 3 天
健康宣教	□ 入院宣教 □ 介绍主管医师、护士 □ 介绍环境、设施 □ 介绍住院注意事项 □ 介绍探视和陪伴制度 □ 介绍贵重物品制度	□ 药物宣教 □ 康复治疗前宣教 □ 介绍康复治疗后注意事项 □ 协助静脉采血 □ 告知患者配合检查及康复治疗 □ 主管护士与患者沟通，消除患者紧张情绪	□ 告知患者配合康复治疗 □ 指导患者活动注意事项
护理处置	□ 核对患者，佩戴腕带 □ 建立入院护理病历 □ 协助患者留取各种标本 □ 测量体重	□ 协助医师完成治疗前的相关实验室检查 □ 协助医师为需要的患者实施药物治疗	□ 协助医师为需要的患者局部注射治疗 □ 指导患者适当卧床休息
基础护理	□ 二级护理 □ 晨晚间护理 □ 患者安全管理	□ 二级护理 □ 晨晚间护理 □ 患者安全管理	□ 二级护理 □ 晨晚间护理 □ 患者安全管理
专科护理	□ 护理查体 □ 病情观察 □ 需要时，填写跌倒及压疮防范表 □ 需要时，请家属陪伴 □ 颈椎病护理知识宣教 □ 心理护理	□ 病情观察 □ 颈椎病护理知识宣教 □ 遵医嘱完成相关检查 □ 心理护理	□ 病情观察 □ 遵医嘱协助完成相关治疗 □ 心理护理
重点医嘱	□ 详见医嘱执行单	□ 详见医嘱执行单	□ 详见医嘱执行单
病情变异记录	□ 无　□ 有，原因： 1. 2.	□ 无　□ 有，原因： 1. 2.	□ 无　□ 有，原因： 1. 2.
护士签名			

时间	住院第 4~8 天	住院第 9~13 天 （出院前日）	住院第 10~14 天 （出院日）
健康宣教	□ 告知患者配合康复治疗	□ 指导出院后康复训练方法，向患者交代出院后的注意事项，如日常生活中注意保护颈椎，避免引发疾病复发的因素，返院复诊的时间、地点，发生紧急情况时的处理等	□ 再次向患者及家属介绍出院后注意事项，出院后治疗及家庭保健 □ 指导患者办理出院手续，出院
护理处置	□ 指导患者遵医嘱完成康复治疗 □ 指导患者适当卧床休息	□ 协助医师为需要的患者完成牵引治疗/局部注射治疗 □ 指导患者适当卧床休息	□ 协助医师为需要的患者完成牵引治疗/局部注射治疗 □ 指导患者适当卧床休息
基础护理	□ 二级护理 □ 晨晚间护理 □ 患者安全管理	□ 二级护理 □ 晨晚间护理 □ 患者安全管理	□ 二级护理 □ 晨晚间护理 □ 患者安全管理
专科护理	□ 病情观察 □ 遵医嘱完成相关检查及治疗 □ 心理护理	□ 病情观察 □ 遵医嘱完成相关检查及治疗 □ 心理护理	□ 病情观察 □ 遵医嘱完成相关检查及治疗 □ 心理护理
病情变异记录	□ 无　□ 有，原因： 1. 2.	□ 无　□ 有，原因： 1. 2.	□ 无　□ 有，原因： 1. 2.
护士签名			

（三）患者表单

颈椎病康复临床路径患者表单

适用对象：第一诊断为颈椎病（颈型、椎动脉型、神经根型、交感神经型、脊髓型、混合型）

患者姓名：	性别： 年龄： 床号：	住院号：
入院日期： 年 月 日	出院日期： 年 月 日	标准住院日：10~14 天

时间	住院第 1 天	住院第 2 天	住院第 3 天
医患配合	□ 配合询问病史、收集资料，请务必详细告知既往史、用药史、过敏史 □ 配合进行体格检查 □ 有任何不适请告知医师 □ 医师为患者及家属介绍病情及康复治疗前签字	□ 配合完善相关检查，如采血、留尿、心电图、X 线胸片 □ 医师为患者及家属介绍病情及康复治疗前签字	□ 配合完善相关检查 □ 配合医师完成必要的康复治疗等
护患配合	□ 配合测量体温、脉搏、呼吸（3次）、血压、体重（1次） □ 配合完成入院护理评估（简单询问病史、过敏史、用药史） □ 接受入院宣教（环境介绍、病室规定、订餐制度、贵重物品保管等） □ 配合执行探视和陪伴制度 □ 有任何不适请告知护士	□ 配合接受生命体征的测量 □ 接受治疗前宣教 □ 接受饮食宣教 □ 接受药物宣教	□ 配合接受生命体征的测量 □ 配合缓解疼痛 □ 接受治疗治疗前宣教 □ 接受饮食宣教 □ 接受药物宣教 □ 有任何不适请告知护士
治疗师与患者配合	□ 物理治疗师介绍接受物理因子治疗的时间、场地 □ 针灸治疗师介绍接受针灸治疗的时间、场地 □ 物理治疗师和作业治疗师介绍接受运动疗法的时间、场地	□ 接受物理因子治疗 □ 接受针灸治疗 □ 接受运动疗法、颈背及肩部、上肢肌肉训练指导	□ 接受物理因子治疗 □ 接受针灸治疗 □ 接受运动疗法、颈背及肩部、上肢肌肉训练指导
饮食	□ 遵医嘱饮食	□ 遵医嘱饮食	□ 遵医嘱饮食
排泄	□ 正常排尿便	□ 正常排尿便	□ 正常排尿便
活动	□ 适当卧床休息	□ 适当卧床休息	□ 适当卧床休息 □ 适度颈背及肩部、上肢肌肉功能锻炼

时间	住院第 4~8 天	住院第 9~13 天 （出院前日）	住院第 10~14 天 （出院日）
医患配合	□ 配合体格检查及康复评定 □ 配合医师完成必要的药物治疗、注射治疗等 □ 有任何不适请告知医师	□ 配合体格检查及康复评定 □ 接受出院前指导 □ 指导复查程序 □ 配合医师完成必要的药物治疗、注射治疗等	□ 接受出院前指导 □ 了解复查程序 □ 获取出院诊断书
护患配合	□ 配合接受生命体征的测量 □ 接受治疗前宣教 □ 接受饮食宣教 □ 接受药物宣教	□ 配合接受生命体征的测量 □ 接受治疗前宣教 □ 接受饮食宣教 □ 接受药物宣教	□ 接受出院宣教 □ 办理出院手续 □ 获取出院带药 □ 了解服药方法、作用、注意事项 □ 了解复印病历程序
治疗师与患者配合	□ 接受物理因子治疗 □ 接受针灸治疗 □ 接受运动疗法、颈背及肩部、上肢肌肉训练指导	□ 接受物理因子治疗 □ 接受针灸治疗 □ 接受运动疗法、颈背及肩部、上肢肌肉训练指导	□ 接受物理因子治疗 □ 接受针灸治疗 □ 接受运动疗法、颈背及肩部、上肢肌肉训练指导
饮食	□ 遵医嘱饮食	□ 遵医嘱饮食	□ 遵医嘱饮食
排泄	□ 正常排尿便	□ 正常排尿便	□ 正常排尿便
活动	□ 适当卧床休息 □ 适度颈背及肩部、上肢肌肉功能锻炼	□ 适度颈背及肩部、上肢肌肉功能锻炼	□ 适度颈背及肩部、上肢肌肉功能锻炼

附：原表单（2016 年版）

颈椎病康复临床路径表单

适用对象：第一诊断为颈椎病（颈型、椎动脉型、神经根型、交感神经型、脊髓型、混合型）

患者姓名：	性别：	年龄：	床号：	住院号：
入院日期：　　年　月　日		出院日期：　　年　月　日		标准住院日：10～14 天

时间	住院第 1 天	住院第 2 天	住院第 3 天
主要诊疗工作	□ 询问病史、体格检查、辅助检查，确定诊断，排除康复治疗禁忌证 □ 行初期康复评定，确定康复计划及康复目标 □ 向患者及家属告知病情及注意事项，签署知情同意书 □ 完成病历书写	□ 上级医师查房 □ 完善辅助检查 □ 必要时请相关科室会诊 □ 完成病历书写	□ 上级医师查房 □ 询问病史、体格检查等，进行病情分析及鉴别诊断 □ 根据病情调整康复目标 □ 及康复计划 □ 完成病历书写
重点医嘱	长期医嘱： □ 康复医学科护理常规 □ 二级护理 □ 饮食 □ 营养神经、非甾体抗炎药 □ 患者既往基础用药 □ 康复治疗（颈椎牵引、物理因子、手法治疗、运动疗法、传统中医治疗、注射疗法、药物治疗、健康教育） 临时医嘱： □ 初期康复评定 □ 血常规、尿常规、粪便常规、凝血功能 □ 肝肾功能、电解质、血糖 □ 感染性疾病筛查 □ X 线胸片、心电图 □ 颈椎正侧位 X 线片、MRI 或 CT □ 颈椎动力位 X 线片（根据情况） □ 请相关科室会诊	长期医嘱： □ 康复医学科护理常规 □ 二级护理 □ 饮食 □ 营养神经、非甾体抗炎药 □ 患者既往基础用药 □ 康复治疗 临时医嘱： □ 临时用药（根据情况） □ 辅助检查（根据情况） □ 请相关科室会诊	长期医嘱： □ 康复医学科护理常规 □ 二级护理 □ 饮食 □ 调整用药 □ 调整康复治疗 临时医嘱： □ 其他特殊医嘱
主要护理工作	□ 入院宣教 □ 入院护理评定	□ 颈椎病护理知识宣教 □ 观察病情变化 □ 心理和生活护理	□ 执行医嘱 □ 观察病情变化 □ 心理和生活护理
病情变异记录	□ 无　□ 有，原因： 1. 2.	□ 无　□ 有，原因： 1. 2.	□ 无　□ 有，原因： 1. 2.
护士签名			
医师签名			
治疗师签名			

时间	住院第 4~8 天	住院第 9~13 天 （出院前日）	住院第 10~14 天 （出院日）
主要诊疗工作	□ 上级医师查房与中期康复评定 □ 观察康复治疗后病情变化，调整治疗方案 □ 完成病历书写	□ 上级医师查房，行末期康复评定，明确是否出院 □ 完成上级医师查房记录、出院记录、出院指导、诊断证明、病案首页等 □ 指导出院后康复训练方法，向患者交代出院后的注意事项，如日常生活中注意保护颈椎，避免引发颈椎病复发的因素，返院复诊的时间、地点，发生紧急情况时的处理等 □ 如果患者不能出院，在病程记录中说明原因和继续治疗的方案	□ 向患者及家属交代出院注意事项，出院康复指导 □ 患者办理出院手续，出院
重点医嘱	**长期医嘱：** □ 康复医学科康复医学科护理常规 □ 二级护理 □ 饮食 □ 调整康复治疗 □ 调整用药（根据情况） **临时医嘱：** □ 其他特殊医嘱	**长期医嘱：** □ 康复医学科康复医学科护理常规 □ 二级护理 □ 饮食 □ 基础疾病用药 **出院医嘱：** □ 出院带药：神经营养药物、抗炎镇痛药 □ 明日出院 □ 2 周后门诊复查 □ 如有不适，随时来诊	**出院医嘱：** □ 出院带药
主要护理工作	□ 执行医嘱 □ 观察病情变化 □ 心理和生活护理	□ 指导患者办理出院手续 □ 出院康复指导	□ 出院带药服用指导 　康复护理指导 　告知复诊时间和地点
病情变异记录	□ 无 □ 有，原因： 1. 2.	□ 无 □ 有，原因： 1. 2.	□ 无 □ 有，原因： 1. 2.
护士签名			
医师签名			
治疗师签名			

第十二章

腰椎滑脱症康复临床路径释义

【医疗质量控制指标】

指标一、X 线平片对腰椎峡部崩裂、腰椎滑脱的诊断和治疗方案的制订十分重要。

指标二、退行性腰椎滑脱或峡部裂性腰椎滑脱，腰腿痛症状明显者，应行手术腰椎管减压、腰椎滑脱复位、内固定和植骨融合术。

指标三、保守治疗无效果时，考虑手术治疗。

一、腰椎滑脱症编码

疾病名称及编码：腰椎滑脱症（ICD-10：M43.006）

二、临床路径检索方法

M43.006

三、国家医疗保障疾病诊断相关分组（CHS-DRG）

MDCI　肌肉、骨骼疾病及功能障碍

IU2　颈腰背疾患

四、腰椎滑脱症康复临床路径标准住院流程

（一）适用对象

第一诊断为腰椎滑脱症（ICD-10：M43.006）。

> **释义**
>
> ■ 适用对象编码参见第一部分。
>
> ■ 本路径适用对象为临床诊断为腰椎滑脱症的患者，如存在或合并腰椎间盘突出症、腰椎关节突综合征、原发性脊柱侧凸、退变性腰椎管狭窄和脊髓损伤等疾病，需进入其他相应路径。

（二）诊断依据

根据《临床诊疗指南·物理医学与康复分册》（中华医学会编著，人民卫生出版社，2005）。

1. 症状：长期反复腰痛或伴有神经根受压症状。
2. 体征：腰部局部压痛、腰椎后伸活动受限。
3. 影像学检查有相应节段腰椎体滑脱的表现。

> **释义**
>
> ■ 本路径的制订主要参考国内权威参考书籍和诊疗指南。
>
> ■ 病史和临床症状是诊断腰椎滑脱症的初步依据，多数患者表现为长期反复腰痛

或伴有神经根受压症状，如臀部和大腿放射性疼痛、一侧或双侧下肢麻木、一侧或双侧下肢感觉、运动障碍等。部分患者伴有坐骨神经痛。体格检查可发现腰部后伸活动受限、腰椎前凸增加、患椎棘突压痛以及摇摆步态等。影像学检查侧位 X 线片可见滑脱腰椎椎体前移，并据此评定腰椎滑脱的程度，前移不超过下一椎体的 1/4 为 1°，1/4~1/2 为 2°，1/2~3/4 为 3°，3/4 以上为 4°。

（三）康复评定

分别于入院后 1~3 天进行初期康复评定，入院后 7~8 天进行中期康复评定，出院前进行末期康复评定。内容包括：

1. 临床一般情况评定。
2. 康复专科评定：
（1）疼痛评定。
（2）腰椎及下肢活动范围评定。
（3）肌力评定。
（4）神经功能评定。
（5）行走能力的评定。
（6）日常生活活动能力评定。
（7）社会参与能力评定。

释义

■ 康复评定是康复治疗的基础，是客观地、准确地评定功能障碍的原因、性质、部位、范围、严重程度、发展趋势、预后和转归，为制订、修改治疗计划和对康复治疗效果与结局做出客观的评价提供科学依据。康复医疗应该始于评定，终于评定。

■ 康复专科评定在入院后 24 小时内进行初期评定，某些特殊功能评定花费时间长，可在 1~3 天内完成；住院期间根据功能变化情况进行一次中期评定（大约住院 1 周左右），出院前进行末期评定。

（四）治疗方案的选择

根据《临床诊疗指南·物理医学与康复分册》（中华医学会编著，人民卫生出版社，2005）。

1. 临床一般治疗。
2. 康复治疗：
（1）物理因子治疗。
（2）腰椎牵引（无椎弓峡部裂者、严重腰椎滑脱造成腰椎稳定性下降）。
（3）手法治疗。
（4）运动疗法，包括腰椎稳定功能训练。
（5）腰围等辅助器具装配。
（6）日常生活活动能力训练。
（7）健康教育。

3. 手术。

> **释义**
>
> ■ 入院后应针对患者的原发病、合并症和并发症进行积极的临床常规治疗，针对患者存在的疼痛给予镇痛治疗，根据神经受压情况给予脱水及营养神经治疗，功能障碍进行相关的康复治疗。
>
> ■ 康复方案
>
> 腰椎滑脱症的康复方案是根据患者的病史、临床表现、体格检查、辅助检查、专科功能评估，以及患者及其家属的康复愿望，并综合现有条件、康复目标，由康复医师领导的康复治疗组共同制定。
>
> **【康复治疗选择】**
>
> 1. 物理因子治疗：各种声光电磁热等物理因子合理选择性运用有助于改善患者的肌肉张力和运动感觉功能，减轻疼痛。
>
> 2. 腰椎牵引（无椎弓峡部裂者、严重腰椎滑脱造成腰椎稳定性下降）腰椎牵引是利用牵拉力与反牵拉力作用于腰椎，使椎间隙增大，使椎间孔恢复正常的外形，从而解除对神经根的挤压。牵引还可使腰椎得到充分的休息，减少运动的刺激，有利于组织充血、水肿的吸收、消退，还可缓解肌肉痉挛、减轻椎间压力。牵引重量以相当于患者体重的 1/2 并稍超过为宜。
>
> 3. 手法治疗：结合患者肢体的功能状况和康复目标，为患者制订切实可行的功能训练内容，改善下肢和步行能力。如推拿按摩后症状反而加重，则不宜再用此法。
>
> 4. 运动疗法，包括腰椎稳定功能训练为患者制定切实可行的功能训练内容，增加腰背肌及腹肌力量，提高腰椎稳定性。
>
> 5. 腰围等辅助器具装配：矫形器具，如腰围等有助于增加腰椎稳定性及减轻疼痛。待腰部功能恢复，特别是肌肉力量恢复后方能解除腰围。
>
> 6. 日常生活活动能力训练：选择有效的针对性活动，并结合日常生活活动和相关运动进行功能训练，提高日常生活活动能力。
>
> 7. 健康教育：日常生活中减少腰部过度旋转、蹲起等活动，减少腰部过度负重。这样可减少腰椎小关节的过度劳损、退行性变性。减轻体重，尤其是减少腹部脂肪堆积。体重过重增加了腰椎的负担及劳损，特别是腹部脂肪堆积，增加了腰椎在骶骨上向前滑脱的趋势。
>
> 8. 手术：对腰痛症状持续，或反复发作非手术治疗无效者，考虑行手术治疗，对卡压神经根进行减压。伴有椎间盘突出者，同时摘除突出的椎间盘髓核。

（五）标准住院日为 10~14 天

> **释义**
>
> ■ 入院检查后开始相关临床治疗和康复治疗，总住院时间不超过 14 天符合本路径要求。

（六）进入路径标准

1. 第一诊断必须符合 ICD-10：M43.006。

2. 如患有其他疾病，但住院期间不需要特殊处理，也不影响第一诊断的临床路径流程实施时，可以进入路径。

> **释义**
>
> ■ 进入路径的第一诊断为腰椎滑脱症，需排除腰椎间盘突出症、腰椎关节突综合征、原发性脊柱侧凸、退变性腰椎管狭窄和脊髓损伤。
>
> ■ 入院后常规检查发现有基础病，如高血压、糖尿病、高脂血症、冠心病等，经系统评估后对腰椎滑脱症诊断治疗无特殊影响者，可进入路径，但可能增加医疗费用，延长住院时间。

（七）住院后检查的项目

1. 必需的检查项目：

（1）血常规、尿常规、粪便常规。

（2）肝肾功能、电解质、血糖。

（3）感染性疾病筛查（乙型肝炎、丙型肝炎、艾滋病、梅毒等）。

（4）腰椎正侧位 X 线片、斜位 X 线片。

（5）X 线胸片、心电图、腹部彩超。

2. 根据患者病情及具体情况可选择的检查项目：

（1）腰椎 MRI 或 CT。

（2）肌电图检查。

（3）双下肢血管彩色超声。

3. 有相关疾病者必要时请相关科室会诊。

> **释义**
>
> ■ 血常规、尿常规、粪便常规是最基本的三大常规检查，进入路径的患者均需完成。肝肾功能、电解质、血糖，以及感染性疾病筛查（乙型肝炎、丙型肝炎、梅毒、艾滋病等）。腰椎正侧位 X 线片、斜位 X 线片，有助于发现峡部裂等腰椎不稳因素，亦能排除腰椎侧弯及腰椎管狭窄。X 线胸片、心电图、腹部彩超检查可评估有无基础疾病，是否影响住院时间、费用及其治疗。
>
> ■ 本病需与其他引起下肢感觉运动及二便等功能障碍的疾病相鉴别，如腰椎间盘突出症、腰椎关节突综合征、原发性脊柱侧凸、退变性腰椎管狭窄和脊髓损伤，应行腰椎 CT 或 MRI，下肢肌电图检查。存在下肢运动感觉障碍的患者应行双下肢血管彩色超声检查排除下肢动脉等血管性疾病及下肢静脉血栓等并发症。

（八）出院标准

1. 症状、体征明显缓解或消失。

2. 功能恢复进入平台期。

> **释义**
>
> ■ 患者出院前应完成所有必要的检查项目，观察症状、体征是否明显缓解或消失，已达到预期康复目标，或功能恢复进入平台期。

（九）变异及原因分析

1. 腰椎滑脱症病情严重，康复治疗无效，需转入其他专科治疗。
2. 辅助检查结果异常，需要复查，导致住院时间延长和住院费用增加。
3. 住院期间病情加重，出现并发症，需要进一步诊治，导致住院时间延长和住院费用增加。
4. 既往合并有其他系统疾病，腰椎滑脱症可能导致既往疾病加重而需要治疗，导致住院时间延长和住院费用增加。

> **释义**
>
> ■ 腰椎滑脱症病情严重，或康复治疗期间病情加重，出现并发症；康复治疗无效，需转入其他专科治疗，需终止本路径，进入其他路径。医师需要在表单中明确说明。
>
> ■ 按标准康复治疗方案，如发现其他严重基础疾病，需要调整治疗或继续其他疾病的治疗，则终止本路径。
>
> ■ 认可的变异原因主要是指患者入选路径后，在检查及治疗过程中发现患者合并存在事先未预知的、对本路径治疗可能产生影响的情况，需要终止执行路径或延长治疗时间、增加治疗费用。医师需要在表单中明确说明。
>
> ■ 因患者方面的主观原因导致执行路径出现变异，需医师在表单中予以说明。

五、腰椎滑脱症康复护理规范

1. 良好的心理状态有利于术后患者的康复。
2. 术后应指导患者进行床上功能锻炼。
3. 腰椎滑脱术后给予椎板后持续乳胶管引流，以防止形成血肿压迫脊髓及血肿机化、粘连。

六、腰椎滑脱症康复营养治疗规范

1. 饮食宜清淡，术前忌食辛辣刺激和易产气的食物。
2. 香烟中尼古丁影响新骨形成，酒精破坏骨骼内钙质的吸收，术前宜戒烟酒，酌情清洁灌肠。

七、腰椎滑脱症康复健康宣教

1. 日常生活中减少腰部过度旋转，蹲起等活动，减少腰部过度负重。
2. 症状较轻者，行保守治疗。
3. 保守治疗无效者，行手术腰椎管减压。
4. 术后应用加速康复外科理念的围术期护理。

八、推荐表单

（一）医师表单

腰椎滑脱症康复临床路径医师表单

适用对象：第一诊断为腰椎滑脱症（ICD-10：M43.006）

患者姓名：	性别：	年龄：	门诊号：	住院号：
住院日期：　年　月　日	出院日期：　年　月　日		标准住院日：10~14天	

时间	住院第1天	住院第2天	住院第3天
主要诊疗工作	□ 询问病史及体格检查 □ 完成病历书写 □ 开检查单 □ 上级医师查房与初期康复评定 □ 签署康复治疗知情同意书、自费项目协议书等 □ 向患者及家属交代病情及康复治疗方案	□ 上级医师查房 □ 继续进行相关检查 □ 根据相关检查结果，排除康复治疗禁忌证 □ 口服非甾体抗炎药 □ 必要时请相关科室会诊 □ 制订康复目标	□ 根据病史、体检、X线平片、CT/MRI等，确定治疗方案 □ 根据患者情况，行物理因子治疗 □ 完成上级医师查房记录等病历书写
重点医嘱	**长期医嘱：** □ 康复医学科护理常规 □ 二级护理 □ 饮食 □ 患者既往基础用药 □ 卧床休息 **临时医嘱：** □ 血常规、尿常规、粪便常规 □ 肝肾功能、电解质、血糖 □ 心电图 □ 腰椎X线平片、CT/MRI □ X线胸片、肺功能、超声心动图、双下肢血管彩色超声（根据患者情况选择）	**长期医嘱：** □ 康复医学科护理常规 □ 二级护理 □ 饮食 □ 患者既往基础用药 □ 非甾体抗炎药 □ 物理因子治疗 □ 卧床休息 **临时医嘱：** □ 请相关科室会诊	**长期医嘱：** □ 康复医学科护理常规 □ 二级护理 □ 饮食 □ 患者既往基础用药 □ 非甾体抗炎药 □ 物理因子治疗 □ 卧床休息 **临时医嘱：** □ 根据患者病情，选择腰椎持续牵引 □ 局部注射治疗（根据患者情况选择）
病情变异记录	□ 无　□ 有，原因： 1. 2.	□ 无　□ 有，原因： 1. 2.	□ 无　□ 有，原因： 1. 2.
医师签名			

时间	住院第 4~8 天	住院第 9~13 天 （出院前日）	住院第 10~14 天 （出院日）
主要诊疗工作	□ 上级医师查房与中期康复评定 □ 完成病程 □ 注意疼痛及神经功能变化 □ 向患者及家属交代病情及注意事项	□ 上级医师查房，末期康复评定明确是否出院 □ 完成出院记录、病案首页、出院证明书等 □ 指导出院后康复训练方法，向患者交代出院后的注意事项，如日常生活中注意保护腰椎，避免引发腰痛复发的因素，返院复诊的时间、地点，发生紧急情况时的处理等 □ 如果患者不能出院，在病程记录中说明原因和继续治疗的方案	□ 再次向患者及家属介绍出院后注意事项，出院后治疗及家庭保健 □ 患者办理出院手续，出院
重点医嘱	长期医嘱： □ 康复医学科护理常规 □ 二级护理 □ 既往基础用药 □ 物理因子治疗 □ 手法治疗 □ 腰椎稳定功能训练 □ 针灸治疗 □ 非甾体抗炎药 □ 神经营养药物 临时医嘱： □ 根据病情需要下达	长期医嘱： □ 康复医学科护理常规 □ 二级护理 □ 基础疾病用药 □ 依据病情下达 出院医嘱： □ 出院带药：神经营养药物、抗炎镇痛药 □ 佩戴腰围保护 1~2 个月 □ 明日出院 □ 2 周后门诊复查 □ 如有不适，随时来诊	出院医嘱： □ 通知出院 □ 依据病情给予出院带药及出院康复指导 □ 出院带药
病情变异记录	□ 无 □ 有，原因： 1. 2.	□ 无 □ 有，原因： 1. 2.	□ 无 □ 有，原因： 1. 2.
医师签名			

（二）护士表单

腰椎滑脱症康复临床路径护士表单

适用对象：第一诊断为腰椎滑脱症（ICD-10：M43.006）

| 患者姓名： | 性别： | 年龄： | 门诊号： | 住院号： |
| 住院日期：　年　月　日 | 出院日期：　年　月　日 | | 标准住院日：10~14天 | |

时间	住院第1天	住院第2天	住院第3天
主要 护理 工作	□ 介绍病房环境、设施和设备 □ 入院宣教及入院护理评定 □ 心理和生活护理	□ 宣教 □ 观察患者病情变化 □ 心理和生活护理	□ 宣教、牵引前准备 □ 观察治疗后反应
病情 变异 记录	□ 无　□ 有，原因： 1. 2.	□ 无　□ 有，原因： 1. 2.	□ 无　□ 有，原因： 1. 2.
护士 签名			

时间	住院第4~8天	住院第9~13天 （出院前日）	住院第10~14天 （出院日）
主要 护理 工作	□ 正确执行医嘱 □ 随时观察患者病情变化 □ 心理与生活护理	□ 指导患者办理出院手续 □ 出院康复指导	□ 出院带药服用指导 □ 康复护理指导 □ 告知复诊时间和地点
病情 变异 记录	□ 无 □ 有，原因： 1. 2.	□ 无　□ 有，原因： 1. 2.	□ 无　□ 有，原因： 1. 2.
护士 签名			

（三）患者表单

腰椎滑脱症康复临床路径患者表单

适用对象：第一诊断为腰椎滑脱症（ICD-10：M43.006）

患者姓名：	性别：　年龄：　门诊号：	住院号：
住院日期：　　年　月　日	出院日期：　　年　月　日	标准住院日：10~14 天

时间	入院	康复治疗前	住院康复治疗期间
医患配合	□ 配合询问病史、收集资料，请务必详细告知既往史、用药史、过敏史 □ 配合进行体格检查 □ 有任何不适请告知医师	□ 配合完善康复治疗前相关检查，如采血、留尿、心电图、X线胸片等 □ 配合医师完成入院康复评定 □ 医师与患者及家属介绍病情及康复治疗谈话签字	□ 配合完善相关检查 □ 配合医师进行中期评定
护患配合	□ 配合定时测量生命体征 □ 配合完成入院护理评估（简单询问病史、过敏史、用药史） □ 接受入院宣教（环境介绍、病室规定、订餐制度、贵重物品保管等） □ 配合执行探视和陪伴制度 □ 有任何不适请告知护士	□ 配合定时测量生命体征、每日询问大小便情况 □ 配合完成相关检查前准备 □ 接受饮食宣教 □ 接受药物宣教 □ 接受健康宣教 □ 接受康复治疗注意事项宣教	□ 配合定时测量生命体征、每日询问大小便情况 □ 配合完成相关检查前准备 □ 接受药物、理疗、手法、针灸、牵引、运动疗法、封闭等康复和治疗项目 □ 配合进行康复护理 □ 配合进行并发症预防 □ 接受健康宣教 □ 配合执行探视及陪伴
饮食	□ 遵医嘱饮食	□ 遵医嘱饮食	□ 遵医嘱饮食
排泄	□ 正常排尿便	□ 正常排尿便	□ 正常排尿便
活动	□ 卧床休息为主	□ 卧床休息为主	□ 遵医嘱逐步恢复正常活动

时间	出院
医患配合	☐ 配合医师进行末期评定 ☐ 接受出院前康复指导 ☐ 知道复诊程序 ☐ 获取出院诊断书
护患配合	☐ 接受出院宣教 ☐ 知道办理出院手续 ☐ 知道获取出院带药 ☐ 知道服药方法、作用、注意事项 ☐ 知道复印病历程序
饮食	☐ 遵医嘱饮食
排泄	☐ 正常排尿便
活动	☐ 适度活动，避免疲劳
患者或家属签名	

附：原表单（2017年版）

腰椎滑脱症康复临床路径表单

适用对象：第一诊断为腰椎滑脱症（ICD-10：M43.006）

患者姓名：	性别：　　年龄：　　门诊号：	住院号：
住院日期：　　年　月　日	出院日期：　　年　月　日	标准住院日：10~14天

时间	住院第1天	住院第2天	住院第3天
主要诊疗工作	□ 询问病史及体格检查 □ 完成病历书写 □ 开检查单 □ 上级医师查房与初期康复评定 □ 签署康复治疗知情同意书、自费项目协议书等 □ 向患者及家属交代病情及康复治疗方案	□ 上级医师查房 □ 继续进行相关检查 □ 根据相关检查结果，排除康复治疗禁忌证 □ 口服非甾体抗炎药 □ 必要时请相关科室会诊 □ 制订康复目标	□ 根据病史、体检、X线平片、CT/MRI等，确定治疗方案 □ 根据患者情况，行物理因子治疗 □ 完成上级医师查房记录等病历书写
重点医嘱	**长期医嘱：** □ 康复医学科护理常规 □ 二级护理 □ 饮食 □ 患者既往基础用药 □ 卧床休息 **临时医嘱：** □ 血常规、尿常规、粪便常规 □ 肝肾功能、电解质、血糖 □ 心电图 □ 腰椎X线平片、CT/MRI □ X线胸片、肺功能、超声心动图、双下肢血管彩色超声（根据患者情况选择）	**长期医嘱：** □ 康复医学科护理常规 □ 二级护理 □ 饮食 □ 患者既往基础用药 □ 非甾体抗炎药 □ 物理因子治疗 □ 卧床休息 **临时医嘱：** □ 请相关科室会诊	**长期医嘱：** □ 康复医学科护理常规 □ 二级护理 □ 饮食 □ 患者既往基础用药 □ 非甾体抗炎药 □ 物理因子治疗 □ 卧床休息 **临时医嘱：** □ 根据患者病情，选择腰椎持续牵引 □ 局部注射治疗（根据患者情况选择）
主要护理工作	□ 介绍病房环境、设施和设备 □ 入院宣教及入院护理评定 □ 心理和生活护理	□ 宣教 □ 观察患者病情变化 □ 心理和生活护理	□ 宣教、牵引前准备 □ 观察治疗后反应
病情变异记录	□ 无　□ 有，原因： 1. 2.	□ 无　□ 有，原因： 1. 2.	□ 无　□ 有，原因： 1. 2.
护士签名			
医师签名			

时间	住院第 4~8 天	住院第 9~13 天 （出院前日）	住院第 10~14 天 （出院日）
主要诊疗工作	□ 上级医师查房与中期康复评定 □ 完成病程 □ 注意疼痛及神经功能变化 □ 向患者及家属交代病情及注意事项	□ 上级医师查房，末期康复评定明确是否出院 □ 完成出院记录、病案首页、出院证明书等 □ 指导出院后康复训练方法，向患者交代出院后的注意事项，如日常生活中注意保护腰椎，避免引发腰痛复发的因素，返院复诊的时间、地点，发生紧急情况时的处理等 □ 如果患者不能出院，在病程记录中说明原因和继续治疗的方案	□ 再次向患者及家属介绍出院后注意事项，出院后治疗及家庭保健 □ 患者办理出院手续，出院
重点医嘱	**长期医嘱：** □ 康复医学科护理常规 □ 二级护理 □ 既往基础用药 □ 物理因子治疗 □ 手法治疗 □ 腰椎稳定功能训练 □ 针灸治疗 □ 非甾体抗炎药 □ 神经营养药物 **临时医嘱：** □ 根据病情需要下达	**长期医嘱：** □ 康复医学科护理常规 □ 二级护理 □ 基础疾病用药 □ 依据病情下达 **出院医嘱：** □ 出院带药：神经营养药物、消炎镇痛药 □ 佩戴腰围保护 1~2 个月 □ 明日出院 □ 2 周后门诊复查 □ 如有不适，随时来诊	**出院医嘱：** □ 通知出院 □ 依据病情给予出院带药及出院康复指导 □ 出院带药
主要护理工作	□ 正确执行医嘱 □ 随时观察患者病情变化 □ 心理与生活护理	□ 指导患者办理出院手续 □ 出院康复指导	□ 出院带药服用指导 □ 康复护理指导 □ 告知复诊时间和地点
病情变异记录	□ 无　□ 有，原因： 1. 2.	□ 无　□ 有，原因： 1. 2.	□ 无　□ 有，原因： 1. 2.
护士签名			
医师签名			

第十三章

腰椎关节突综合征康复临床路径释义

【医疗质量控制指标】

指标一、诊断需结合流行病学史、临床表现和影像学检查。

指标二、对临床诊断病例和确诊病例进行康复评定。

指标三、针对患者存在的功能障碍进行相关的康复治疗。

一、腰椎关节突综合征编码

疾病名称及编码：腰椎关节滑膜嵌顿（ICD-10：M24.907）

腰椎小关节紊乱（ICD-10：M24.908）

腰椎关节突综合征（ICD-10：M24.909）

二、临床路径检索方法

M24.907/M24.908/M24.909

三、国家医疗保障疾病诊断相关分组（CHS-DRG）

MDCI 肌肉、骨骼疾病及功能障碍

IU1 骨病及其他关节病

四、腰椎关节突综合征康复临床路径标准住院流程

（一）适用对象

第一诊断为腰椎关节滑膜嵌顿（ICD-10：M24.907）或腰椎小关节紊乱（ICD-10：M24.908）。

> **释义**
>
> ■ 适用对象编码参见第一部分。
>
> ■ 本路径适用对象为临床诊断为腰椎关节突综合征的患者，如合并腰椎间盘突出症、腰椎滑脱症、腰椎管狭窄症、强直性脊柱炎等其他腰部病变，需进入其他相应路径。

（二）诊断依据

根据《临床诊疗指南·物理医学与康复分册》（中华医学会编著，人民卫生出版社，2005）。

1. 临床表现：

（1）下腰部疼痛或单（双）侧腰肌酸胀痛。

（2）腰部被动屈曲，出现运动功能障碍。

（3）一般无神经根刺激症状，但直腿抬高试验可阳性。

（4）日常生活活动能力障碍。

2. 影像学检查：腰椎 X 线平片、CT 扫描或 MRI 检查。

释义

■ 本路径的制订主要参考国内权威参考书籍和诊疗指南。

■ 病史和临床表现是诊断腰椎关节突综合征的初步依据。患者多无明显外伤史，腰痛多为局部疼痛，偶尔发生放射性疼痛时可放射至单侧或双侧臀部或大腿，而很少至膝部以下，属于躯体性疼痛，无根性神经定位体征。疼痛与腰部活动有关，随着腰椎伸展、旋转、侧弯等加重，腰椎平躺和屈曲可缓解。常急性发作。影像学检查多无明显阳性发现，主要为排除诊断和鉴别诊断用，部分患者CT检查可显示小关节突早期骨性关节炎表现，如查体和影像学检查提示根性症状、神经损伤定位体征和腰椎间盘突出症等其他疾病的表现情况，需进入其他相应路径。

（三）康复评定

分别于入院后1~3天进行初期康复评定，入院后7~8天进行中期康复评定，出院前进行末期康复评定。内容包括：

1. 临床一般情况评定。
2. 康复专科评定：
（1）疼痛评定。
（2）腰椎关节活动范围评定。
（3）腰背肌、腹肌肌力评定。
（4）步行能力评定。
（5）日常生活活动能力评定。

释义

■ 康复评定是康复治疗的基础，客观地、准确地评定了功能障碍的原因、性质、部位、范围、严重程度、发展趋势、预后和转归，治疗初期、中期和出院前的评定为制订、修改治疗计划和对康复治疗效果与结局做出客观的评价提供科学依据。康复医疗应该始于评定，终于评定。

■ 临床一般情况评定包括意识、生命体征、睡眠和大小便等基本情况。了解患者总体治疗情况。

■ 康复专科评定：康复专科评定在入院后24小时内进行初期评定，某些特殊功能评定花费时间长，可在3天内完成；住院期间根据功能变化情况进行一次中期评定（大约住院1周左右），出院前进行末期评定。

1. 疼痛评定可采用视觉模拟法、简化麦吉尔疼痛问卷等评定方法。

2. 评定患者的姿势、有无脊柱侧弯和骨盆不对称、腰椎和下肢关节活动范围、腹肌、背肌及下肢肌力、肌张力、步态等项目；评定感觉障碍的区域及腱反射异常；通过腰椎关节活动范围评定确定关节活动受限程度，为选择适当的康复治疗方式、方法提供客观依据。

3. 使用Barthel指数和功能独立性评定量表对各种日常生活活动能力进行评定。

（四）治疗方案的选择

根据《临床诊疗指南·物理医学与康复分册》（中华医学会编著，人民卫生出版社，2005）。

1. 临床一般治疗。
2. 康复治疗：
（1）制动。
（2）物理因子治疗。
（3）腰椎牵引。
（4）手法治疗。
（5）运动治疗。
（6）局部封闭治疗。
（7）中医中药治疗。
（8）日常生活活动能力训练。
（9）健康教育。

释义

■入院后应针对患者的原发病、合并症和并发症进行积极的临床常规治疗，针对患者存在的功能障碍进行相关的康复治疗。

■康复方案：

腰椎关节突综合征的康复方案根据患者的病史、临床表现、体格检查、辅助检查、专科功能评估，以及患者及其家属的康复愿望，并综合现有条件、康复近期目标和远期目标，由康复医师领导的康复治疗小组共同制订。康复医师、康复治疗师和康复护士应当对患者的现病史、既往史、工作史、家族史、功能状况和兴趣爱好等要有全面的了解，包括现存的危险因素和合并症，为二级预防和有效利用康复治疗相关元素、完善康复方案奠定基础。

可通过腰腹带固定制动，超短波疗法治疗和手法治疗可缓解肌肉痉挛，改善关节活动，促进局部血液循环。封闭治疗缓解疼痛。通过日常生活活动能力训练改善腰肌功能。

■腰椎关节突综合征康复治疗方案的选择：

1. 制动：卧床休息与支具制动是腰痛康复治疗的常用方法。卧床休息可减轻脊柱应力负载，促进软组织恢复，缓解肌肉痉挛等，从而达到减轻临床症状的目的。早期适度卧床休息1~3天。应知晓卧床休息不是腰痛的主要治疗手段。

2. 物理因子治疗：各种声光电磁热等物理因子合理选择性运用有助于改善患者的肌肉张力和运动感觉功能，减轻疼痛。

3. 腰椎牵引：通常有骨盆牵引、自身体重悬吊牵引等方法。根据患者病情，选择腰椎快速（慢速）牵引。

4. 手法：运用各种手法治疗下腰痛常有较好疗效，机制主要是恢复脊柱的力学平衡。

5. 运动治疗：很多研究表明慢性腰痛与躯干肌无力有关，腰痛的患者腰大肌和背肌容积减少，而腰背伸肌无力与腰痛关系更明显，同时腰痛患者常因活动减少致椎旁肌失用性萎缩无力，因此在病情许可时应加强腰椎旁肌尤其是伸肌的训练。

6. 局部封闭治疗：应用激素及局部麻醉药行小关节局部封闭可达到镇痛效果，封闭疗法即是治疗方法也是诊断方法。

7. 中医中药治疗：适时选择针灸和中草药等中医传统康复治疗有助于患者受损功能的改善。这些治疗方法在迅速缓解疼痛，恢复小关节正常序列，消除局部炎症等方面有着独到的疗效。

8. 日常生活活动能力训练：通常在腰痛症状明显缓解后开始，同时需要调整活动姿势避免加重肌肉损伤的运动。

9. 健康教育：通过对患者进行教育，使其了解腰痛的形成因素，帮助其建立正确的生活习惯，减少腰背部的过度使用及受伤害的机会。

【注意事项】

1. 循序渐进，持之以恒是取得康复治疗预期成效的基本原则。

2. 患者及其家属的主动参与有助于巩固和提高康复治疗效果。

（五）进入路径标准

1. 第一诊断必须符合 ICD-10：M24.907 或 M24.908。

2. 如患有其他疾病，但住院期间不需要特殊处理，也不影响第一诊断的临床路径流程实施时，可以进入路径。

> **释义**
>
> ■ 进入路径的第一诊断为腰椎关节突综合征，需排除腰椎间盘突出症、腰椎滑脱症、腰椎管狭窄症、强直性脊柱炎等其他腰部病变。
>
> ■ 入院后常规检查发现有基础病，如高血压、糖尿病、冠心病、肝肾功能不全等，经系统评估后对腰椎关节突综合征诊断治疗无特殊影响者，可进入路径，但可能增加医疗费用，延长住院时间。

（六）标准住院日为 10~14 天

> **释义**
>
> ■ 入院检查后开始相关临床治疗和康复治疗，总住院时间不超过 14 天符合本路径要求。

（七）住院期间的检查项目

1. 必需的检查项目：

（1）血常规、尿常规、粪便常规。

（2）肝肾功能、电解质、血糖。

（3）感染性疾病筛查（乙型肝炎、丙型肝炎、艾滋病、梅毒等）。

（4）腰椎正侧位 X 线片。

（5）X 线胸片、心电图、腹部彩超。

2. 根据患者病情进行的检查项目：

（1）X 线腰椎动力位片、左右斜位片。

（2）腰椎 MRI 或 CT。

（3）肌电图检查。

3. 有相关疾病者必要时请相关科室会诊。

> **释义**
>
> ■ 血常规、尿常规、粪便常规是最基本的三大常规检查，进入路径的患者均需完成。肝肾功能、电解质、血糖，以及感染性疾病筛查（乙型肝炎、丙型肝炎、梅毒、艾滋病等）和 X 线胸片、心电图、腹部彩超检查可评估有无基础疾病，是否影响住院时间、费用及其治疗。若无禁忌证患者均应行腰椎正侧位 X 线片检查。
>
> ■ 本病需与其他引起腰痛和腰部活动受限等功能障碍的疾病相鉴别，如临床表现怀疑腰椎间盘突出症和腰椎管狭窄症，可进一步行 CT 或 MRI 结合肌电图检查，以助于确认病因和责任节段；X 线腰椎动力位片和左右斜位片有助于发现腰椎不稳和明确腰椎滑脱诊断及其原因。

（八）出院标准

1. 疼痛明显缓解或消失。

2. 腰椎活动度恢复，功能恢复进入平台期。

> **释义**
>
> ■ 患者出院前应完成所有必要的检查项目，观察临床表现和受损功能是否改善，已达到预期康复目标，并发症已得到有效控制。

（九）变异及原因分析

1. 腰椎关节突综合征病情严重，康复治疗无效，需转入其他专科治疗。

2. 辅助检查结果异常，需要复查，导致住院时间延长和住院费用增加。

3. 住院期间病情加重，出现并发症，需要进一步诊治，导致住院时间延长和住院费用增加。

4. 既往合并有其他系统疾病，腰椎关节突综合征可能导致既往疾病加重而需要治疗，导致住院时间延长和住院费用增加。

> **释义**
>
> ■ 按标准康复治疗方案如患者受损功能改善不明显，发现其他严重基础疾病或严重感染未得到有效控制，需要调整药物治疗或继续其他疾病的治疗，则终止本路径。出现腰椎间盘突出症等并发症时，需转入相应路径。
>
> ■ 认可的变异原因主要是指患者入选路径后，在检查及治疗过程中发现患者合并存在事先未预知的、对本路径治疗可能产生影响的情况，需要终止执行路径或延长治疗时间、增加治疗费用。医师需要在表单中明确说明。
>
> ■ 因患者方面的主观原因导致执行路径出现变异，需医师在表单中予以说明。

五、腰椎关节突综合征康复护理规范

1. 对患者进行耐心细致的解释工作，使患者树立信心，培养患者的信赖，主动配合医师治疗，提高治疗疗效。

2. 对患者进行心理开导与缓解，指导患者转移注意力，减轻疼痛。

3. 发病早期应卧床休息或支具制动，适时选择针灸或中草药治疗缓解疼痛，改善受损功能。

4. 腰痛症状明显缓解后，进行适度的日常生活活动锻炼，但要避免加重肌肉损伤的运动。

六、腰椎关节突综合征康复营养治疗规范

1. 饮食宜高营养、清淡、易消化。

2. 进食少者，适量补液。

七、腰椎关节突综合征康复健康宣教

1. 教育患者正确认识腰椎关节突出综合征，帮助患者克服对腰痛的恐惧心理及病态行为，树立战胜疾病的信心。

2. 日常生活中注意保护腰部，注意腰背部保暖，避免风寒等。

3. 保持正确的姿势，避免长时间坐位，避免腰椎过度活动，减少腰背部过度使用及受伤害的机会。

八、推荐表单

（一）医师表单

腰椎关节突综合征康复临床路径医师表单

适用对象：第一诊断为腰椎关节突综合征（ICD-10：M24.907 或 M24.908）

患者姓名：	性别：　　年龄：　　门诊号：	住院号：
住院日期：　　年　月　日	出院日期：　　年　月　日	标准住院日：10~14 天

时间	住院第 1 天	住院第 2 天	住院第 3 天
主要诊疗工作	□ 询问病史及体格检查 □ 完成病历书写 □ 开检查单 □ 上级医师查房与初期康复评定 □ 签署康复治疗知情同意书、自费项目协议书等 □ 向患者及家属交代病情及康复治疗方案	□ 上级医师查房 □ 继续进行相关检查 □ 根据相关检查结果，排除康复治疗禁忌证 □ 口服非甾体抗炎药 □ 必要时请相关科室会诊 □ 制订康复目标	□ 根据病史、体检、X 线平片、CT/MRI 等，确定治疗方案 □ 根据患者情况，行物理因子治疗 □ 完成上级医师查房记录等病历书写
重点医嘱	**长期医嘱：** □ 康复医学科护理常规 □ 二级护理 □ 饮食 □ 患者既往基础用药 □ 卧床休息 **临时医嘱：** □ 血常规、尿常规、粪便常规 □ 肝肾功能、电解质、血糖、感染性疾病筛查 □ X 线胸片、心电图、腹部彩超 □ 腰椎正侧位 X 线片 □ X 线腰椎动力位片、左右斜位片，CT，MRI，肌电图（根据患者情况选择）	**长期医嘱：** □ 康复医学科护理常规 □ 二级护理 □ 饮食 □ 患者既往基础用药 □ 非甾体抗炎药，可加用肌肉松弛剂 □ 物理因子治疗 □ 卧床休息 **临时医嘱：** □ 请相关科室会诊	**长期医嘱：** □ 康复医学科护理常规 □ 二级护理 □ 饮食 □ 患者既往基础用药 □ 非甾体抗炎药，可加用肌肉松弛剂 □ 物理因子治疗 □ 卧床休息 **临时医嘱：** □ 根据患者病情，选择腰椎快速牵引/慢速牵引 □ 局部注射治疗（根据患者情况选择）
病情变异记录	□ 无　□ 有，原因： 1. 2.	□ 无　□ 有，原因： 1. 2.	□ 无　□ 有，原因： 1. 2.
医师签名			

时间	住院第 4~8 天	住院第 9~13 天 （出院前日）	住院第 10~14 天 （出院日）
主要诊疗工作	□ 上级医师查房与中期康复评定 □ 完成病程 □ 注意疼痛及运动功能变化 □ 向患者及家属交代病情及注意事项	□ 上级医师查房，末期康复评定明确是否出院 □ 完成出院记录、病案首页、出院证明书等 □ 指导出院后康复训练方法，向患者交代出院后的注意事项，如日常生活中注意保护腰椎，避免引发腰痛复发的因素，返院复诊的时间、地点，发生紧急情况时的处理等 □ 如果患者不能出院，在病程记录中说明原因和继续治疗的方案	□ 再次向患者及家属介绍出院后注意事项，出院后治疗及家庭保健 □ 患者办理出院手续，出院
重点医嘱	**长期医嘱：** □ 康复医学科护理常规 □ 二级护理 □ 既往基础用药 □ 物理因子治疗 □ 手法治疗 □ 运动疗法 □ 针灸治疗 □ 非甾体抗炎药 □ 激素 □ 脱水（根据情况） **临时医嘱：** □ 根据病情需要下达	**长期医嘱：** □ 康复医学科护理常规 □ 二级护理 □ 基础疾病用药 **出院医嘱：** □ 出院带药：抗炎镇痛药 □ 明日出院 □ 2 周后门诊复查 □ 如有不适，随时来诊	**出院医嘱：** □ 通知出院 □ 依据病情给予出院带药及出院康复指导 □ 出院带药
病情变异记录	□ 无　□ 有，原因： 1. 2.	□ 无　□ 有，原因： 1. 2.	□ 无　□ 有，原因： 1. 2.
医师签名			

（二）护士表单

腰椎关节突综合征康复临床路径护士表单

适用对象：第一诊断为腰椎关节突综合征（ICD-10：M24.907 或 M24.908）

患者姓名：	性别：　　年龄：　　门诊号：	住院号：
住院日期：　　　年　月　日	出院日期：　　　年　月　日	标准住院日：10~14 天

时间	住院第 1 天	住院第 2 天	住院第 3 天
健康宣教	□ 入院宣教 □ 介绍主管医师、护士 □ 介绍环境、设施 □ 介绍住院注意事项 □ 介绍探视和陪伴制度 □ 介绍贵重物品制度 □ 安全宣教	□ 健康宣教 □ 康复治疗注意事项宣教 □ 疾病相关知识 □ 需要时，指导支具的使用	□ 健康宣教 □ 康复治疗注意事项宣教
护理处置	□ 核对患者，佩戴腕带 □ 建立入院护理病历 □ 协助患者留取各种标本 □ 测量体重	□ 遵医嘱完成相关检查	□ 遵医嘱完成相关检查
基础护理	□ 分级护理 □ 晨晚间护理 □ 患者安全管理	□ 分级护理 □ 根据对患者病情的轻、重、缓、急及患者自理能力的评估，给予不同级别的护理	□ 分级护理 □ 根据对患者病情的轻、重、缓、急及患者自理能力的评估，给予不同级别的护理
专科护理	□ 康复护理评定 □ 正确执行医嘱 □ 观察患者病情变化 □ 生活与心理护理	□ 正确执行医嘱 □ 观察患者病情变化 □ 生活与心理护理 □ 物理因子治疗前准备	□ 正确执行医嘱 □ 观察患者病情变化 □ 生活与心理护理 □ 牵引前准备 □ 局部注射治疗前准备（根据患者情况选择）
重点医嘱	□ 详见医嘱执行单	□ 详见医嘱执行单	□ 详见医嘱执行单
病情变异记录	□ 无　□ 有，原因： 1. 2.	□ 无　□ 有，原因： 1. 2.	□ 无　□ 有，原因： 1. 2.
护士签名			

时间	住院第 4~8 天	住院第 9~13 天 （出院前日）	住院第 10~14 天 （出院日）
健康宣教	□ 健康宣教 □ 康复治疗注意事项宣教	□ 健康宣教 □ 康复治疗注意事项宣教 □ 预防腰椎关节突综合征再次发作或加重的相关知识	□ 出院宣教 □ 复诊时间 □ 复诊地点 □ 活动与休息 □ 预防腰椎关节突综合征再次发作或加重的相关知识 □ 指导办理出院手续
护理处置	□ 遵医嘱完成相关检查	□ 遵医嘱完成相关检查	□ 办理出院手续 □ 书写出院小结
基础护理	□ 分级护理 □ 根据对患者病情的轻、重、缓、急及患者自理能力的评估，给予不同级别的护理	□ 分级护理 □ 根据对患者病情的轻、重、缓、急及患者自理能力的评估，给予不同级别的护理	□ 分级护理 □ 根据对患者病情的轻、重、缓、急及患者自理能力的评估，给予不同级别的护理
专科护理	□ 正确执行医嘱 □ 观察患者病情变化 □ 生活与心理护理	□ 正确执行医嘱 □ 观察患者病情变化 □ 生活与心理护理 □ 指导患者办理出院手续 □ 出院康复指导	□ 出院带药服用指导 □ 康复护理指导 □ 心理护理
重点医嘱	□ 详见医嘱执行单	□ 详见医嘱执行单	□ 详见医嘱执行单
病情变异记录	□ 无　□ 有，原因： 1. 2.	□ 无　□ 有，原因： 1. 2.	□ 无　□ 有，原因： 1. 2.
护士签名			

（三）患者表单

腰椎关节突综合征康复临床路径患者表单

适用对象：第一诊断为腰椎关节突综合征（ICD-10：M24.907 或 M24.908）

患者姓名：	性别：　　年龄：　　门诊号：	住院号：
住院日期：　　年　月　日	出院日期：　　年　月　日	标准住院日：10~14 天

时间	入院	康复治疗前	住院康复治疗期间
医患配合	□ 配合询问病史、收集资料，请务必详细告知既往史、用药史、过敏史 □ 配合进行体格检查 □ 有任何不适请告知医师	□ 配合完善康复治疗前相关检查，如采血、留尿、心电图、X 线胸片等 □ 配合医师完成入院康复评定 □ 医师与患者及家属介绍病情及康复治疗谈话签字	□ 配合完善相关检查 □ 配合医师进行中期评定
护患配合	□ 配合定时测量生命体征 □ 配合完成入院护理评估（简单询问病史、过敏史、用药史） □ 接受入院宣教（环境介绍、病室规定、订餐制度、贵重物品保管等） □ 配合执行探视和陪伴制度 □ 有任何不适请告知护士	□ 配合定时测量生命体征、每日询问大小便情况 □ 配合完成相关检查前准备 □ 接受饮食宣教 □ 接受药物宣教 □ 接受健康宣教 □ 接受康复治疗注意事项宣教	□ 配合定时测量生命体征、每日询问大小便情况 □ 配合完成相关检查前准备 □ 接受药物、理疗、手法、针灸、牵引、运动疗法、封闭等康复和治疗项目 □ 配合进行康复护理 □ 配合进行并发症预防 □ 接受健康宣教 □ 配合执行探视及陪伴
饮食	□ 遵医嘱饮食	□ 遵医嘱饮食	□ 遵医嘱饮食
排泄	□ 正常排尿便	□ 正常排尿便	□ 正常排尿便
活动	□ 卧床休息为主	□ 卧床休息为主	□ 遵医嘱逐步恢复正常活动

时间	出院
医患配合	□ 配合医师进行末期评定 □ 接受出院前康复指导 □ 了解复诊程序 □ 获取出院诊断书
护患配合	□ 接受出院宣教 □ 了解办理出院手续 □ 了解获取出院带药 □ 了解服药方法、作用、注意事项 □ 了解复印病历程序
饮食	□ 遵医嘱饮食
排泄	□ 正常排尿便
活动	□ 适度活动，避免疲劳
患者或家属签名	

附：原表单（2017 年版）

腰椎关节突综合征康复临床路径表单

适用对象：第一诊断为腰椎关节突综合征（ICD-10：M24.907 或 M24.908）

患者姓名：	性别：	年龄：	门诊号：	住院号：
住院日期：　年　月　日	出院日期：　年　月　日		标准住院日：10~14 天	

时间	住院第 1 天	住院第 2 天	住院第 3 天
主要诊疗工作	□ 询问病史及体格检查 □ 完成病历书写 □ 开化验单及相关检查单 □ 上级医师查房与初期康复评定 □ 签署康复治疗知情同意书、自费项目协议书等 □ 向患者及家属交代病情及康复治疗方案	□ 上级医师查房 □ 继续进行相关检查 □ 根据化验和相关检查结果，排除康复治疗禁忌证 □ 口服非甾体抗炎药 □ 必要时请相关科室会诊 □ 制订康复目标	□ 根据病史、体检、X 线平片、CT/MRI 等，确定治疗方案 □ 根据患者情况，行物理因子治疗 □ 完成上级医师查房记录等病历书写
重点医嘱	**长期医嘱：** □ 康复医学科护理常规 □ 二级护理 □ 饮食 □ 患者既往基础用药 □ 卧床休息 **临时医嘱：** □ 血常规、尿常规、粪便常规 □ 肝肾功能、电解质、血糖 □ 心电图 □ 腰椎 X 线平片、CT/MRI □ X 线胸片、肺功能、超声心动图（根据患者情况选择）	**长期医嘱：** □ 康复医学科护理常规 □ 二级护理 □ 饮食 □ 患者既往基础用药 □ 非甾体抗炎药，可加用肌肉松弛剂 □ 物理因子治疗 □ 卧床休息 **临时医嘱：** □ 请相关科室会诊	**长期医嘱：** □ 康复医学科护理常规 □ 二级护理 □ 饮食 □ 患者既往基础用药 □ 非甾体抗炎药，可加用肌肉松弛剂 □ 物理因子治疗 □ 卧床休息 **临时医嘱：** □ 根据患者病情，选择腰椎快速牵引/慢速牵引 □ 局部注射治疗（根据患者情况选择）
主要护理工作	□ 入院宣教及入院护理评定 □ 心理和生活护理	□ 宣教 □ 观察患者病情变化 □ 心理和生活护理	□ 宣教、牵引前准备 □ 观察治疗后反应
变异	□ 无　□ 有，原因： 1. 2.	□ 无　□ 有，原因： 1. 2.	□ 无　□ 有，原因： 1. 2.
护士签名			
医师签名			

时间	住院第 4~8 天	住院第 9~13 天 （出院前日）	住院第 10~14 天 （出院日）
主要诊疗工作	□ 上级医师查房与中期康复评定 □ 完成病程 □ 注意疼痛及运动功能变化 □ 向患者及家属交代病情及注意事项	□ 上级医师查房，末期康复评定明确是否出院 □ 完成出院记录、病案首页、出院证明书等 □ 指导出院后康复训练方法，向患者交代出院后的注意事项，如日常生活中注意保护腰椎，避免引发腰痛复发的因素，返院复诊的时间、地点，发生紧急情况时的处理等 □ 如果患者不能出院，在病程记录中说明原因和继续治疗的方案	□ 再次向患者及家属介绍出院后注意事项，出院后治疗及家庭保健 □ 患者办理出院手续，出院
重点医嘱	长期医嘱： □ 康复医学科护理常规 □ 二级护理 □ 既往基础用药 □ 物理因子治疗 □ 手法治疗 □ 运动疗法 □ 针灸治疗 □ 非甾体抗炎药 □ 激素 □ 脱水（根据情况） 临时医嘱： □ 根据病情需要下达	长期医嘱： □ 康复医学科护理常规 □ 二级护理 □ 基础疾病用药 □ 依据病情下达 出院医嘱： □ 出院带药：抗炎镇痛药 □ 明日出院 □ 2 周后门诊复查 □ 如有不适，随时来诊	出院医嘱： □ 通知出院 □ 依据病情给予出院带药及出院康复指导 □ 出院带药
主要护理工作	□ 正确执行医嘱 □ 随时观察患者病情变化 □ 心理与生活护理	□ 指导患者办理出院手续 □ 出院康复指导	□ 出院带药服用指导 □ 康复护理指导 □ 告知复诊时间地点
变异	□ 无　□ 有，原因： 1. 2.	□ 无　□ 有，原因： 1. 2.	□ 无　□ 有，原因： 1. 2.
护士签名			
医师签名			

第十四章

截肢后康复临床路径释义

【医疗质量控制指标】

指标一、残肢愈合良好。

指标二、残肢残余运动感觉功能得到改善或恢复。

指标三、基本具备装配临时假肢条件或正式假肢条件。

指标四、安装假肢后能完成简单抓握或短距离负重行走。

一、截肢编码

1. 原编码：

疾病名称及编码：肩和上臂创伤性切断（ICD-10：S48）

前臂创伤性切断（ICD-10：S58）

腕和手创伤性切断（ICD-10：S68）

髋和大腿创伤性切断（ICD-10：S78）

小腿创伤性切断（ICD-10：S88）

踝和足创伤性切断（ICD-10：S98）

2. 修改编码：

疾病名称及编码：四肢后天性缺失（ICD-10：Z89）

二、临床路径检索方法

Z89

三、国家医疗保障疾病诊断相关分组（CHS-DRG）

MDCI　肌肉骨骼疾病及功能障碍

XRI　康复，不伴并发症或合并症

XR2　其他康复，不伴并发症或合并症

四、截肢后康复临床路径标准住院流程

（一）适用对象

第一临床诊断为截肢术后，且已行骨科相应处理，生命体征稳定。肩和上臂创伤性切断（ICD-10：S48），前臂创伤性切断（ICD-10：S58），腕和手创伤性切断（ICD-10：S68），髋和大腿创伤性切断（ICD-10：S78），小腿创伤性切断（ICD-10：S88），踝和足创伤性切断（ICD-10：S98）。

> 释义
>
> ■ 适用对象编码参见第一部分。
>
> ■ 本路径适用对象为临床诊断为截肢术后的患者，如合并截肢残端不良等并发症，需进入其他路径。

（二）诊断依据

根据《临床诊疗指南·物理医学与康复分册》（中华医学会编著，人民卫生出版社，2005），《康复医学（第6版）》（黄晓琳、燕铁斌主编，人民卫生出版社，2018）。

1. 临床表现：
（1）疼痛、肿胀。
（2）运动障碍。
（3）感觉障碍。
（4）关节活动受限。
（5）截肢相邻关节挛缩畸形。

2. 影像学检查：X线检查，确定截肢平面及骨残端情况。

> **释义**
>
> ■ 本路径的制订主要参考国内权威参考书籍和诊疗指南。
>
> ■ 病史和临床表现是截肢的诊断依据，多因创伤或老年病性相关并发症而致。临床表现：①肢体缺失；②残肢疼痛、肿胀；③运动障碍；④感觉障碍；⑤关节活动受限；⑥残肢相邻关节挛缩畸形。如出现残端神经瘤、残端骨刺形成、残端破溃、愈合不良、感染等，需进入其他相应路径。

（三）康复评定

根据《临床诊疗指南·物理医学与康复分册》（中华医学会编著，人民卫生出版社，2005）、《康复医学（第6版）》（黄晓琳、燕铁斌主编，人民卫生出版社，2018）。

入院后3天内进行初期康复评定，住院期间根据功能变化情况，于4~15天进行一次中期评定，出院前进行末期评定。评定内容包括：

1. 全身状况的评定。
2. 残肢的评定：皮肤情况、残肢畸形、残肢长度及周径、残端形状、残端神经瘤情况。
3. 残肢疼痛的评定。
4. 感觉功能的评定。
5. 肌力评定。
6. 关节活动度的评定。
7. 平衡功能评定。
8. 步态分析（适用于下肢截肢患者穿戴假肢后）。
9. 穿戴临时假肢后的评定（适用于穿戴临时假肢后）。
10. 穿戴正式假肢后的评定（适用于穿戴正式假肢后）。
11. 日常生活活动能力的评定及参与评定。

> **释义**
>
> ■ 评定内容包括：①全身状况的评定；②残肢的评定：皮肤情况、残肢畸形、残肢长度及周径、残端形状、残端神经瘤情况；③残肢疼痛的评定；④感觉功能的评定；⑤肌力评定；⑥关节活动度的评定；⑦平衡功能评定；⑧穿戴临时假肢后的评定（适用于穿戴临时假肢后）；⑨穿戴正式假肢后的评定（适用于穿戴正式假肢后）；

⑩步态分析（适用于下肢截肢患者穿戴假肢后）；⑪日常生活活动能力的评定及参与评定。

（四）治疗方案的选择

根据《临床诊疗指南·物理医学与康复分册》（中华医学会编著，人民卫生出版社，2005）、《康复医学（第6版）》（黄晓琳、燕铁斌主编，人民卫生出版社，2018）。

1. 体位摆放。
2. 物理因子治疗。
3. 运动疗法。
4. 作业治疗。
5. 安装（临时或正式）假肢后的训练。
6. 康复护理。
7. 心理康复。
8. 并发症的处理。

> **释义**
>
> ■入院后应针对患者的截肢部位、残肢长度、残存肌力、相关关节活动度等情况进行系统康复评估，根据评估的结果进行相关的康复治疗。
>
> ■康复方案：
>
> 康复方案是根据患者的病史、临床表现、体格检查、辅助检查、专科功能评估，以及患者及其家属的康复愿望，并综合现有条件、康复近期目标和远期目标，由康复医师领导的康复治疗组共同制订。康复医师、康复治疗师和康复护士及康复工程人员应当对患者的现病史、既往史、工作史、家族史、功能状况和兴趣爱好等要有全面的了解，完善康复方案奠定基础，亦为下一步假肢的安装及适配做相应的准备。具体包括：①体位摆放；②物理因子治疗；③残肢塑形；④运动疗法；⑤作业治疗；⑥假肢的制作和适配；⑦安装（临时或正式）假肢后的训练；⑧康复护理；⑨心理康复；⑩并发症的处理。

（五）标准住院日为14~21天

> **释义**
>
> ■入院检查后开始相关临床治疗和康复治疗，总住院时间不超过21天符合本路径要求。

（六）进入临床路径标准

1. 第一诊断必须符合肢体截肢后，骨科明确诊断。
2. 病情稳定，有康复治疗需求。

3. 当患者同时具有其他疾病诊断，但在住院期间不需要特殊处理也不影响第一诊断的临床路径流程实施时，可以进入路径。

> **释义**
>
> ■ 进入路径的第一诊断为截肢术后。

(七) 住院期间检查项目 (可根据患者近一月内的检查化验结果进行选择)

1. 必查项目：
(1) 血常规、尿常规、粪便常规。
(2) 肝肾功能、电解质、血糖、凝血功能。
(3) 感染性疾病筛查 (乙型肝炎、丙型肝炎、梅毒、艾滋病等)。
(4) X 线胸片、心电图检查、腹部彩超。
(5) 相关部位 X 线片检查。
2. 可选项目：残肢 MRI 或 CT、肌电图、局部超声检查等。

> **释义**
>
> ■ 血常规、尿常规、粪便常规是最基本的三大常规检查，进入路径的患者均需完成。肝肾功能、电解质、血糖、血脂、凝血功能以及感染性疾病筛查 (乙型肝炎、丙型肝炎、梅毒、艾滋病等) 和心电图检查可评估有无基础疾病，是否影响住院时间、费用及其治疗。若无禁忌证患者均应行截肢后残端及近端关节 X 线检查。
>
> ■ 如需进一步了解残端软组织、神经瘤等情况可能需要进行彩超、MRI 等检查，若伴有神经损伤的可进行神经电生理检查。

(八) 康复方案

根据《临床诊疗指南·物理医学与康复分册》(中华医学会编著，人民卫生出版社，2005)、《康复医学 (第 6 版)》(黄晓琳、燕铁斌主编，人民卫生出版社，2018)。
1. 临床常规治疗。
2. 康复治疗：
(1) 术后残端处理：如弹力绷带包扎残端、合理的残肢体位摆放等。
(2) 物理因子治疗。
(3) 运动疗法。
(4) 作业治疗。
(5) 安装 (临时或正式) 假肢后的训练。
(6) 康复护理。
(7) 心理康复。
(8) 并发症处理：如残肢皮肤破溃、残肢关节挛缩、残肢痛等。

> **释义**
>
> ■ 患者入院后应完成所有必要的检查项目及康复评定，根据评定的结果进行系统的康复治疗，包括术后残端的塑形、物理治疗、作业疗法、心理疏导，以及各种并发症的预防与处理，并观察临床表现和受损功能是否改善，已达到预期康复目标，可酌情完成临时假肢的安装及训练。
>
> ■ 康复治疗：①术后残端处理：如弹力绷带包扎残端、合理的残肢体位摆放等；②物理因子治疗；③运动疗法；④作业治疗；⑤假肢的制作和适配；⑥安装（临时或正式）假肢后的训练；⑦康复护理；⑧心理康复；⑨并发症处理：如残肢皮肤破溃、残肢关节挛缩、残肢痛等。

（九）出院标准

1. 临床病情稳定。
2. 残肢功能逐步恢复良好，理解并掌握患肢安全活动方法。

> **释义**
>
> ■ 出院标准：临床病情稳定；残肢术口愈合良好，残肢功能良好；能正确穿戴并安全使用假肢。

（十）变异及原因分析

1. 合并其他严重疾病而影响第一诊断者需退出路径。
2. 住院期间出现残肢术口愈合不良、关节挛缩、骨化性肌炎等或严重并发症，需要进一步诊治或转科治疗，需退出路径。
3. 既往合并有其他系统疾病，可能导致既往疾病加重而需要治疗，导致住院时间延长和住院费用增加。

> **释义**
>
> ■ 按标准康复治疗方案如患者受损功能改善不明显，或因伤口愈合不良、感染、严重的神经痛等并发症的出现而影响康复治疗，需转入相应路径。
>
> ■ 因患者方面的主观原因导致执行路径出现变异，需医师在表单中予以说明。

五、截肢后康复护理规范

1. 良肢位摆放：大腿截肢后髋关节应保持伸直位，避免在腰下和残肢下方垫枕头，避免在两腿之间放入枕头，以防止髋关节屈曲外展畸形。小腿截肢术后膝关节应维持伸直位，卧位时应伸直膝关节，避免在膝下垫枕头。
2. 残肢弹性绷带包扎塑型：截肢术后或伤口折线后，持续用弹性绷带包扎残肢，以减少残肢肿胀，促进残肢定型。
3. 残肢脱敏，耐压耐磨训练：在手术创面愈合后，应进行残肢皮肤的脱敏和耐压耐磨训练，可用较软的毛巾、棉布反复按摩和按压残端皮肤，增加皮肤耐磨耐压能力。

六、截肢后康复营养治疗规范

饮食宜高蛋白、各种维生素及营养均衡的食物，以有利于患者创面愈合和功能康复。

七、截肢后康复健康宣教

1. 做好残肢卫生：术后残肢皮肤应保持清洁和干燥，每日睡前用温水清洗残肢，再用干毛巾擦干。

2. 介绍假肢基本知识、假肢使用方法及相关注意事项。

八、推荐表单

（一）医师表单

截肢后康复临床路径医师表单

适用对象：第一诊断为肢体截肢后，且已行骨科相应治疗

患者姓名：		性别：	年龄：	门诊号：	住院号：
住院日期：	年 月 日	出院日期：	年 月 日		标准住院日：14~21 天

时间	住院第 1 天	住院第 2 天	住院第 3 天
主要诊疗工作	□ 询问病史及体格检查 □ 早期康复评定 □ 开出辅助检查项目 □ 开出饮食要求 □ 阅读 X 线、CT 或 MRI 等影像学资料 □ 做出初步诊断 □ 筛查是否适合康复治疗 □ 签订相关医疗文书及项目实施协议 □ 完成首次病程记录和入院记录	□ 主治医师查房 □ 完成上级医师首次查房记录 □ 制订近期与远期康复目标 □ 完成初期康复评价，制订康复治疗方案 □ 观察病情变化，并及时与患者家属沟通病情及预后 □ 根据患者功能情况，制订康复计划（物理疗法、作业疗法、心理康复等） □ 安排康复训练	□ 主任/副主任医师查房 □ 根据患者病情调整治疗方案和检查项目 □ 完成上级医师查房记录 □ 向患者及家属介绍病情及相关检查结果 □ 相关科室会诊 □ 复查结果异常的检查 □ 继续康复训练
重点医嘱	**长期医嘱：** □ 康复医学科护理常规 □ 二级护理 □ 饮食 □ 评估残肢基本情况 □ 物理因子治疗 **临时医嘱：** □ 血常规、尿常规、粪便常规 □ 肝功能、肾功能、生化、血脂（含同型半胱氨酸）、凝血系列（含国际标准化比值） □ 乙型肝炎五项、丙型肝炎病毒抗体、人类免疫缺陷病毒抗体、梅毒抗体 □ 心电图、残肢 X 线、CT 或 MRI	**长期医嘱：** □ 康复医学科护理常规 □ 二级护理 □ 饮食 □ 根据病情选择补充钙质或减轻患肢痛的药物 □ 其他药依据病情下达 □ 运动疗法、作业治疗 □ 根据残肢近端关节评估情况，选择关节松动训练或关节粘连传统松解术 □ 物理因子治疗 **临时医嘱：** □ 复查结果异常的指标 □ 初期康复评定 □ 安排康复治疗	**长期医嘱：** □ 康复医学科护理常规 □ 二级护理 □ 饮食 □ 根据病情选择补充钙质或减轻患肢痛的药物 □ 其他药依据病情下达 □ 运动疗法、作业治疗 □ 根据残肢近端关节评估情况，选择关节松动训练或关节粘连传统松解术 □ 物理因子治疗 **临时医嘱：** □ 依据病情需要下达
病情变异记录	□ 无　□ 有，原因： 1. 2.	□ 无　□ 有，原因： 1. 2.	□ 无　□ 有，原因： 1. 2.
医师签名			

时间	住院第 4~15 天	住院第 16~20 天 （出院前日）	住院第 21 天 （出院日）
主要诊疗工作	□ 主治医师查房（3 次/周） □ 主任/副主任医师查房 　（2 次/周） □ 书写病程记录 □ 完成上级医师查房记录 □ 继续观察病情变化，并及时 　与患者家属沟通 □ 康复治疗 □ 完成中期康复评定 □ 根据患者康复评定情况，调 　整治疗方案和检查项目	□ 三级医师查房 □ 康复医学科查体，评估残肢 　愈合情况及功能变化情况。 　注：如该段时间内安装假肢， 　需对（临时或正式）假肢的 　使用情况进行评估 □ 根据患者康复评定情况，调 　整治疗方案和检查项目 □ 书写病程记录 □ 完成上级医师查房记录 □ 向患者及家属介绍病情及相 　关检查结果 □ 继续康复治疗 □ 完成末期康复评定	□ 三级医师查房 □ 康复医学科查体，评估残 　肢愈合情况及功能变化情 　况。注：如已安装假肢， 　需对（临时或正式）假肢 　的使用情况进行评估 □ 书写病程记录 □ 根据患者病情拟定出院后 　治疗方案和需要定期复查 　项目 □ 出院前康复指导 □ 办理出院手续
重点医嘱	**长期医嘱：** □ 康复医学科护理常规 □ 二级护理 □ 饮食 □ 根据病情选择补充钙质或减 　轻患肢痛的药物 □ 其他用药依据病情下达 □ 运动疗法、作业治疗 □ 关节松动训练或关节粘连传 　统松解术 □ 物理因子治疗 **临时医嘱：** □ 中期康复评定 □ 依据病情需要下达	**长期医嘱：** □ 康复医学科护理常规 □ 二级护理 □ 饮食 □ 根据病情选择补充钙质或减 　轻患肢痛的药物 □ 其他用药依据病情下达 **临时医嘱：** □ 复查血常规、生化及其他异 　常实验室检查 □ 依据病情需要下达 □ 末期康复评定	**出院医嘱：** □ 通知出院 □ 依据病情给予出院带药及 　出院康复指导 □ 出院带药
病情变异记录	□ 无　□ 有，原因： 1. 2.	□ 无　□ 有，原因： 1. 2.	□ 无　□ 有，原因： 1. 2.
医师签名			

（二）护士表单

截肢后康复临床路径护士表单

适用对象：第一诊断为肢体截肢后，且已行骨科相应治疗

患者姓名：	性别：　　　年龄：　　门诊号：		住院号：
住院日期：　　年　月　日	出院日期：　　　年　月　日		标准住院日：14~21 天

时间	住院第 1 天	住院第 2 天	住院第 3 天
主要护理工作	□ 介绍病房环境、设施和设备 □ 体位摆放 □ 入院宣教及护理评定	□ 正确执行医嘱 □ 每日护理评估 □ 心理与生活护理	□ 正确执行医嘱 □ 每日护理评定 □ 心理与生活护理
病情变异记录	□ 无　□ 有，原因： 1. 2.	□ 无　□ 有，原因： 1. 2.	□ 无　□ 有，原因： 1. 2.
护士签名			

时间	住院第 4~15 天	住院第 16~20 天 （出院前日）	住院第 21 天 （出院日）
主要护理工作	□ 正确执行医嘱 □ 每日护理评定 □ 心理与生活护理	□ 指导患者办理出院手续 □ 出院康复指导	□ 出院带药服用指导 □ 康复护理指导 □ 告知复诊时间和地点
病情变异记录	□ 无　□ 有，原因： 1. 2.	□ 无　□ 有，原因： 1. 2.	□ 无　□ 有，原因： 1. 2.
护士签名			

（三）患者表单

截肢后康复临床路径患者表单

适用对象：第一诊断为肢体截肢后，且已行骨科相应治疗

患者姓名：	性别：	年龄：	门诊号：	住院号：

住院日期： 年 月 日	出院日期： 年 月 日	标准住院日：14～21 天

时间	入院	康复治疗前	住院康复治疗期间
医患配合	□ 配合询问病史、收集资料，请务必详细告知既往史、用药史、过敏史 □ 配合进行体格检查 □ 有任何不适请告知医师	□ 配合完善康复治疗前相关检查，如采血、留尿、心电图、残端X线、X线胸片、超声、肌电图等 □ 配合医师/治疗师完成入院康复评定 □ 医师向患者及家属介绍病情及康复治疗谈话签字	□ 配合完善相关检查 □ 配合医师/治疗师进行康复治疗 □ 配合医师/治疗师进行中期评定
护患配合	□ 配合定时测量生命体征 □ 配合完成入院护理评估（简单询问病史、过敏史、用药史） □ 接受入院宣教（环境介绍、病室规定、订餐制度、贵重物品保管等） □ 配合执行探视和陪伴制度 □ 有任何不适请告知护士	□ 配合定时测量生命体征、每日询问大小便情况 □ 配合完成相关检查前准备 □ 接受饮食宣教 □ 接受药物宣教 □ 接受健康宣教 □ 接受康复治疗注意事项宣教	□ 配合定时测量生命体征、每日询问大小便情况 □ 配合完成相关检查前准备 □ 接受药物、理疗、手法、针灸、牵引、运动疗法、封闭等康复和治疗项目 □ 配合进行康复护理 □ 配合进行并发症预防 □ 接受健康宣教 □ 配合执行探视及陪伴
饮食	□ 遵医嘱饮食	□ 遵医嘱饮食	□ 遵医嘱饮食
排泄	□ 正常排尿便	□ 正常排尿便	□ 正常排尿便
活动	□ 卧床休息为主	□ 卧床休息为主	□ 遵医嘱逐步恢复正常活动

时间	出院
医患配合	□ 配合医师/治疗师进行末期评定 □ 接受出院前康复指导 □ 了解复诊程序 □ 获取出院诊断书
护患配合	□ 接受出院宣教 □ 了解办理出院手续 □ 了解获取出院带药 □ 了解服药方法、作用、注意事项 □ 了解复印病历程序
饮食	□ 遵医嘱饮食
排泄	□ 正常排尿便
活动	□ 适度活动，避免疲劳
患者或家属签名	

附：原表单（2017 年版）

截肢后康复临床路径表单

适用对象：第一诊断为肢体截肢后，且已行骨科相应治疗

患者姓名：	性别：	年龄：	门诊号：	住院号：
住院日期：　　年　月　日	出院日期：　　年　月　日		标准住院日：14～21 天	

时间	住院第 1 天	住院第 2 天	住院第 3 天
主要诊疗工作	□ 询问病史及体格检查 □ 早期康复评定 □ 开出辅助检查项目 □ 开出饮食要求 □ 阅读 X 线片、CT 或 MRI 等影像学资料 □ 做出初步诊断 □ 筛查是否适合康复治疗 □ 签订相关医疗文书及项目实施协议 □ 完成首次病程记录和入院记录	□ 主治医师查房 □ 书写病程记录 □ 完成上级医师查房记录 □ 制订康复目标 □ 完成初期康复评价，制订康复治疗方案 □ 观察病情变化，并及时与患者家属沟通病情及预后 □ 根据患者功能情况，制订康复计划（物理疗法、作业治疗、心理康复等） □ 开始康复训练	□ 主任（副主任）医师查房 □ 根据患者病情调整治疗方案和检查项目 □ 完成上级医师查房记录 □ 向患者及家属介绍病情及相关检查结果 □ 相关科室会诊 □ 复查结果异常的检查 □ 继续康复训练
重点医嘱	**长期医嘱：** □ 康复医学科护理常规 □ 二级护理 □ 饮食 □ 评估残肢基本情况 □ 物理因子治疗 **临时医嘱：** □ 血常规、尿常规、粪便常规 □ 肝功能、肾功能、生化、血脂（含同型半胱氨酸）、凝血系列（含国际标准化比值） □ 乙型肝炎五项、丙型肝炎病毒抗体、人类免疫缺陷病毒抗体、梅毒抗体 □ 心电图、残肢 X 线、CT 或 MRI	**长期医嘱：** □ 康复医学科护理常规 □ 二级护理 □ 饮食 □ 根据病情选择补充钙质的药物 □ 其他用药依据病情下达 □ 运动疗法、作业治疗 □ 关节松动训练或关节粘连传统松解术 □ 物理因子治疗 **临时医嘱：** □ 复查结果异常的指标 □ 申请康复治疗 □ 初期康复评定	**长期医嘱：** □ 康复医学科护理常规 □ 二级护理 □ 饮食 □ 根据病情选择补充钙质的药物 □ 其他用药依据病情下达 □ 运动疗法、作业治疗 □ 关节松动训练或关节粘连传统松解术 □ 物理因子治疗 **临时医嘱：** □ 依据病情需要下达
主要护理工作	□ 介绍病房环境、设施和设备 □ 体位摆放 □ 入院宣教及护理评定	□ 正确执行医嘱 □ 每日护理评估 □ 心理与生活护理	□ 正确执行医嘱 □ 每日护理评定 □ 心理与生活护理
病情变异记录	□ 无　□ 有，原因： 1. 2.	□ 无　□ 有，原因： 1. 2.	□ 无　□ 有，原因： 1. 2.
护士签名			
医师签名			

时间	住院第 4~15 天	住院第 16~20 天 （出院前日）	住院第 21 天 （出院日）
主要诊疗工作	□ 主治医师查房（3 次/周） □ 主任/副主任医师查房（2 次/周） □ 书写病程记录 □ 完成上级医师查房记录 □ 继续观察病情变化，并及时与患者家属沟通 □ 康复治疗 □ 完成中期康复评定，调整康复治疗方案 □ 根据患者康复评定情况，调整治疗方案和检查项目	□ 三级医师查房 □ 康复医学科查体，评估残肢愈合情况及功能变化情况。注：如该段时间内安装假肢，需对（临时或正式）假肢的使用情况进行评估 □ 根据患者康复评定情况，调整治疗方案和检查项目 □ 书写病程记录 □ 完成上级医师查房记录 □ 向患者及家属介绍病情及相关检查结果 □ 继续康复治疗 □ 完成末期康复评定	□ 三级医师查房 □ 康复医学科查体，评估残肢愈合情况及功能变化情况。注：如已安装假肢，需对（临时或正式）假肢的使用情况进行评估 □ 书写病程记录 □ 根据患者病情拟定出院后治疗方案和需要定期复查项目 □ 出院前康复指导 □ 办理出院手续
重点医嘱	长期医嘱： □ 康复医学科护理常规 □ 二级护理 □ 饮食 □ 根据病情选择补充钙质的药物 □ 其他用药依据病情下达 □ 运动疗法、作业治疗 □ 关节松动训练或关节粘连传统松解术 □ 物理因子治疗 临时医嘱： □ 中期康复评定 □ 依据病情需要下达	长期医嘱： □ 康复医学科护理常规 □ 二级护理 □ 饮食 □ 根据病情选择补充钙质的药物 □ 其他用药依据病情下达 临时医嘱： □ 复查血常规、生化及其他异常实验室检查 □ 依据病情需要下达 □ 末期康复评定	出院医嘱： □ 通知出院 □ 依据病情给予出院带药及出院康复指导 □ 出院带药
主要护理工作	□ 正确执行医嘱 □ 每日护理评定 □ 心理与生活护理	□ 指导患者办理出院手续 □ 出院康复指导	□ 出院带药服用指导 □ 康复护理指导 □ 告知复诊时间和地点
病情变异记录	□ 无　□ 有，原因： 1. 2.	□ 无　□ 有，原因： 1. 2.	□ 无　□ 有，原因： 1. 2.
护士签名			
医师签名			

第十五章

肩关节不稳康复临床路径释义

【医疗质量控制指标】

指标一、诊断需结合病史、临床表现和影像学检查。

指标二、康复治疗强调基于循证医学证据的个体化康复。

指标三、康复治疗无效的患者应转介患者手术治疗。

指标四、药物需有指征用药。

一、肩关节不稳编码

1. 原编码：

疾病名称及编码：肩关节脱位（ICD-10：S43.0）

肩关节扭伤和劳损（ICD-10：S43.4）

2. 修改编码：

疾病名称及编码：关节不稳定（ICD-10：M25.301）

肩关节扭伤后遗症（ICD-10：T92.303）

肩关节劳损后遗症（ICD-10：T92.304）

二、临床路径检索方法

M25.301/ T92.303/ T92.304

三、国家医疗保障疾病诊断相关分组（CHS-DRG）

MDCI 肌肉、骨骼疾病及功能障碍

IU1 骨病及其他关节病

MDCX 影响健康因素及其他就医情况

XR2 其他康复治疗

四、肩关节不稳康复临床路径标准住院流程

（一）适用对象

第一诊断为肩关节不稳［肩关节脱位（ICD-10：S43.0），肩关节扭伤和劳损（ICD-10：S43.4）］。

> 释义
>
> ■ 适用对象编码参见以上。
>
> ■ 本路径适用对象为临床诊断为各种原因导致的肩关节不稳定，通常指盂肱关节失稳或半脱位。如创伤或非创伤引起的向前方、前下、后下、后方及前上方单向或多向脱位与半脱位。随着肩关节外科临床及基础研究的进展，肩关节不稳的内涵逐渐扩大，如运动撞击过猛创伤而发生或过度使用缓慢发生肩韧带与肌肉被拉长，局部无力、疼痛、关节囊松弛，发生肩关节复合体内在稳定与运动之间平衡的交换无力

等也归类为肩关节不稳。其他如肩峰撞击综合征、肩袖损伤等导致的肩关节不稳亦可进入该路径。

(二) 诊断依据

根据《临床诊疗指南·物理医学与康复分册》(中华医学会编著,人民卫生出版社,2005)。

1. 肩关节外伤史,肩部反复劳损史。
2. 肩前侧疼痛、肩部无力、肌萎缩。惧怕患肩外展、外旋,方肩畸形。
3. 影像学检查:主要了解有无合并骨折及肩关节损伤情况。

> **释义**
>
> ■ 本路径的制订主要参考国内权威参考书籍和诊疗指南。
>
> ■ 肩关节不稳定的诊断主要依据患者的发病年龄、病史、临床症状、详细的体检。患者病史中常有疼痛、乏力、恐惧感及肩部"滑进滑出"、"不稳定感"等,查体时需注意关节盂的凹陷度和不稳定的方向。常用于评估肩关节松弛度的试验包括:负荷试验、前后抽屉试验、凹陷征;常用于评估肩关节不稳定的试验有:恐惧试验、复位试验、加强试验、撒力试验。
>
> ■ X线检查的目的在于明确是否存在肩盂的骨质缺损、骨性损伤及盂肱关节骨性关节炎的程度。对于高度怀疑肩关节不稳而X线检查仍不能确诊的,可行肩关节超声/CT/MRI检查,MRI检查在肩袖损伤时应用比较广泛。

(三) 康复评定

根据《临床诊疗指南·物理医学与康复分册》(中华医学会编著,人民卫生出版社,2005)。分别于入院后1~3天进行初期康复评定,入院后7~8天进行中期康复评定,出院前进行末期康复评定。

1. 患者一般情况:包括意识、生命体征、睡眠和大小便等基本情况。
2. 关节松弛度评定。
3. 肩关节脱位程度评定。
4. 肌力评定。
5. 关节活动范围评定。
6. 疼痛评定。
7. 日常生活活动能力评定。
8. 社会参与能力评定。

> **释义**
>
> ■ 康复评定是诊断肩关节不稳、合理制订康复治疗计划的初步依据,系统的康复评定不仅可以了解患者损伤及障碍的情况,制订切实可行的康复治疗方案,做到有的放矢,同时可以保障确切的疗效。肩关节不稳的康复评定临床路径包括患者的

一般情况、关节松弛度、脱位情况、关节活动度、肌力障碍、疼痛及对日常生活活动能力与社会参与能力等多方面。

（四）治疗方案的选择

根据《临床诊疗指南·物理医学与康复分册》（中华医学会编著，人民卫生出版社，2005）、《康复医学（第6版）》（黄晓琳、燕铁斌主编，人民卫生出版社，2018）。

1. 体位摆放。
2. 物理因子治疗。
3. 关节活动度训练。
4. 肌力训练。
5. 日常生活活动能力训练。

> **释义**
>
> ■ 有效的康复治疗与准确的康复评定有关，而不同类型的肩关节不稳其训练侧重点也不尽相同。根据肩关节的解剖和生物力学原理，采用合理的体位摆放盂肱关节，可避免产生肩峰"撞击"和对关节囊韧带的过度牵拉，加重关节松弛或脱位。对于静力性稳定结构急性损伤时，甚至有必要限制肩关节运动。但时间不可过长，长时间的制动会导致肩关节囊挛缩、肌力进一步下降加重肩关节不稳，适度的运动疗法不仅能保持肌力，还可以维持或改善肩关节活动度。此外，在运动训练中还需要特别注意肩胛骨的稳定性作用、保持肩胛与胸壁的正常关系、保持肩胛和肱骨的正常运动节律，这些对于提高肩关节的稳定性有重要的作用。物理因子治疗能够适时地起到消除急性或亚急性机械性炎症和肿胀、疼痛等，为恢复期关节活动度及肌力训练创造条件，常用于消除局部软组织肿胀、疼痛的治疗有超短波、磁疗、超声波等治疗，其效果较好。

（五）标准住院日为 10~14 天

> **释义**
>
> ■ 对于怀疑肩关节不稳的患者入院后，应在1~3天内完成入院康复评估和相关检查，确诊后，根据不稳定的类型进行系统的康复治疗，7~8天后可进行中期康复评估，10~14天时基本掌握训练方法，完成出院评估后，可门诊继续治疗或回家进行正确的训练。

（六）进入路径标准

1. 肩关节外伤史，肩部反复劳损史。
2. 当患者同时具有其他疾病诊断，但在住院期间不需要特殊处理也不影响第一诊断的临床路径流程实施时，可以进入路径。

> **释义**
>
> ■ 明确的病史和体格检查后符合本病的可直接进入肩关节不稳的临床路径，以本病为第一诊断的也可直接进入该临床路径。

（七）住院期间的辅助检查项目

1. 必须检查的项目：
（1）血常规、尿常规、粪便常规。
（2）肝肾功能、电解质、血糖、血脂、感染性疾病筛查（乙型肝炎、丙型肝炎、梅毒、艾滋病等）。
（3）心电图。
（4）患肩 X 线片。
2. 根据具体情况可选择的检查项目：患肩 CT、MRI、肌电图、局部超声检查、凝血功能、心肌酶谱、X 线胸片、肺功能、超声心动图等。

> **释义**
>
> ■ 血常规、尿常规、粪便常规是入院患者最基本的三大常规检查，进入路径的患者均需完成。肝肾功能、电解质、血糖、血脂、感染性疾病筛查、心电图可评估有无基础疾病，是否影响住院时间、费用及其治疗预后。
>
> ■ 由于本病临床表现、查体常不典型，必要时需行肩关节 CT、MRI、局部超声检查等进一步明确，当患者同时具有其他心肺疾病或怀疑合并其他相关疾病的可完善凝血功能、心肌酶谱、X 线胸片、肺功能、超声心动图等相应检查。

（八）出院标准

1. 肩部疼痛缓解。
2. 患肩关节活动度恢复，功能已达到平台期。

> **释义**
>
> ■ 患者出院前应完成入院康复评估相关项目，观察肩关节肌肉力量、关节活动度、疼痛程度等相关指标，日常生活自理能力是否有改善。或患者肩部及相关受损功能逐步恢复良好，理解并掌握患肢安全活动方法亦可出院后继续康复训练。

（九）变异及原因分析

1. 合并其他严重疾病而影响第一诊断者需退出路径。
2. 辅助检查结果异常，需要复查，导致住院时间延长和住院费用增加。
3. 住院期间病情加重，出现并发症，需要进一步诊治，导致住院时间延长和住院费用增加。
4. 既往合并有其他系统疾病，住院期间既往疾病加重而需要治疗，导致住院时间延长和住院费用增加。

> **释义**
>
> ■ 按标准治疗方案如患者肩关节活动度、肌肉力量或者疼痛改善不明显，发现其他严重基础疾病，需调整药物治疗或继续其他基础疾病的治疗，则终止本路径。
>
> ■ 住院期间检查发现患者伴骨折或需进行手术的患者可终止本路径。
>
> ■ 住院期间有新发或既往疾病加重需要紧急处理或影响本病治疗的可终止本路径。
>
> ■ 因患者主观原因不配合治疗，导致执行路径出现变异，持续时间较长或者过程反复者，需医师在表单中予以说明。

五、肩关节不稳康复护理规范

1. 心理护理：消除患者对运动的恐惧和担心等不良情绪。
2. 指导肩关节、肘、腕关节体位摆放。
3. 冷敷：急性阶段或疼痛及肿胀明显予以局部冷敷，10~20分钟/次，3~4次/天。
4. 对疼痛患者，必要时给予服用镇痛药物。

六、肩关节不稳康复营养治疗规范

正常饮食。

七、肩关节不稳康复健康宣教

1. 教育患者如何进行活动限制、疼痛管理及日常生活活动。
2. 指导患者避免关节囊前后结构应力增加的危险动作。
3. 教育患者避免过度负重或做出迅速突然的动作，避免再损伤。
4. 出院后教育（患者随访计划）。

八、推荐表单

（一）医师表单

肩关节不稳康复临床路径医师表单

适用对象：第一诊断为肩关节不稳

患者姓名：	性别：　　年龄：　　门诊号：	住院号：
住院日期：　　年　月　日	出院日期：　　年　月　日	标准住院日：10～14 天

时间	住院第 1 天	住院第 2 天	住院第 3 天
主要诊疗工作	□ 询问病史及体格检查 □ 完成病历书写 □ 开检查单 □ 初期康复评定 □ 签署康复治疗知情同意书、自费项目协议书等 □ 向患者及家属交代病情及康复治疗方案	□ 主治医师查房，完成相关病历书写 □ 根据相关检查结果，排除康复治疗禁忌证 □ 拟定康复治疗方案 □ 制订康复目标 □ 必要时请相关科室会诊	□ 上级医师查房，检查患肩感觉运动情况等，根据情况调整具体治疗方案 □ 进一步明确康复治疗方案
重点医嘱	长期医嘱： □ 康复医学科护理常规 □ 二级护理 □ 饮食 □ 患者基础用药 □ 体位摆放 临时医嘱： □ 血常规、尿常规、粪便常规 □ 肝肾功能、电解质、血糖 □ 心电图 □ 患肩 X 线片 □ CT、MRI、局部超声检查、X 线胸片（根据患者情况选择）	长期医嘱： □ 康复医学科护理常规 □ 二级护理 □ 饮食 □ 患者基础用药 □ 体位摆放 □ 物理因子治疗 □ 肌力训练 □ 关节活动度训练 临时医嘱： □ 据病情需要可请相关科室会诊	长期医嘱： □ 康复医学科护理常规 □ 二级护理 □ 饮食 □ 患者基础用药 □ 体位摆放 □ 物理因子治疗 □ 肌力训练 □ 关节活动度训练 临时医嘱： □ 根据病情需要下达
病情变异记录	□ 无　□ 有，原因： 1. 2.	□ 无　□ 有，原因： 1. 2.	□ 无　□ 有，原因： 1. 2.
医师签名			

时间	住院第 4~8 天	住院第 9~13 天 （出院前日）	住院第 14 天 （出院日）
主要 诊疗 工作	□ 中期康复评定 □ 根据患者情况，随时调整治疗方案	□ 末期康复评定 □ 指导出院后康复训练方案：如体位摆放、主动抗阻训练过程等	□ 再次向患者及家属介绍出院后注意事项，出院后治疗及家庭保健 □ 患者办理出院手续，出院
重 点 医 嘱	**长期医嘱：** □ 康复医学科护理常规 □ 二级护理 □ 饮食 □ 患者既往基础用药 □ 体位摆放 □ 物理因子治疗 □ 肌力训练 □ 关节活动度训练 □ 日常生活活动训练 **临时医嘱：** □ 根据病情需要下达	**长期医嘱：** □ 康复医学科护理常规 □ 二级护理 □ 饮食 □ 患者既往基础用药 □ 体位摆放 □ 物理因子治疗 □ 肌力训练 □ 关节活动度训练 □ 日常生活活动训练 **出院医嘱：** □ 明日出院 □ 2 周后门诊复诊	**出院医嘱：** □ 通知出院 □ 依据病情给予出院康复指导
病情 变异 记录	□ 无　□ 有，原因： 1. 2.	□ 无　□ 有，原因： 1. 2.	□ 无　□ 有，原因： 1. 2.
医师 签名			

（二）护士表单

肩关节不稳康复临床路径护士表单

适用对象：第一诊断为肩关节不稳

患者姓名：	性别： 年龄： 住院号：	门诊号：
住院日期： 年 月 日	出院日期： 年 月 日	标准住院日：10～14 天

时间	住院第 1 天	住院第 2 天	住院第 3 天
健康宣教	□ 入院宣教 □ 介绍主管医师、护士 □ 介绍环境、设施 □ 介绍住院注意事项 □ 介绍探视和陪伴制度 □ 介绍贵重物品制度	□ 药物宣教 □ 体位摆放宣教 □ 宣教平卧、侧卧及坐位的姿势摆放及注意事项 □ 告知合并糖尿病、高血压患者饮食注意事项 □ 告知患者在康复治疗中配合医师及治疗师 □ 主管护士与患者沟通，消除患者紧张情绪 □ 告知康复治疗过程中可能出现的情况及应对方式	□ 康复训练当日宣教 □ 告知饮食、体位注意事项 □ 给予患者及家属心理支持 □ 再次明确探视陪伴须知
护理处置	□ 核对患者，佩戴腕带 □ 建立入院护理病历 □ 协助患者留取各种标本 □ 测量体重	□ 协助医师及治疗师完成康复治疗前的相关化验 □ 做好宣教避免跌倒、滑倒等意外情况发生	□ 导引患者至康复治疗室 □ 核对患者资料及带药
基础护理	□ 三级护理 □ 晨晚间护理 □ 排泄管理 □ 患者安全管理	□ 三级护理 □ 晨晚间护理 □ 排泄管理 □ 患者安全管理	□ 二级护理/一级护理 □ 晨晚间护理 □ 患者安全管理
专科护理	□ 护理查体 □ 病情观察 □ 有无关节肿胀加重情况 □ 需要时，填写跌倒及压疮防范表 □ 需要时，请家属陪伴 □ 确定饮食种类 □ 心理护理	□ 病情观察 □ 患侧肩部疼痛及肿胀情况观察 □ 遵医嘱完成相关检查 □ 心理护理	□ 病情观察 □ 患侧肩关节情况观察 □ 心理护理
重点医嘱	□ 详见医嘱执行单	□ 详见医嘱执行单	□ 详见医嘱执行单
病情变异记录	□ 无 □ 有，原因： 1. 2.	□ 无 □ 有，原因： 1. 2.	□ 无 □ 有，原因： 1. 2.
护士签名			

时间	住院第 4~8 天	住院第 9~14 天 （出院日）
健康宣教	□ 康复训练后宣教 □ 药物作用及频率 □ 饮食、运动指导	□ 出院宣教 □ 复查时间 □ 服药方法 □ 运动指导 □ 指导饮食 □ 指导办理出院手续
护理处置	□ 遵医嘱完成相关检查	□ 办理出院手续 □ 书写出院小结
基础护理	□ 二级护理 □ 晨晚间护理 □ 排泄管理 □ 患者安全管理	□ 三级护理 □ 晨晚间护理 □ 协助或指导活动 □ 患者安全管理
专科护理	□ 病情观察 □ 监测生命体征及患侧肢体的情况观察 □ 心理护理	□ 病情观察 □ 监测生命体征 □ 监测生命体征及患侧肢体的情况观察 □ 出院指导（社区康复指导） □ 心理护理
重点医嘱	□ 详见医嘱执行单	□ 详见医嘱执行单
病情变异记录	□ 无　□ 有，原因： 1. 2.	□ 无　□ 有，原因： 1. 2.
护士签名		

（三）患者表单

肩关节不稳康复临床路径患者表单

适用对象：第一诊断为肩关节不稳

患者姓名：	性别：　　年龄：　　住院号：	门诊号：
住院日期：　　年　月　日	出院日期：　　年　月　日	标准住院日：10~14 天

时间	住院第 1 天	住院第 2 天	住院第 3 天
医患配合	□ 配合询问病史、收集资料，请务必详细告知既往史、用药史、过敏史 □ 配合进行体格检查 □ 有任何不适请告知医师 □ 入院康复宣教	□ 配合完善相关检查，如采血、留尿、心电图、X 线胸片、肌电图 □ 医师与患者及家属介绍康复治疗的目的及相关注意事项 □ 有任何不适请告知医师	□ 配合完成康复治疗 □ 血糖、凝血功能、肝功能、电解质等相关指标异常者，进行复查 □ 有任何不适请告知医师
护患配合	□ 配合测量体温、脉搏、呼吸（1 次）、血压、体重（1 次） □ 配合完成入院护理评估（简单询问病史、过敏史、用药史） □ 接受入院宣教（环境介绍、病室规定、订餐制度、贵重物品保管等） □ 配合执行探视和陪伴制度 □ 有任何不适请告知护士	□ 配合测量体温、脉搏、呼吸（1 次）、询问大便情况（1 次） □ 接受康复治疗前宣教 □ 接受饮食宣教 □ 接受药物宣教	□ 配合缓解疼痛 □ 配合完成护理工作与康复治疗工作的协调安排 □ 接受药物宣教 □ 有任何不适请告知护士
治疗师与患者配合	□ 接受入院康复治疗前宣教	□ 配合完善入院康复评定，针对关节活动度、身体围度、疼痛评分、关节功能、日常生活能力进行全面评估	□ 配合完成康复治疗（包括物理因子治疗、运动疗法、作业疗法等）
饮食	□ 遵医嘱饮食	□ 遵医嘱饮食	□ 遵医嘱饮食
排泄	□ 正常排尿便	□ 正常排尿便	□ 正常排尿便
活动	□ 医嘱下活动	□ 医嘱下活动	□ 医嘱下活动

时间	住院第 4~7 天	住院第 8~13 天	住院第 14 天（出院）
医患配合	□ 有任何不适请及时告诉医师 □ 治疗中有任何变化请及时反馈给医师	□ 有任何不适请及时告诉医师 □ 治疗中有任何变化请及时反馈给医师	□ 接受出院前指导，医师将告知出院后运动训练方法、注意事项、复诊及相关事宜 □ 了解复查程序 □ 获取出院诊断书
护患配合	□ 配合测量体温、脉搏、呼吸（3次）、询问大便情况（1次） □ 接受康复治疗前宣教 □ 接受饮食宣教 □ 接受药物宣教	□ 配合测量体温、脉搏、呼吸（3次）、询问大便情况（1次） □ 康复训练返回病房后，配合接受生命体征的测量 □ 接受饮食宣教 □ 接受药物宣教 □ 有任何不适请告知护士	□ 接受出院宣教 □ 办理出院手续 □ 获取出院带药 □ 了解服药方法、作用、注意事项 □ 了解复印病历程序
治疗师患者配合	□ 配合完善中期康复评估 □ 配合完成各项物理因子及运动治疗	□ 配合完善出院康复评估 □ 配合完成各项物理因子及运动治疗 □ 指导出院康复训练方案	□ 了解出院后康复训练方法及相关注意事项
饮食	□ 遵医嘱饮食	□ 遵医嘱饮食	
排泄	□ 正常排尿便	□ 正常排尿便	
运动	□ 医嘱下活动	□ 医嘱下活动	

附：原表单（2017 年版）

肩关节不稳康复临床路径表单

适用对象：第一诊断为肩关节不稳

患者姓名：	性别： 年龄： 住院号：	门诊号：
住院日期： 年 月 日	出院日期： 年 月 日	标准住院日：10~14 天

时间	住院第 1 天	住院第 2 天	住院第 3 天
主要诊疗工作	□ 询问病史及体格检查 □ 完成病历书写 □ 开化验单及相关检查单 □ 上级医师查房与初期康复评定 □ 签署康复治疗知情同意书、自费项目协议书等 □ 向患者及家属交代病情及康复治疗方案	□ 主治医师查房，完成相关病历书写 □ 根据化验和相关检查结果，排除康复治疗禁忌证 □ 拟定康复治疗方案 □ 制订康复目标 □ 必要时请相关科室会诊	□ 上级医师查房，观察患肩感觉运动情况等，根据情况调整具体治疗方案 □ 进一步明确康复治疗方案
重点医嘱	长期医嘱： □康复医学科护理常规 □二级护理 □饮食 □患者基础用药 □体位摆放 临时医嘱： □血常规、尿常规、粪便常规 □肝肾功能、电解质、血糖 □心电图 □患肩 X 线片 □肌电图、局部超声检查、X 线胸片（根据患者情况选择）	长期医嘱： □康复医学科护理常规 □二级护理 □饮食 □患者基础用药 □体位摆放 □物理因子治疗 □肌力训练 □关节活动度训练 临时医嘱： □请相关科室会诊	长期医嘱： □康复医学科护理常规 □二级护理 □饮食 □患者基础用药 □体位摆放 □物理因子治疗 □肌力训练 □关节活动度训练 临时医嘱： □根据病情需要下达
主要护理工作	□ 介绍病房环境、设施和设备 □ 体位摆放 □ 入院宣教及护理评定	□ 观察患者病情变化并及时报告医师 □ 心理与生活护理 □ 指导患者功能锻炼	□ 观察患者病情变化并及时报告医师 □ 心理与生活护理 □ 指导患者功能锻炼
病情变异记录	□无 □有，原因： 1. 2.	□无 □有，原因： 1. 2.	□无 □有，原因： 1. 2.
护士签名			
医师签名			

时间	住院第 4~8 天	住院第 9~13 天 (出院前日)	住院第 14 天 (出院日)

主要
诊疗
工作
	□ 中期康复评定
	□ 根据患者情况，随时调整
	  治疗方案
		□ 末期康复评定
		□ 指导出院后康复训练方案：
		  如体位摆放、主动抗阻训练
		  过程等
			□ 再次向患者及家属介绍出院
			  后注意事项，出院后治疗及
			  家庭保健
			□ 患者办理出院手续，出院

重 点 医 嘱	长期医嘱： □ 康复医学科护理常规 □ 二级护理 □ 饮食 □ 患者既往基础用药 □ 体位摆放 □ 物理因子治疗 □ 肌力训练 □ 关节活动度训练 □ 日常生活活动训练 临时医嘱： □ 根据病情需要下达	长期医嘱： □ 康复医学科护理常规 □ 二级护理 □ 饮食 □ 患者既往基础用药 □ 体位摆放 □ 物理因子治疗 □ 肌力训练 □ 关节活动度训练 □ 日常生活活动训练 出院医嘱： □ 明日出院 □ 2 周后门诊复诊	出院医嘱： □ 通知出院 □ 依据病情给予出院康复指导

主要
护理
工作
	□ 观察患者病情变化并及时
	  报告医师
	□ 心理与生活护理
	□ 指导患者功能锻炼
		□ 观察患者病情变化并及时报
		  告医师
		□ 心理与生活护理
		□ 指导患者功能锻炼
			□ 指导患者办理出院手续
			□ 出院宣教

病情 变异 记录	□ 无 □ 有，原因： 1. 2.	□ 无 □ 有，原因： 1. 2.	□ 无 □ 有，原因： 1. 2.
护士 签名			
医师 签名			

第十六章

肱二头肌肌腱损伤或断裂康复临床路径释义

【医疗质量控制指标】

指标一、诊断需结合病史（有无外伤史）、临床表现和影像学检查。

指标二、对确诊病例在治疗前后应给予康复评定。

指标三、根据康复评定结果制订康复计划。

指标四、受伤早期应适当制动，必要时佩戴支具。

一、肱二头肌肌腱损伤或断裂编码

1. 原编码：

疾病名称及编码：二头肌长头肌肉和肌腱损伤（ICD-10：S46.1）

二头肌其他部位肌肉和肌腱损伤（ICD-10：S46.2）

2. 修改编码：

疾病名称及编码：陈旧性肱二头肌肌肉损伤（ICD-10：T92.505）

陈旧性肱二头肌肌腱损伤（ICD-10：T92.506）

二、临床路径检索方法

T92.505/ T92.506

三、国家医疗保障疾病诊断相关分组（CHS-DRG）

MDCX　影响健康因素及其他就医情况

XR2　其他康复治疗

四、肱二头肌肌腱损伤或断裂康复临床路径标准住院流程

（一）适用对象

第一诊断为肱二头肌肌腱损伤或断裂［二头肌长头肌肉和肌腱损伤（ICD-10：S46.1），二头肌其他部位肌肉和肌腱损伤（ICD-10：S46.2）］。

> **释义**
>
> ■ 适用对象编码参见以上。
>
> ■ 本路径适用对象为临床诊断为肱二头肌长头肌肉或肌腱损伤、肱二头肌短头肌肉或肌腱损伤并愿意接受康复治疗的患者，如合并肩袖损伤、肱骨髁骨折、尺骨骨折、桡骨小头骨折等疾病，需进入其他相应路径。

（二）诊断依据

1. 临床表现：

（1）肱二头肌长头、短头肌肉及肌腱走行部位疼痛。

（2）肌腱活动时可触及摩擦感。

（3）肱二头肌肌腱断裂者可有局部膨隆。

（4）运动功能障碍。

2. 影像学检查：X 线检查排除无骨折及局部增生，MRI 或超声检查明确肌腱损伤和断裂情况。

释义

■ 本路径的制订主要参考《临床诊疗指南·物理医学与康复分册》（中华医学会编著，人民卫生出版社，2005）及国内权威参考书籍和诊疗指南。

■ 病史和临床症状是诊断肱二头肌肌腱损伤和断裂的初步依据。肱二头肌腱断裂患者常有明确的创伤史，肩部前方断裂处疼痛伴肩关节功能障碍。

■ 查体：肩关节前方结节间沟内肱二头肌长头腱局部压痛，若肌腱断裂，可见肌腹位置异常隆起。Speed test 阳性、Yergarson 征试验阳性。

■ 辅助检查：X 线片检查常无明显异常表现，可排除骨折。MRI 或超声可以了解肩关节周围软组织及神经情况，发现断裂的肱二头肌。肱二头肌疾病常需与肩袖损伤、钙化性肌腱炎和肩峰下滑囊炎等肩周损伤鉴别。

（三）康复评定

分别于入院后 1~3 天进行初期康复评定，入院后 4~15 天进行中期康复评定，出院前进行末期康复评定。

1. 肌力评定。

2. 关节活动范围评定。

3. 疼痛评定。

4. 日常生活活动能力评定。

5. 社会参与能力评定。

释义

■ 康复评定是诊断肱二头肌肌腱损伤或断裂、合理制订康复治疗计划的依据。

■ 系统的康复评定不仅可以了解患者损伤及障碍的情况，制订切实可行的康复治疗方案，做到有的放矢，同时可以对治疗后的效果有更精准的预测。

■ 肱二头肌肌腱损伤或断裂的康复评定临床路径包括患者的一般情况，上臂肿胀、疼痛程度（NPRS 分级、VAS 分级法）、上臂围度、关节活动度（主动被动的肩关节屈/伸、内收/外展、内旋/外旋，肘关节屈/伸）、Wolf 运动功能评定、肌力障碍（徒手肌力评定）、CONSTANT 评分及日常生活活动能力（Barthel 指数）与社会参与能力等。

（四）治疗方案的选择

根据《临床诊疗指南·物理医学与康复分册》（中华医学会编著，人民卫生出版社，2005）、《康复医学（第 6 版）》（黄晓琳、燕铁斌主编，人民卫生出版社，2018）。

1. 肩部支具，体位摆放。

2. 物理因子治疗。

3. 关节活动度及肌力训练。

4. 肩周肌肉协调性训练。

5. 日常生活活动能力训练。

6. 相关药物治疗。

7. 富血小板血浆（PRP）等修复性治疗。

> **释义**
>
> ■ 有效的康复治疗依赖于准确的康复评定。根据肱二头肌肌腱损伤或断裂的情况，采用合理的体位摆放肩、肘关节，避免过度牵伸造成局部损伤或症状加重。肱二头肌全长跨越肩肘两个关节，近端分为长、短两头，分别起于盂上结节及喙突，远端止于桡骨粗隆和前臂筋膜，受肌皮神经支配，功能为屈肘和前臂旋后。
>
> ■ 肱二头肌长头肌腱急性断裂最常发生于青壮年体力劳动者，当肘关节屈曲、前臂旋后位提拿上举重物，使肱二头肌处于紧张收缩状态时，用力过猛或受到外力突然作用于前臂常常造成肱二头肌断裂，其中以肱二头肌长头肌腱断裂最多。肱二头肌损伤或断裂后制动可造成肩、肘关节粘连，关节活动障碍，严重者可造成肩手综合征。
>
> ■ 对于急性损伤时，有必要限制关节运动。但时间不可过长，长时间的制动会导致关节囊挛缩、肌力进一步下降。
>
> ■ 适度的运动疗法不仅能保持肌力，还可以维持或改善关节活动度。适度的牵伸，可改善局部循环，避免关节挛缩。
>
> ■ 物理因子治疗能够适时地起到消除急性或亚急性炎症和肿胀、疼痛等，为恢复期关节活动度及肌力训练创造条件。常见的肿胀、疼痛、组织粘连等可运用物理因子治疗（如超短波、磁疗、超声波、中频电等），达到改善局部组织循环、消肿、镇痛、松解粘连等目的。

（五）进入路径标准

1. 第一诊断必须符合肱二头肌肌腱损伤或断裂。

2. 当患者同时具有其他疾病诊断，但在住院期间不需要特殊处理也不影响第一诊断的临床路径流程实施时，可以进入路径。

> **释义**
>
> ■ 明确的病史和体格检查后符合本病的可直接进入肱二头肌损伤的临床路径，以本病为第一诊断的也可直接进入该临床路径。

（六）标准住院日为 14~21 天

> **释义**
>
> ■ 肱二头肌损伤或断裂通常表现为局部肿痛伴有关节活动障碍。治疗目的为消肿、镇痛、软化瘢痕、松解粘连、改善肩关节活动度，预防肌肉萎缩、增强肌力，提高肩关节及肘关节运动功能。

■ 应在 1~3 天内完成入院康复评估和相关检查。

■ 确诊后，进入临床路径，进行系统的康复治疗，治疗以消除肿胀，缓解疼痛，预防肌肉萎缩、预防关节粘连，保持关节活动度为主。除关注肩关节活动度以外，还应关注肘关节的主被动活动度。

■ 7~8 天后可进行中期康复评估，并根据中期康复评定结果进一步调整治疗方案。

■ 10~14 天时症状好转，功能改善，并且基本掌握训练方法，完成出院评估后，给出治疗建议，可门诊继续治疗或回家进行正确的训练。

■ 住院治疗以 14~21 天为宜。

■ 定期门诊随访。

（七）住院期间的检查项目

1. 必需的检查项目：

（1）血常规、尿常规、粪便常规。

（2）肝肾功能、电解质、血糖、血脂、感染性疾病筛查（乙型肝炎、丙型肝炎、梅毒、艾滋病等）。

（3）心电图。

2. 根据患者病情进行的检查项目：

（1）患肩 X 线片、肌电图、局部超声检查、患肩 MRI 检查。

（2）凝血功能、心肌酶谱、X 线胸片、肺功能、超声心动图等。

> **释义**
>
> ■ 血常规、尿常规、粪便常规+隐血是最基本的三大常规检查，进入路径的患者均需完成。便隐血试验和血红蛋白检测可以了解患者有无急性或慢性失血；肝肾功能、电解质、血糖、凝血功能、心电图、X 线胸片可评估有无基础疾病，是否影响住院时间、费用及其治疗预后。
>
> ■ 本病需与肩袖损伤、肱骨髁骨折相鉴别，如怀疑肩袖损伤，应行肩关节超声和 MRI 检查；肘关节肿胀者，应完善 X 线，排除肘关节骨折；上臂肿胀、淤血，不能除外凝血功能障碍者，应行凝血功能检查；若上肢持续肿胀，应完善上肢血管超声，排除静脉血栓形成可能；若有伤口或伤口愈合差者，应考虑是否有糖尿病或糖耐量异常，应完善血糖检查，明确血糖情况。
>
> ■ 肱二头肌损伤的患者若伴有前臂或手疼痛、麻木，除完善以上相应检查，还应根据病情需要完善肌电图检查，包括神经传导速度及神经电图，以明确周围神经损伤情况。
>
> ■ 若患者伴有严重的骨质疏松、凝血功能下降等，经系统评估后对肘关节损伤诊断治疗无特殊影响者，可进入路径。但可能增加医疗费用，延长住院时间。

（八）出院标准

1. 局部肿胀及疼痛缓解。

2. 肩部及上臂功能恢复达到平台期。

> **释义**
>
> ■ 患者出院前应完成出院康复评估相关项目，观察肱二头肌肌肉力量、肩肘关节各方向关节活动度、疼痛程度等相关指标，日常生活自理能力是否有改善。或患者功能逐步恢复良好，理解并掌握患肢安全活动方法亦可出院后继续康复训练。

（九）变异及原因分析

1. 并发症：本病可伴有其他损伤，应当严格掌握入选标准。部分患者因伴有骨折、血管损伤、神经损伤等需延期治疗，如合并神经血管损伤需要一期探查或二期治疗等。
2. 合并症：老年患者易有合并症，如骨质疏松、糖尿病、心脑血管疾病等，伤口愈合或肌腱固定愈合较慢，住院时间延长。
3. 病程较长，保守治疗无效，可导致住院时间延长和住院费用增加。

> **释义**
>
> ■ 按标准治疗方案如患者关节疼痛缓解不明显，发现其他严重基础疾病，需调整药物治疗或继续其他基础疾病的治疗，则终止本路径；发现肩袖损伤、肘关节骨折时，需退出本路径；出现糖尿病周围神经病变、凝血功能异常等病症时，需转入相应路径。
>
> ■ 认可的变异原因主要是指患者入选路径后，在检查及治疗过程中发现患者合并存在事前未预知的、对本路径治疗可能产生影响的情况，需要中止执行路径或延长治疗时间、增加治疗费用。医师需在表单中明确说明。
>
> ■ 因患者方面的主观原因导致执行路径出现变异，需医师在表单中予以说明。

五、肱二头肌腱损伤或断裂康复护理规范

1. 受伤早期应注意休息，适当局部制动，必要时可佩戴肩部支具，保护肩关节及肌腱，避免过度活动造成局部水肿、疼痛加重。
2. 正确的体位：休息时以仰卧为主，使肩关节肌肉、韧带获得最大限度的放松与休息。一般不主张患侧卧位，避免挤压受伤侧肩关节，疼痛若较为严重，必要时可给予镇痛药物。
3. 起床时应侧卧从健侧完成从卧到坐，行走时勿过快，防跌倒。
4. 肩关节适度活动，避免关节挛缩，还应注意肘关节及腕关节的主动活动，预防肌肉萎缩及关节粘连。

六、肱二头肌腱损伤或断裂康复营养治疗规范

1. 早期限制活动期间，应清淡饮食，避免过食肥甘、厚腻食物。
2. 合理饮食，戒烟限酒，进食富含蛋白质、维生素的食物。
3. 选择宽松、易于穿脱的开襟、透气衣物，注意关节保暖，避免在寒冷、潮湿环境中引起肌肉痉挛、疼痛加重。

4. 适度行走及活动，避免胃肠蠕动减慢引起便秘。

七、肱二头肌腱损伤或断裂康复健康宣教

1. 适度运动，维持关节活动度，避免关节粘连。

2. 注意保暖，避免受凉。

3. 加强患者上肢主动活动，早期以等长收缩为主，避免肌肉萎缩。上肢可做下垂钟摆或画圈运动。也可在无痛范围内爬肩梯和做滑轮训练。

4. 避免剧烈运动或暴力活动关节，注意保护关节，避免再次损伤。

八、推荐表单

（一）医师表单

肱二头肌腱损伤或断裂康复临床路径医师表单

适用对象：第一临床诊断为肱二头肌腱损伤或断裂

患者姓名：	性别：　　年龄：　　门诊号：	住院号：
住院日期：　　年　月　日	出院日期：　　年　月　日	标准住院日：14～21天

时间	住院第1天	住院第2天	住院第3天
主要诊疗工作	□ 完成询问病史和体格检查，按要求完成病历书写 □ 评估关节活动功能、肌力、步行能力，日常生活能力 □ 安排完善常规检查 □ 签署康复治疗知情同意书、自费项目协议书等 □ 向患者及家属交代病情及康复治疗方案	□ 主治医师查房，完成相关病历书写 □ 明确下一步诊疗计划 □ 完善肌电图检查 □ 完善肩关节X线、MRI检查 □ 完善肩关节超声检查 □ 对患者进行有关康复治疗宣教 □ 根据相关检查结果，排除康复治疗禁忌证 □ 制订康复目标 □ 调整康复治疗方案 □ 开始康复训练 □ 必要时请相关科室会诊	□ 上级医师查房 □ 完成三级查房记录 □ 行康复治疗（包括物理因子治疗、关节活动度、肌力训练、日常生活活动训练等） □ 根据病情需要予相关基础疾病药物治疗
重点医嘱	长期医嘱： □ 康复医学科护理常规 □ 二级护理 □ 饮食 □ 留陪人员1名 □ 患者基础用药 □ 非甾体抗炎药 □ 体位摆放 □ 物理因子治疗 □ 肌力训练 □ 关节活动度训练 □ 日常生活活动训练 临时医嘱： □ 血常规、尿常规、粪便常规+隐血 □ 肝肾功能、电解质、血糖、凝血功能 □ 肌电图检查 □ 肩关节X线、MRI检查 □ 肩关节超声检查 □ 日常生活能力检查 □ 关节活动度检查 □ 等速肌力评定 □ 身体围度检查 □ 疼痛评定 □ Wolf运动功能评定	长期医嘱： □ 康复医学科护理常规 □ 二级护理 □ 饮食 □ 患者基础用药 □ 其他用药依据病情下达 □ 体位摆放 □ 物理因子治疗 □ 肌力训练 □ 关节活动度训练 □ 日常生活活动训练 临时医嘱： □ 请相关科室会诊 □ 依据病情需要下达 □ 请相关科室会诊 □ 依据病情需要下达	长期医嘱： □ 康复医学科护理常规 □ 二级护理 □ 饮食 □ 患者基础用药 □ 其他用药依据病情下达 □ 体位摆放 □ 物理因子治疗 □ 肌力训练 □ 关节活动度训练 □ 日常生活活动训练 临时医嘱： □ 请相关科室会诊 □ 依据病情需要下达 □ 复查异常实验室检查 □ 依据病情需要下达

续　表

时间	住院第 1 天	住院第 2 天	住院第 3 天
病情 变异 记录	□ 无　□ 有，原因： 1. 2.	□ 无　□ 有，原因： 1. 2.	□ 无　□ 有，原因： 1. 2.
医师 签名			

时间	住院第 4~15 天	住院第 16~20 天	住院第 21 天 （出院日）
主要诊疗工作	□ 观察患者肩部及肘部症状和体征，评估患者关节活动度、肌力、疼痛程度 □ 上级医师查房及诊疗评估 □ 完成查房记录 □ 对患者坚持治疗和预防并发症进行宣教	□ 观察患者肩部及肘部症状和体征，评估患者关节活动度、肌力、疼痛程度 □ 上级医师查房及诊疗评估 □ 向患者及家属介绍病情及相关检查结果 □ 康复训练 □ 完成末期康复评定，调整并落实康复治疗计划 □ 完成末期康复评价记录	□ 上级医师查房，确定能否出院 □ 通知出院处 □ 通知患者及家属准备出院 □ 向患者及家属交代出院后注意事项及服药情况，定期复诊，将出院记录的副本交给患者 □ 如果患者不能出院，在病程记录中说明原因和继续治疗的方案
重点医嘱			临时医嘱： □ 日常生活能力检查 □ 关节活动度检查 □ 身体围度检查 □ 疼痛评定 □ Wolf 运动功能评定 □ 明日出院
病情变异记录	□ 无　□ 有，原因： 1. 2.		
医师签名			

（二）护士表单

肱二头肌腱损伤或断裂康复临床路径护士表单

适用对象：第一临床诊断为肱二头肌腱损伤或断裂

患者姓名：	性别： 年龄： 门诊号：	住院号：
住院日期： 年 月 日	出院日期： 年 月 日	标准住院日：14~21 天

时间	住院第1天	住院第2天	住院第3天
健康宣教	□ 入院宣教 □ 介绍主管医师、护士 □ 介绍环境、设施 □ 介绍住院注意事项 □ 介绍探视和陪伴制度 □ 介绍贵重物品制度	□ 药物宣教 □ 康复治疗前宣教 □ 宣教康复治疗注意事项 □ 告知需家属陪同 □ 告知患者在检查中配合医师 □ 主管护士与患者沟通，消除患者紧张情绪 □ 告知预防并发症的方法 □ 告知康复治疗后可能出现的情况及应对方式	□ 康复治疗 □ 观察患者如有不适告知医师 □ 给予患者及家属心理支持 □ 再次明确探视陪伴须知 □ 药物治疗 □ 患者基础疾病相关药物治疗
护理处置	□ 核对患者，佩戴腕带 □ 建立入院护理病历 □ 协助患者留取各种标本 □ 测量体重	□ 协助医师完成康复治疗前的相关实验室检查 □ 体位摆放和支具固定	
基础护理	□ 二级护理 □ 晨晚间护理 □ 排泄管理 □ 患者安全管理	□ 二级护理 □ 晨晚间护理 □ 排泄管理 □ 患者安全管理	□ 二级护理 □ 晨晚间护理 □ 患者安全管理
专科护理	□ 护理查体 □ 病情观察 □ 需要时，填写跌倒及压疮防范表 □ 需要时，请家属陪伴 □ 确定饮食种类 □ 心理护理	□ 基础病情观察 □ 遵医嘱完成相关检查 □ 心理护理	□ 遵医嘱予非甾体药物 □ 病情观察 □ 心理护理
重点医嘱	□ 详见医嘱执行单	□ 详见医嘱执行单	□ 详见医嘱执行单
病情变异记录	□ 无 □ 有，原因： 1. 2.	□ 无 □ 有，原因： 1. 2.	□ 无 □ 有，原因： 1. 2.
护士签名			

时间	住院第 4~15 天	住院第 16~20 天	住院第 21 天 （出院日）
健康宣教	□ 康复和资料后宣教 □ 饮食、活动指导 □ 体位摆放指导	□ 配合完成出院康复评定	□ 出院宣教 □ 复查时间 □ 服药方法 □ 活动休息 □ 指导饮食 □ 指导办理出院手续
护理处置	□ 遵医嘱完成相关检查	□ 出院前教育	□ 办理出院手续 □ 书写出院评估
基础护理	□ 二级护理 □ 晨晚间护理 □ 排泄管理 □ 患者安全管理	□ 二级护理 □ 晨晚间护理 □ 排泄管理 □ 患者安全管理	□ 二级护理 □ 晨晚间护理 □ 协助或指导进食、进水 □ 协助或指导活动 □ 患者安全管理
专科护理	□ 病情观察 □ 监测生命体征 □ 心理护理	□ 病情观察 □ 监测生命体征 □ 出院指导 □ 心理护理	□ 病情观察 □ 观察局部有无红肿、疼痛，观察关节活动度变化
重点医嘱	□ 详见医嘱执行单	□ 详见医嘱执行单	
病情变异记录	□ 无 □ 有，原因： 1. 2.	□ 无 □ 有，原因： 1. 2.	
护士签名			

（三）患者表单

肱二头肌腱损伤或断裂康复临床路径患者表单

适用对象：第一临床诊断为肱二头肌腱损伤或断裂

患者姓名：	性别： 年龄： 门诊号：	住院号：
住院日期： 年 月 日	出院日期： 年 月 日	标准住院日：14~30 天

时间	住院第 1 天	住院第 2 天	住院第 3 天
医患配合	□ 配合询问病史、收集资料，请务必详细告知既往史、用药史、过敏史 □ 配合进行体格检查 □ 有任何不适请告知医师 □ 入院康复宣教 □ 签署知情同意书	□ 配合完善相关检查，如采血、留尿、心电图、X 线胸片、肌电图、肩关节 X 线、肩关节 MRI、肩关节超声 □ 医师与患者及家属介绍康复治疗的目的及相关注意事项 □ 有任何不适请告知医师	□ 配合完成康复治疗 □ 血糖、凝血功能、肝功能、电解质等相关指标异常者，进行复查 □ 有任何不适请告知医师
护患配合	□ 配合测量体温、脉搏、呼吸（1 次）、血压、体重（1 次） □ 配合完成入院护理评估（简单询问病史、过敏史、用药史） □ 接受入院宣教（环境介绍、病室规定、订餐制度、贵重物品保管等） □ 配合执行探视和陪伴制度 □ 有任何不适请告知护士	□ 配合测量体温、脉搏、呼吸（1 次）、询问大便情况（1 次） □ 接受康复治疗前宣教 □ 接受饮食宣教 □ 接受药物宣教	□ 配合缓解疼痛 □ 配合完成护理工作与康复治疗工作的协调安排 □ 接受药物宣教 □ 有任何不适请告知护士
治疗师与患者配合	□ 接受入院康复治疗前宣教	□ 配合完善入院康复评定，针对关节活动度、身体围度、疼痛评分、关节功能、上肢运动功能、日常生活能力进行全面评估	□ 配合完成康复治疗（包括物理因子治疗、运动疗法、作业疗法等）
饮食	□ 遵医嘱饮食	□ 遵医嘱饮食	□ 遵医嘱饮食
排泄	□ 正常排尿便	□ 正常排尿便	□ 正常排尿便
活动	□ 医嘱下活动	□ 医嘱下活动	□ 医嘱下活动

时间	住院4~15天	住院第16~20天	住院第21天 （出院日）
医患配合	□ 配合完善中期康复评定，针对关节活动度、身体围度、疼痛评分、关节功能、上肢运动功能、日常生活能力进行全面评估并与入院及中期评定进行比较、分析 □ 有任何不适请告知医师	□ 配合完善出院前体格检查 □ 配合完成出院康复评定，针对关节活动度、身体围度、疼痛评分、关节功能、上肢运动功能、日常生活能力进行全面评估并与入院及中期评定进行比较、分析	□ 接受出院前指导，医师将告知出院后运动训练方法、注意事项、复诊及相关事宜 □ 了解复查程序 □ 获取出院诊断书
护患配合	□ 配合定时测量生命体征 □ 接受进食、进水、排便等生活护理 □ 配合活动，预防皮肤压力伤 □ 注意活动安全 □ 配合执行探视及陪伴	□ 配合活动，预防皮肤压力伤 □ 配合执行探视及陪伴	□ 接受出院宣教 □ 办理出院手续 □ 获取出院带药 □ 了解服药方法、作用、注意事项 □ 了解复印病历程序
治疗师与患者配合	□ 配合完善中期前康复评定	□ 配合完善出院前康复评定	□ 了解出院后康复训练方法及相关注意事项
饮食	□ 遵医嘱饮食	□ 遵医嘱饮食	
排泄	□ 正常排尿便	□ 正常排尿便	
运动	□ 医嘱下活动	□ 医嘱下活动	□ 医嘱下活动

附：原表单（2017 年版）

肱二头肌腱损伤或断裂康复临床路径表单

适用对象：第一临床诊断为肱二头肌腱损伤或断裂

患者姓名：	性别：	年龄：	门诊号：	住院号：
住院日期： 年 月 日	出院日期： 年 月 日			标准住院日：14~30 天

时间	住院第 1 天	住院第 2 天	住院第 3 天
主要诊疗工作	□ 询问病史及体格检查 □ 完成病历书写 □ 开检查单 □ 上级医师查房与初期康复评定 □ 签署康复治疗知情同意书、自费项目协议书等 □ 向患者及家属交代病情及康复治疗方案	□ 主治医师查房，完成相关病历书写 □ 根据相关检查结果，排除康复治疗禁忌证 □ 拟定康复治疗方案 □ 制订康复目标 □ 必要时请相关科室会诊	□ 上级医师查房，观察患肢感觉运动情况等 □ 根据康复反应调整具体治疗方案 □ 进一步明确康复治疗方案
重点医嘱	长期医嘱： □ 康复医学科护理常规 □ 二级护理 □ 饮食 □ 患者基础用药 □ 肩部支具/体位摆放 □ 药物治疗 临时医嘱： □ 血常规、尿常规、粪便常规 □ 肝肾功能、电解质、血糖 □ 心电图 □ 患肩 X 线片、肌电图、局部超声检查、患肩 MRI 检查（根据病情选择） □ X 线胸片、肺功能、超声心动图（根据患者情况选择）	长期医嘱： □ 康复医学科护理常规 □ 二级护理 □ 饮食 □ 患者基础用药 □ 肩部支具/体位摆放 □ 物理因子治疗 □ 肌力训练（根据病情选择） □ 关节活动度训练（根据病情选择） □ 药物治疗 临时医嘱： □ 请相关科室会诊	长期医嘱： □ 康复医学科护理常规 □ 二级护理 □ 饮食 □ 患者基础用药 □ 肩部支具/体位摆放 □ 物理因子治疗 □ 肌力训练（根据病情选择） □ 关节活动度训练（根据病情选择） □ 药物治疗 临时医嘱： □ 根据病情需要下达
主要护理工作	□ 介绍病房环境、设施和设备 □ 体位摆放 □ 入院宣教及护理评定	□ 观察患者病情变化并及时报告医师 □ 心理与生活护理 □ 指导患者体位摆放及功能锻炼	□ 观察患者病情变化并及时报告医师 □ 心理与生活护理 □ 指导患者体位摆放及功能锻炼
病情变异记录	□ 无 □ 有，原因： 1. 2.	□ 无 □ 有，原因： 1. 2.	□ 无 □ 有，原因： 1. 2.
护士签名			
医师签名			

时间	住院第 4~15 天	住院第 16~20 天 （出院前日）	住院第 21 天 （出院日）
主要诊疗工作	□ 中期康复评定 □ 根据患者情况，调整治疗方案 □ 根据患者情况进行相应辅助检查	□ 末期康复评定 □ 指导出院后康复训练方法：如体位摆放、渐进主动抗阻训练，日常生活活动训练等	□ 再次向患者及家属介绍出院后注意事项，出院后治疗及家庭保健 □ 患者办理出院手续，出院
重点医嘱	长期医嘱： □ 康复医学科护理常规 □ 二级护理 □ 饮食 □ 患者既往基础用药 □ 肩部支具/体位摆放 □ 物理因子治疗 □ 肌力训练 □ 关节活动度训练 □ 日常生活活动训练 □ 药物治疗 临时医嘱： □ 根据病情需要下达	长期医嘱： □ 康复医学科护理常规 □ 二级护理 □ 饮食 □ 患者既往基础用药 □ 体位摆放 □ 物理因子治疗 □ 肌力训练 □ 关节活动度训练 □ 日常生活活动训练 出院医嘱： □ 明日出院 □ 2 周后门诊复诊	出院医嘱： □ 通知出院 □ 依据病情给予出院康复指导
主要护理工作	□ 观察患者病情变化并及时报告医师 □ 心理与生活护理 □ 指导患者功能锻炼	□ 观察患者病情变化并及时报告医师 □ 心理与生活护理 □ 指导患者功能锻炼	□ 指导患者办理出院手续 □ 出院宣教
病情变异记录	□ 无 □ 有，原因： 1. 2.	□ 无 □ 有，原因： 1. 2.	□ 无 □ 有，原因： 1. 2.
护士签名			
医师签名			

第十七章

肘关节损伤康复临床路径释义

【医疗质量控制指标】

指标一、肘关节活动范围接近正常，功能活动范围达到30°~130°。

指标二、治疗过程中无明显肿胀疼痛出现，无异位骨化出现。

一、肘关节损伤编码

1. 原编码：

疾病名称及编码：肘关节扭伤和劳损（ICD-10：S53.4）

肘关节和韧带脱位、扭伤和劳损（ICD-10：S53）

2. 修改编码：

疾病名称及编码：陈旧性肘关节脱位后遗症（ICD-10：T92.303）

陈旧性肘关节扭伤后遗症（ICD-10：T92.304）

陈旧性肘关节劳损后遗症（ICD-10：T92.305）

二、临床路径检索方法

T92.303/ T92.304/ T92.305

三、国家医疗保障疾病诊断相关分组（CHS-DRG）

MDCX　影响健康因素及其他就医情况

XR2　其他康复治疗

四、肘关节损伤康复临床路径标准住院流程

（一）适用对象

第一临床诊断为肘关节损伤［肘关节扭伤和劳损（ICD-10：S53.4），肘关节和韧带脱位、扭伤和劳损（ICD-10：S53）］。

> **释义**
>
> ■ 适用对象编码参见以上。
> ■ 肘关节包括肱尺关节、肱桡关节、桡尺近侧关节三个关节。
> ■ 本路径适用对象为临床诊断为肘关节损伤的患者，如尺骨鹰嘴骨折等疾病或并发症，需进入其他相应路径。

（二）诊断依据

根据《临床诊疗指南·物理医学与康复分册》（中华医学会编著，人民卫生出版社，2005）等国内、外临床诊疗指南。

1. 病史：肘关节损伤史。

2. 临床表现：

（1）肘关节疼痛。

（2）肿胀、畸形。

（3）肘关节功能障碍。

3. 影像学检查。

> **释义**
>
> ■ 本路径的制订主要参考国内权威参考书籍和诊疗指南。
>
> ■ 病史和临床症状是诊断肘关节损伤的初步依据，多数患者表现为损伤侧肘关节的运动损伤、外伤或不当用力、劳损病史。
>
> ■ 肘关节疼痛的类型、部位、激惹反应、远端神经症状可能因损伤的不同而不同。
>
> ■ 观察肘部有无肌肉萎缩、肿胀和畸形。
>
> ■ 肘部功能障碍包括：肘关节完全伸直受限，肘关节主动伸直受限，肘关节屈曲受限，肘关节伸展受限，肘旋转受限，抗阻伸肘疼痛/受限，抗阻屈腕疼痛/受限，抗阻伸腕疼痛/受限。
>
> ■ 可选择患肘正侧位 X 线片检查、MRI 检查。X 线检查可提示外翻应力作用下肘关节间隙增宽。MRI 检查提示韧带慢性损伤或断裂。

（三）康复评定

根据《临床诊疗指南·物理医学与康复分册》（中华医学会编著，人民卫生出版社，2005），《康复医学（第 6 版）》（黄晓琳、燕铁斌主编，人民卫生出版社，2018）。入院后 3 天内进行初期康复评定，住院期间根据功能变化情况，于 4~15 天，进行一次中期评定，出院前进行末期评定。

评定内容包括：

1. 患者一般情况：包括意识、生命体征、睡眠和大小便等基本情况。了解患者总体治疗情况。

2. 康复专科评定：

（1）肌力评定。

（2）关节活动范围的评定。

（3）疼痛评定。

（4）日常生活活动能力的评定。

> **释义**
>
> ■ 评估的内容主要是肌力、关节活动度、疼痛严重程度、肢体周径及对上述功能障碍对日常生活活动能力的影响以及制订康复治疗方案。
>
> ■ 阶段性康复评估有助于医师对患者的治疗效果和下一步治疗计划做出评判和拟定。
>
> ■ 出院进行末期评估，了解患者肘关节功能受限严重程度和对日常生活功能的影响。

（四）治疗方案的选择

根据《临床诊疗指南·物理医学与康复分册》（中华医学会编著，人民卫生出版社，2005）。

1. 肘关节功能位的保持。
2. 物理因子治疗。
3. 关节活动度训练。
4. 肌力训练。
5. 作业治疗。
6. 日常生活活动能力训练。
7. 矫形器与其他辅助器具的装配与使用。

> **释义**
>
> ■ 本病确诊后应立即消除致病因素对肘关节的进一步损伤，目的在于消除病因，预防病情进展或加重。注意保持肘关节功能位，最大限度减轻损伤对日常生活活动的影响，减少并发症的发生。
>
> ■ 治疗应以局部治疗为主。首先是物理因子治疗，目的在于改善局部血液循环，减轻炎性反应，减轻组织水肿，缓解疼痛，预防、减轻软组织粘连。
>
> ■ 高频电疗如超短波，以及超声波治疗疗程不宜过长，以 6~10 天为 1 个疗程，疗程间应间隔 3~5 天。
>
> ■ 如肘关节损伤较为严重，早期要适当制动，避免诱发疼痛出现的动作。关节活动度训练应在控制炎性反应及消除疼痛为前提，逐渐增加关节主、被动活动度，预防关节孪缩。
>
> ■ 肘关节制动与疼痛可能引起保护性关节肌肉收缩及失用性萎缩，如出现上述问题，可选择性增加肌力训练。
>
> ■ 对肘关节功能障碍明显，对日常生活活动能力有一定影响的患者应增加作业治疗、日常生活活动能力训练。
>
> ■ 药物可使用非甾体抗炎药，控制炎性症状，减轻疼痛。

（五）标准住院日为 14~21 天

> **释义**
>
> ■ 对于初步诊断为肘关节损伤的患者入院后，应在 1~3 天内完成入院康复评估和相关检查，确诊后，针对患者出现的不同症状与体征进行系统的康复治疗，7 天左右控制炎性反应，14 天后可进行中期康复评估，15~21 天基本完成治疗，完成出院评估后，可门诊继续治疗或回家进行正确的训练。

（六）进入路径标准

1. 第一诊断为肘关节损伤。
2. 当患者同时具有其他疾病诊断，但在住院期间不需要特殊处理也不影响第一诊断的临床路径流程实施时，可以进入路径。
3. 患者生命体征稳定，骨科或神经科临床处理已结束，且存在需要康复治疗的功能障碍。

> **释义**
>
> ■ 明确的病史和体格检查后符合本病的可直接进入肘关节损伤的临床路径，以本病为第一诊断的也可直接进入该临床路径。
>
> ■ 入院后检查发现合并有腕关节、肩关节功能障碍，经系统评估后对肘关节损伤诊断治疗无特殊影响者，可进入路径。但可能增加医疗费用，延长住院时间。

(七) 住院期间的辅助检查项目

1. 必须检查的项目：
(1) 血常规、尿常规、粪便常规。
(2) 肝肾功能、电解质、血糖、血脂、感染性疾病筛查（乙型肝炎、丙型肝炎、梅毒、艾滋病等）。
(3) 心电图。
(4) 根据损伤原因选择项目：患肘 X 线片、MRI、肌电图。
2. 根据具体情况可选择的检查项目：局部超声检查、凝血功能、心肌酶谱、X 线胸片、超声心动图等。

> **释义**
>
> ■ 血常规、尿常规、粪便常规是入院患者最基本的三大常规检查，进入路径的患者均需完成。肝肾功能、电解质、血糖、血脂、感染性疾病筛查、心电图可评估有无基础疾病，是否影响住院时间、费用及其治疗预后。
>
> ■ 由于本病临床表现、查体常不典型，必要时需行肘关节 CT、MRI、局部超声检查等进一步明确。

(八) 出院标准

1. 临床病情稳定。
2. 肢体功能恢复良好，理解并掌握患肘关节安全活动方法。
3. 肘关节功能恢复达到平台期。

> **释义**
>
> ■ 患者出院前应完成入院康复评估相关项目，观察肘关节疼痛程度、肌肉力量、关节活动度等相关评估指标，日常生活活动能力是否有提高。
>
> ■ 患者功能逐步恢复良好，理解并掌握患肢安全活动方法亦可出院后继续康复训练。

(九) 变异及原因分析

1. 既往严重基础疾病而影响或其他损伤严重，影响第一诊断者需退出路径。
2. 住院期间出现严重并发症，需要进一步诊治或转科治疗，需退出路径。
3. 病程较长，保守治疗无效，可导致住院时间延长和住院费用增加。

> **释义**
>
> ■ 按标准治疗方案如患者肘关节活动度、肌肉力量或者疼痛改善不明显，发现其他严重基础疾病，需调整药物治疗或继续其他基础疾病的治疗，则中止本路径。
>
> ■ 住院期间检查发现患者伴骨折或需进行手术的患者可终止本路径。
>
> ■ 住院期间有新发或既往疾病加重需要紧急处理或影响本病治疗的可终止本路径。
>
> ■ 因患者方面的主观原因不配合治疗导致执行路径出现变异持续时间较长或者过程反复者，需医师在表单中予以说明。

五、肘关节损伤康复护理规范

1. 心理护理：患者由于较剧烈的疼痛，可能出现情绪低落、忧虑、烦躁等心理状态。护理人员可为患者做心理评估，根据评估情况为患者制订有针对性、科学、合理的心理疏导方案。护理人员可引导患者做深呼吸，让患者放松心情，缓解消极情绪，使患者建立信心，能够更加积极主动地配合治疗。

2. 疼痛护理：护理人员要给予患者有效的护理干预，缓解患者的肿胀和疼痛。如让患者保持舒适的体位等。

3. 功能活动：护理人员要尽早指导患者进行功能活动，如引导患者进行一些握拳、伸指的动作；活动肩关节，肘关节主动伸屈活动，轻微的手提动作。

4. 饮食护理：护理人员要为患者合理安排饮食。饮食安排应考虑患者的喜好，以清淡、易消化、营养价值高的食物为主。

六、肘关节损伤康复营养治疗规范

1. 饮食以清淡、易消化、营养价值高的食物为主。

2. 高蛋白饮食对损伤组织愈合有利，例如鱼汤、豆制品、牛奶、鸡蛋等。

七、肘关节损伤康复健康宣教

1. 解释高蛋白饮食对损伤组织的愈合作用，例如鱼汤、豆制品、牛奶等。

2. 说明便秘、泌尿系统结石、压疮发生的相关因素及预防措施，指导其多吃蔬菜、水果、多饮水，量约每天 1000ml 以上，同时指导其定时翻身。

3. 说明早期康复治疗的重要性及原则，鼓励患者及家属参与到治疗计划中来。每周一计划，这样可以增加其自我价值感，增强治疗信心。

4. 出院前做好出院宣教，指导其正确使用辅助器具，嘱定期到医院复查。

八、推荐表单

（一）医师表单

肘关节损伤康复临床路径医师表单

适用对象：第一临床诊断为肘关节损伤 [肘关节扭伤和劳损（ICD-10：S53.4），肘关节和韧带脱位、扭伤和劳损（ICD-10：S53）]

患者姓名：	性别：　　年龄：　　门诊号：	住院号：
住院日期：　　年　月　日	出院日期：　　年　月　日	标准住院日：14~21 天

时间	住院第 1 天	住院第 2 天	住院第 3 天
主要诊疗工作	□ 完成询问病史和体格检查，按要求完成病历书写 □ 评估关节活动功能、肌力、步行能力，日常生活能力 □ 安排完善常规检查 □ 签署康复治疗知情同意书、自费项目协议书等 □ 向患者及家属交代病情及康复治疗方案	□ 主治医师查房，完成相关病历书写 □ 明确下一步诊疗计划 □ 完善肌电图检查 □ 对患者进行有关康复治疗宣教 □ 根据相关检查结果，排除康复治疗禁忌证 □ 调整康复治疗方案 □ 开始康复训练 □ 必要时请相关科室会诊	□ 上级医师查房 □ 完成三级查房记录 □ 行康复治疗（包括物理因子治疗、运动疗法、作业疗法等） □ 根据病情需要给予相关基础疾病药物治疗
重点医嘱	**长期医嘱：** □ 康复医学科护理常规 □ 二级护理 □ 饮食 □ 留陪人员一名 □ 患者基础用药 □ 非甾体抗炎药 □ 体位摆放 □ 物理因子治疗 □ 肌力训练 □ 关节活动度训练 □ 日常生活活动训练 **临时医嘱：** □ 血常规、尿常规、粪便常规+隐血 □ 肝肾功能、电解质、血糖、凝血功能 □ 肌电图检查 □ 肘关节 X 线片检查 □ 日常生活能力检查 □ 关节活动度检查 □ 肌力评定 □ 身体围度检查	**长期医嘱：** □ 康复医学科护理常规 □ 二级护理 □ 饮食 □ 患者基础用药 □ 其他用药依据病情下达 □ 体位摆放 □ 物理因子治疗 □ 肌力训练 □ 关节活动度训练 □ 日常生活活动训练 **临时医嘱：** □ 请相关科室会诊 □ 依据病情需要下达 □ 请相关科室会诊 □ 依据病情需要下达	**长期医嘱：** □ 康复医学科护理常规 □ 二级护理 □ 饮食 □ 患者基础用药 □ 其他用药依据病情下达 □ 体位摆放 □ 物理因子治疗 □ 肌力训练 □ 关节活动度训练 □ 日常生活活动训练 **临时医嘱：** □ 请相关科室会诊 □ 依据病情需要下达 □ 复查异常实验室检查 □ 依据病情需要下达
病情变异记录	□ 无　□ 有，原因： 1. 2.	□ 无　□ 有，原因： 1. 2.	□ 无　□ 有，原因： 1. 2.
医师签名			

时间	住院第 4~14 天	住院第 15 天	住院第 16~20 天	住院第 21 天（出院日）
主要诊疗工作	□ 观察患者肘部症状和体征，评估患者关节活动度、肌力 □ 上级医师查房及诊疗评估 □ 完成查房记录 □ 对患者坚持治疗和预防并发症进行宣教	□ 安排中期康复评定	□ 观察患者肘部症状和体征，评估患者关节活动度、肌力 □ 上级医师查房及诊疗评估 □ 向患者及家属介绍病情及相关检查结果 □ 康复训练 □ 完成末期康复评定，调整并落实康复治疗计划 □ 完成末期康复评价记录	□ 上级医师查房，确定能否出院 □ 通知出院处 □ 通知患者及家属准备出院 □ 向患者及家属交代出院后注意事项及服药情况，定期复诊，将出院记录的副本交给患者 □ 如果患者不能出院，在病程记录中说明原因和继续治疗的方案
重点医嘱		临时医嘱： □ 日常生活能力检查 □ 关节活动度检查 □ 肌力评定 □ 身体围度检查		临时医嘱： □ 日常生活能力检查 □ 关节活动度检查 □ 肌力评定 □ 身体围度检查 □ 明日出院
病情变异记录	□ 无 □ 有，原因： 1. 2.	□ 无 □ 有，原因： 1. 2.		
医师签名				

（二）护士表单

肘关节损伤康复临床路径护士表单

适用对象：第一临床诊断为肘关节损伤［肘关节扭伤和劳损（ICD-10：S53.4），肘关节和韧带脱位、扭伤和劳损（ICD-10：S53）］

患者姓名：	性别：　　年龄：　　门诊号：	住院号：
住院日期：　　年　月　日	出院日期：　　年　月　日	标准住院日：14~21 天

时间	住院第 1 天	住院第 2 天	住院第 3 天
健康宣教	□ 入院宣教 □ 介绍主管医师、护士 □ 介绍环境、设施 □ 介绍住院注意事项 □ 介绍探视和陪伴制度 □ 介绍贵重物品制度	□ 药物宣教 □ 康复治疗前宣教 □ 宣教康复治疗注意事项 □ 告知需家属陪同 □ 告知患者在检查中配合医师 □ 主管护士与患者沟通，消除患者紧张情绪 □ 告知预防并发症的方法告知康复治疗后可能出现的情况及应对方式	□ 康复治疗 □ 观察患者如有不适告知医师 □ 给予患者及家属心理支持 □ 再次明确探视陪伴须知 □ 药物治疗 □ 患者基础疾病相关药物治疗
护理处置	□ 核对患者，佩戴腕带 □ 建立入院护理病历 □ 协助患者留取各种标本 □ 测量体重	□ 协助医师完成康复治疗前的相关检查 □ 体位摆放	
基础护理	□ 二级护理 □ 晨晚间护理 □ 排泄管理 □ 患者安全管理	□ 二级护理 □ 晨晚间护理 □ 排泄管理 □ 患者安全管理	□ 二级护理 □ 晨晚间护理 □ 患者安全管理
专科护理	□ 护理查体 □ 病情观察 □ 需要时，填写跌倒及压疮防范表 □ 需要时，请家属陪伴 □ 确定饮食种类 □ 心理护理	□ 基础病情观察 □ 遵医嘱完成相关检查 □ 心理护理	□ 遵医嘱予非甾体药物 □ 病情观察 □ 心理护理
重点医嘱	□ 详见医嘱执行单	□ 详见医嘱执行单	□ 详见医嘱执行单
病情变异记录	□ 无　□ 有，原因： 1. 2.	□ 无　□ 有，原因： 1. 2.	□ 无　□ 有，原因： 1. 2.
护士签名			

时间	住院第 4~15 天	住院第 16~20 天	住院第 21 天 （出院日）
健康宣教	□ 康复和资料后宣教 □ 饮食、活动指导 □ 体位摆放指导	□ 配合完成出院康复评定	□ 出院宣教 □ 复查时间 □ 服药方法 □ 活动休息 □ 指导饮食 □ 指导办理出院手续
护理处置	□ 遵医嘱完成相关检查	□ 出院前教育	□ 办理出院手续 □ 书写出院评估
基础护理	□ 二级护理 □ 晨晚间护理 □ 排泄管理 □ 患者安全管理	□ 二级护理 □ 晨晚间护理 □ 排泄管理 □ 患者安全管理	□ 二级护理 □ 晨晚间护理 □ 协助或指导进食、进水 □ 协助或指导活动 □ 患者安全管理
专科护理	□ 病情观察 □ 监测生命体征 □ 心理护理	□ 病情观察 □ 监测生命体征 □ 出院指导 □ 心理护理	□ 病情观察 □ 观察局部有无红肿、疼痛，观察关节活动度变化
重点医嘱	□ 详见医嘱执行单	□ 详见医嘱执行单	
病情变异记录	□ 无　□ 有，原因： 1. 2.	□ 无　□ 有，原因： 1. 2.	
护士签名			

（三）患者表单

肘关节损伤康复临床路径患者表单

适用对象：第一临床诊断为肘关节损伤［肘关节扭伤和劳损（ICD-10：S53.4），肘关节和韧带脱位、扭伤和劳损（ICD-10：S53）］

患者姓名：	性别：　　年龄：　　门诊号：	住院号：
住院日期：　　年　月　日	出院日期：　　年　月　日	标准住院日：14~30 天

时间	住院第 1 天	住院第 2 天	住院第 3 天
医患配合	□ 配合询问病史、收集资料，请务必详细告知既往史、用药史、过敏史 □ 配合进行体格检查 □ 有任何不适请告知医师 □ 入院康复宣教	□ 配合完善相关检查，如采血、留尿、心电图、X 线胸片、肌电图 □ 医师与患者及家属介绍康复治疗的目的及相关注意事项 □ 有任何不适告知医师	□ 配合完成康复治疗 □ 血糖、凝血功能、肝功能、电解质等相关指标异常者，进行复查 □ 有任何不适请告知医师
护患配合	□ 配合测量体温、脉搏、呼吸（1 次）、血压、体重（1 次） □ 配合完成入院护理评估（简单询问病史、过敏史、用药史） □ 接受入院宣教（环境介绍、病室规定、订餐制度、贵重物品保管等） □ 配合执行探视和陪伴制度 □ 有任何不适告知护士	□ 配合测量体温、脉搏、呼吸1 次、询问大便情况（1 次） □ 接受康复治疗前宣教 □ 接受饮食宣教 □ 接受药物宣教	□ 配合缓解疼痛 □ 配合完成护理工作与康复治疗工作的协调安排 □ 接受药物宣教 □ 有任何不适请告知护士
治疗师与患者配合	□ 接受入院康复治疗前宣教	□ 配合完善入院康复评定，针对关节活动度、身体围度、疼痛评分、关节功能、日常生活能力进行全面评估	□ 配合完成康复治疗（包括物理因子治疗、运动疗法、作业疗法等）
饮食	□ 遵医嘱饮食	□ 遵医嘱饮食	□ 遵医嘱饮食
排泄	□ 正常排尿便	□ 正常排尿便	□ 正常排尿便
活动	□ 医嘱下活动	□ 医嘱下活动	□ 医嘱下活动

时间	住院 4~15 天	住院第 16~20 天	住院第 21 天 （出院日）
医患配合	□ 配合完善中期康复评定，针对关节活动度、身体围度、疼痛评分、关节功能、日常生活能力进行全面评估并与入院及中期评定进行比较、分析 □ 有任何不适请告知医师	□ 配合完善出院前体格检查 □ 配合完成出院康复评定，针对关节活动度、身体围度、疼痛评分、关节功能、日常生活能力进行全面评估并与入院及中期评定进行比较、分析	□ 接受出院前指导，医师将告知出院后运动训练方法、注意事项、复诊及相关事宜 □ 知道复查程序 □ 获取出院诊断书
护患配合	□ 配合定时测量生命体征 □ 接受进食、进水、排便等生活护理 □ 配合活动，预防皮肤压力伤 □ 注意活动安全，避免坠床或跌倒 □ 配合执行探视及陪伴		□ 接受出院宣教 □ 办理出院手续 □ 获取出院带药 □ 知道服药方法、作用、注意事项 □ 知道复印病历程序
治疗师与患者配合	□ 配合完善出院前康复评定，针对关节活动度、身体围度、疼痛评分、关节功能、日常生活能力进行全面评估并与入院及中期评定进行比较、分析		□ 知道出院后康复训练方法及相关注意事项
饮食	□ 遵医嘱饮食	□ 遵医嘱饮食	
排泄	□ 正常排尿便	□ 正常排尿便	
运动	□ 医嘱下活动	□ 医嘱下活动	

附：原表单（2017 年版）

肘关节损伤康复临床路径表单

适用对象：第一诊断为肘关节损伤

患者姓名：	性别：	年龄：	门诊号：	住院号：
住院日期：　年　月　日	出院日期：　年　月　日			标准住院日：14~21 天

时间	住院第 1 天	住院第 2 天	住院第 3 天
主要诊疗工作	□ 采集病史，体格检查 □ 上级医师查房与入院康复评定 □ 完善辅助检查 □ 评定既往辅助检查结果 □ 确定初步诊断及治疗方案 □ 签订相关医疗文书及项目实施协议 □ 完成首次病程记录，入院记录等病历书写	□ 主治医师查房，完成相关病历书写 □ 根据相关检查结果，排除康复治疗禁忌证 □ 调整康复治疗方案 □ 开始康复训练 □ 必要时请相关科室会诊	□ 主任/副主任医师查房，根据患者病情调整治疗方案和检查项目 □ 完成查房记录 □ 向患者及家属介绍病情及相关检查结果 □ 相关科室会诊 □ 复查结果异常的检查
重点医嘱	**长期医嘱：** □ 康复医学科护理常规 □ 二级护理 □ 饮食 □ 患者基础用药 □ 非甾体抗炎药 □ 体位摆放 □ 物理因子治疗 □ 肌力训练 □ 关节活动度训练 □ 日常生活活动训练 **临时医嘱：** □ 初期康复评定 □ 血常规、尿常规、粪便常规 □ 肝肾功能、电解质、血糖 □ 心电图 □ 患肘 X 线片、肌电图、X 线胸片、局部超声检查（根据病情选择）	**长期医嘱：** □ 康复医学科护理常规 □ 二级护理 □ 饮食 □ 患者基础用药 □ 其他用药依据病情下达 □ 体位摆放 □ 物理因子治疗 □ 肌力训练 □ 关节活动度训练 □ 日常生活活动训练 **临时医嘱：** □ 请相关科室会诊 □ 依据病情需要下达	**长期医嘱：** □ 康复医学科护理常规 □ 二级护理 □ 饮食 □ 患者基础用药 □ 其他用药依据病情下达 □ 体位摆放 □ 物理因子治疗 □ 肌力训练 □ 关节活动度训练 □ 日常生活活动训练 **临时医嘱：** □ 复查异常实验室检查 □ 依据病情需要下达
主要护理工作	□ 介绍病房环境、设施和设备 □ 体位摆放 □ 入院宣教及护理评定	□ 观察患者病情变化并及时报告医师 □ 正确执行医嘱 □ 心理与生活护理 □ 指导患者功能锻炼	□ 观察患者病情变化并及时报告医师 □ 正确执行医嘱 □ 心理与生活护理 □ 指导患者功能锻炼
病情变异记录	□ 无　□ 有，原因： 1. 2.	□ 无　□ 有，原因： 1. 2.	□ 无　□ 有，原因： 1. 2.
护士签名			
医师签名			

时间	住院第4~15天	住院第16~20天	住院第21天
主要诊疗工作	□ 主治医师查房（3次/周） □ 主任/副主任医师查房（2次/周） □ 书写病程记录 □ 完成上级医师查房记录 □ 继续观察病情变化，并及时与患者家属沟通 □ 康复治疗 □ 完成中期康复评定，调整康复治疗方案	□ 三级医师查房 □ 根据患者病情调整治疗方案和检查项目 □ 书写病程记录 □ 完成上级医师查房记录 □ 向患者及家属介绍病情及相关检查结果 □ 康复训练 □ 完成末期康复评定，调整并落实康复治疗计划 □ 完成末期康复评价记录	□ 三级医师查房 □ 书写病程记录 □ 根据患者病情拟定出院后治疗方案和需要定期复查项目 □ 出院前康复指导 □ 办理出院手续
重点医嘱	长期医嘱： □ 康复医学科护理常规 □ 二级护理 □ 饮食 □ 患者既往基础用药 □ 体位摆放 □ 物理因子治疗 □ 肌力训练 □ 关节活动度训练 □ 日常生活活动训练 临时医嘱： □ 中期康复评定 □ 根据病情需要下达	长期医嘱： □ 康复医学科护理常规 □ 二级护理 □ 饮食 □ 患者既往基础用药 □ 体位摆放 □ 物理因子治疗 □ 肌力训练 □ 关节活动度训练 □ 日常生活活动训练 临时医嘱： □ 根据病情需要下达 □ 末期康复评定 出院医嘱： □ 明日出院 □ 2周后门诊复诊	出院医嘱： □ 通知出院 □ 依据病情给予出院带药及出院康复指导
主要护理工作	□ 观察患者病情变化并及时报告医师 □ 正确执行医嘱 □ 心理与生活护理 □ 指导患者功能锻炼	□ 观察患者病情变化并及时报告医师 □ 正确执行医嘱 □ 心理与生活护理 □ 指导患者功能锻炼	□ 指导患者办理出院手续 □ 出院宣教
病情变异记录	□ 无　□ 有，原因： 1. 2.	□ 无　□ 有，原因： 1. 2.	□ 无　□ 有，原因： 1. 2.
护士签名			
医师签名			

第十八章

跟腱断裂术后康复临床路径释义

【医疗质量控制指标】

指标一、诊断需结合流行病学史、临床表现和影像学检查。

指标二、对临床诊断病例进行完整康复评定。

指标三、治疗方案的选择符合临床诊疗指南。

一、跟腱断裂术编码

1. 原编码：

疾病名称及编码：跟腱断裂（ICD-10：S86.001）

2. 修订编码：

疾病名称及编码：跟腱断裂后遗症（ICD-10：T93.501）

二、临床路径检索方法

T93.501

三、国家医疗保障疾病诊断相关分组（CHS-DRG）

MDCX　影响健康因素及其他就医情况

XR2　其他康复治疗

四、跟腱断裂术后康复临床路径标准住院流程

（一）适用对象

第一诊断为跟腱断裂（ICD-10：S86.001），行跟腱修补术（ICD-9-CM-3：83.885）。

> **释义**
>
> ■ 适用对象编码参见以上。
>
> ■ 本路径适用对象为第一临床诊断为各种原因导致的跟腱断裂并进行过修复手术的术后患者。非手术治疗常用石膏或者功能性支具固定亦可进入该路径。

（二）诊断依据

根据《临床诊疗指南·物理医学与康复分册》（中华医学会编著，人民卫生出版社，2005）。

1. 跟腱外伤史及手术史。

2. 症状：局部肿胀、疼痛、皮下淤斑，并有踝关节跖屈和提踵无力、后期可有局部瘢痕粘连。

3. 影像学检查：踝关节 MRI、X 线、超声。

释义

■ 本路径的制订主要参考国内权威参考书籍和诊疗指南。
■ 跟腱断裂的诊断主要依据患者的发病年龄、病史、临床症状、详细的体检，踝关节 MRI、B 超检查。有跟腱手术史。患者病史中有急性外伤，查体时可有局部肿胀、皮下淤斑、跖屈时疼痛、提踵无力或困难。跟腱触诊：当跟腱断裂后，跟腱不连续，可触及凹陷。术后患者跟腱处可触及滑动的结节或跟腱瘢痕。汤普森试验：患者俯卧位，足悬空在检查床边缘，挤捏腓肠肌出现足跖屈为正常，否则可能跟腱断裂。
■ X 线检查：排除骨折；MRI：可以证实跟腱是否损伤、损伤部位以及损伤的程度；对于评估跟腱修复以后的状态也很有帮助。超声检查：可了解组织水肿情况及跟腱连续形态。

（三）康复评定

根据《临床诊疗指南·物理医学与康复分册》（中华医学会编著，人民卫生出版社，2005）。分别于入院后 1~3 天进行初期康复评定，入院后 4~15 天进行中期康复评定，出院前进行末期康复评定。

1. 疼痛评定。
2. 踝关节活动范围评定。
3. 踝关节稳定功能评定。
4. 下肢肌力评定。
5. 日常生活活动能力评定。
6. 社会参与能力评定。

释义

■ 康复评定是跟腱断裂术后、为合理制订康复治疗计划的依据，系统的康复评定不仅可以了解患者损伤及功能障碍的情况，制定切实可行的康复治疗方案。跟腱断裂术后的康复评定临床路径包括患者的一般情况，疼痛评定（数字分级评分法、视觉模拟法）、踝关节活动度（主动被动下背伸/跖屈）、下肢肌力（徒手肌力测定）、肌肉围度、踝关节稳定功能评定、Maryland 足功能评分标准、日常生活活动能力（巴塞尔指数）与社会参与能力等。

（四）治疗方案的选择

根据《临床诊疗指南·物理医学与康复分册》（中华医学会编著，人民卫生出版社，2005）。

1. 制动。
2. 运动疗法：包括肌力训练、关节活动度训练、动态平衡训练、站立训练、步行能力训练等。
3. 物理因子治疗。
4. 踝关节支具。
5. 药物治疗：包括抗蛋白酶药、代谢药物、抗炎镇痛药、皮质类固醇制剂等。

> **释义**
>
> ■ 跟腱断裂急性期及跟腱断裂术前及跟腱断裂术后 1~4 周内，给予石膏或支具固定并抬高患肢，防止损伤及渗出加重导致肿胀加重。
>
> ■ 术后应尽早开始活动足趾，术后第 1 天即可戴石膏挂拐不负重下床活动，开始每天进行小腿三头肌等长收缩练习，在床上练习上肢力量及床上直抬腿、侧抬腿；术后 3 周石膏去短至膝关节以下，开始膝关节屈伸活动；4 周后开始在床上练习踝关节的屈伸活动，下地时一定要戴石膏并扶拐；术后 5 周去除石膏后，开始应用滚筒练习踝关节的活动度；满 6 周后垫后跟穿鞋，持拐踩地走路，逐渐减少后跟高度；术后 9 周以后扶拐穿平跟鞋练习走路，逐步去拐；3 月后可以开始慢跑和提脚后跟练习，此时跟腱容易发生再断裂，应避免突然猛跑，防止意外摔倒。采用循序渐进的方式，由慢跑到快跑，再到跳。6 个月后练习专项训练。
>
> ■ 急性期以冷敷冷疗为主，48 小时后可进行高频电治疗及热敷，促进炎症及肿胀吸收，疼痛时可给予干扰电治疗对症镇痛、中频电治疗预防肌肉萎缩、音频电及超声波治疗预防瘢痕形成。
>
> ■ 疼痛时给予非甾体抗炎药物。术后 9~16 周为防止瘢痕形成可给予抗蛋白酶药物。

（五）进入路径标准

1. 第一诊断符合跟腱断裂（ICD-10：S86.001）疾病编码；行跟腱修补术（ICD-9-CM-3：83.885）。
2. 当患有其他疾病时，但在住院期间不需要特殊处理也不影响临床路径流程实施。

> **释义**
>
> ■ 明确的病史和体格检查后符合本病的可直接进入跟腱断裂术后康复的临床路径，以本病为第一诊断的也可直接进入该临床路径。

（六）标准住院日为 14~21 天

> **释义**
>
> ■ 对于跟腱断裂术后患者入院后，应在 1~3 天内完成入院康复评估和相关检查，确诊后，根据不稳定的类型进行系统的康复治疗，7~8 天后可进行中期康复评估，调整治疗方案，10~14 天时基本掌握训练方法，完成出院评估后，给出治疗建议，可门诊继续治疗或回家进行正确的训练。

（七）住院期间的检查项目

1. 必需的检查项目：
（1）血常规、尿常规、粪便常规。
（2）肝肾功能、电解质、血糖、血脂。
（3）感染性疾病筛查（乙型肝炎、丙型肝炎、梅毒、艾滋病等）。

（4）踝关节 MRI、心电图检查。

2. 根据患者病情进行的检查项目：踝关节 X 线检查、CT、肌电图、局部超声检查、凝血功能、心肌酶谱、X 线胸片、肺功能、超声心动等。

> **释义**
>
> ■ 血常规、尿常规、粪便常规是入院患者最基本的三大常规检查，进入路径的患者均需完成。肝肾功能、电解质、血糖、血脂、感染性疾病筛查、心电图可评估有无基础疾病，是否影响住院时间、费用及其治疗预后。
>
> ■ 由于本病临床表现、查体常不典型，需行 MRI 检查、局部超声检查等进一步明确诊断及评估，当患者同时具有其他心肺疾病或怀疑合并其他相关疾病的可完善凝血功能、心肌酶谱、X 线胸片、肺功能、超声心动等相应检查。

（八）出院标准

1. 临床病情稳定。
2. 肢体功能逐步恢复良好，理解并掌握患肢安全活动方法。

> **释义**
>
> ■ 患者出院前应完成出院康复评估相关项目，观察患侧下肢肌肉围度、肌肉力量、踝关节活动度、疼痛程度等相关指标，日常生活自理能力是否有改善。患者疼痛减轻，功能逐步恢复。理解并掌握患肢安全活动方法亦可出院后继续康复训练。

（九）变异及原因分析

1. 既往严重基础疾病而影响或其他损伤严重，影响第一诊断者需退出路径。
2. 住院期间出现骨折及跟腱再次断裂等，严重并发症，需要进一步诊治或转科治疗，需退出路径。
3. 病程较长，关节挛缩严重，可导致住院时间延长和住院费用增加。

> **释义**
>
> ■ 按标准治疗方案如踝关节活动度、肌肉力量或者疼痛改善不明显，发现其他严重基础疾病，例如伴有足踝部骨折等损伤，需手术治疗或继续其他基础疾病的治疗，则终止本路径。
>
> ■ 住院期间有新发或既往疾病加重需要紧急处理或影响本病治疗的可终止本路径。
>
> ■ 因患者方面的主观原因不配合治疗导致执行路径出现变异持续时间较长或者过程反复者，需医师在表单中予以说明。

五、跟腱断裂术后康复护理规范

1. 心理护理：患者入院后应向其进行详细的入院介绍，尽快帮助他们提高对疾病及康复的认识，进行详细的健康指导（文字、图片及模型）；并向患者讲明术后可能出现的不适，如因石膏固定会造成生活的不便及不舒适的体位等；告知患者康复时间、程序、预后效果及可能并发症，让患者有充分的思想准备；安慰鼓励，消除患者的心理紧张，积极配合康复治疗。

2. 患足皮肤的护理：患足的皮肤护理是预防跟腱术后感染的关键。出脚汗患者易发生霉菌感染，皮肤粗糙患者常有细菌隐藏，故应保持手术切口周围洁净，定期换药，同时保持足部的干燥清洁；若周围皮肤出现红肿破溃、色泽改变、损伤出血、皮疹渗出等，及时告知主管医师。

3. 持拐的护理：患者术后行动不便，应教会患者如何翻身坐起下床。教会患者如何正确使用拐杖等辅助器具。使用拐杖者，两拐的宽度要略宽于双肩，拐的高度距腋窝 10cm，双上肢用力撑拐，不要腋部支撑，避免腋下受压，损伤臂丛神经。患者未熟练使用拐杖前，应在旁保护。

4. 外固定护理：保证外固定干燥清洁；外固定患肢抬高，高度应高于心脏 20cm，以利静脉血液和淋巴回流。关注患者有无下肢远端的剧烈疼痛、麻木、感觉减退等主诉，必要时给予外固定打开减压。

六、跟腱断裂术后康复营养治疗规范

1. 进入康复期，营养治疗应有补充作用，除维持机体代谢所需的基本能量外，还需增加部分能量，如能量为 35 kcal/（kg·d），以求达到适度的正氮平衡，补充机体在前一阶段的损耗，促进体力的恢复，加快患者的康复。

2. 摄入的蛋白质可以达到 1.5~2.0g/（kg·d）［相当于 0.24~0.32g/（kg·d）的氮量］，以达到正氮平衡的营养治疗效果。一般情况下热氮比为 150∶1~100∶1。膳食供应中尽量增加复合糖类的摄入，减少单糖、双糖的摄入。每日提供的葡萄糖量不应低于 120g。一般葡萄糖摄入的推荐量不宜超过 4~5g/（kg·d），占总能量比例不超过 50%。脂肪提供 50% 非蛋白质能量，其中，饱和脂肪酸、单不饱和脂肪酸和多不饱和脂肪酸比例保持 1∶1∶1 较为合理，一般患者应用 1~3g/kg 的脂肪乳剂是安全的。增加抗氧化维生素（维生素 C、维生素 E、维生素 A）的供应。补充蛋白质同时应补钾，以维持钾氮正常比例。

七、跟腱断裂术后康复健康宣教

1. 避免引起跟腱疼痛的活动。

2. 若康复后疼痛加重冰敷患区。疼痛过剧，可在医嘱下使用镇痛药物。

3. 非康复治疗时间可用弹性绷带（或其他包裹物如护踝等）包裹踝部以避免肌腱过度活动，或可能需要使用支具等保护物。

4. 康复训练前需进行全身肌肉热身，保持小腿肌肉的柔韧性，避免突然增加训练量及训练强度。

5. 避免在寒冷的户外运动，注意保暖。

6. 康复运动中穿戴合适的运动鞋，避免在过硬的地面或湿滑的地面训练。

八、推荐表单

(一) 医师表单

跟腱断裂术后康复临床路径医师表单

适用对象：第一诊断为跟腱断裂（ICD-10：S86.001）；已行跟腱修补术（ICD-9-CM-3：83.885）

患者姓名：	性别： 年龄： 住院号：	门诊号：
住院日期： 年 月 日	出院日期： 年 月 日	标准住院日：14~21 天

时间	住院第 1 天	住院第 2 天	住院第 3 天
主要诊疗工作	□ 询问病史及体格检查 □ 完成病历书写 □ 开检查单 □ 初期康复评定 □ 签署康复治疗知情同意书、自费项目协议书等 □ 向患者及家属交代病情及康复治疗方案	□ 主治医师查房，完成相关病历书写 □ 根据相关检查结果，排除康复治疗禁忌证 □ 制订康复目标 □ 拟定康复治疗方案 □ 必要时请相关科室会诊	□ 上级医师查房，观察患肢远端感觉运动情况等，根据情况调整具体治疗方案 □ 进一步明确康复治疗方案
重点医嘱	**长期医嘱：** □ 康复医学科护理常规 □ 二级护理 □ 饮食 □ 患者基础用药 □ 体位摆放/制动 **临时医嘱：** □ 血常规、尿常规、粪便常规 □ 肝肾功能、电解质、血糖 □ 心电图 □ 患踝 X 线、CT、MRI、肌电图、局部超声检查（根据病情选择） □ X 线胸片、肺功能、超声心动图（根据患者情况选择）	**长期医嘱：** □ 康复医学科护理常规 □ 二级护理 □ 饮食 □ 患者基础用药 □ 体位摆放/制动 □ 物理因子治疗 □ 肌力训练 □ 关节活动度训练 **临时医嘱：** □ 请相关科室会诊	**长期医嘱：** □ 康复医学科护理常规 □ 二级护理 □ 饮食 □ 患者基础用药 □ 体位摆放/制动 □ 物理因子治疗 □ 肌力训练 □ 关节活动度训练 **临时医嘱：** □ 根据病情需要下达
病情变异记录	□ 无 □ 有，原因： 1. 2.	□ 无 □ 有，原因： 1. 2.	□ 无 □ 有，原因： 1. 2.
医师签名			

时间	住院第 4~15 天	住院第 16~20 天 （出院前日）	住院第 21 天 （出院日）
主要 诊疗 工作	□ 中期康复评定 □ 根据患者情况，随时调整 　治疗方案	□ 末期康复评定 □ 指导出院后康复训练方案： 　如体位摆放、主动抗阻训练 　过程等	□ 再次向患者及家属介绍出院 　后注意事项，出院后治疗及 　家庭保健 □ 患者办理出院手续，出院
重 点 医 嘱	**长期医嘱：** □ 康复医学科护理常规 □ 二级护理 □ 饮食 □ 患者既往基础用药 □ 体位摆放 □ 物理因子治疗 □ 肌力训练 □ 关节活动度训练 □ 日常生活活动训练 **临时医嘱：** □ 根据病情需要下达	**长期医嘱：** □ 康复医学科护理常规 □ 二级护理 □ 饮食 □ 患者既往基础用药 □ 体位摆放 □ 物理因子治疗 □ 肌力训练 □ 关节活动度训练 □ 日常生活活动训练 **出院医嘱：** □ 明日出院 □ 2 周后门诊复诊	**出院医嘱：** □ 通知出院 □ 依据病情给予出院康复指导
病情 变异 记录	□ 无　□ 有，原因： 1. 2.	□ 无　□ 有，原因： 1. 2.	□ 无　□ 有，原因： 1. 2.
医师 签名			

（二）护士表单

跟腱断裂术后康复临床路径护士表单

适用对象：第一诊断为跟腱断裂（ICD-10：S86.001）；已行跟腱修补术（ICD-9-CM-3：83.885）

患者姓名：		性别：　　年龄：　　住院号：	门诊号：
住院日期：　　年　月　日		出院日期：　　年　月　日	标准住院日：14～21 天

时间	住院第 1 天	住院第 2 天	住院第 3 天
健康宣教	□ 入院宣教 □ 介绍主管医师、护士 □ 介绍环境、设施 □ 介绍住院注意事项 □ 介绍探视和陪伴制度 □ 介绍贵重物品制度	□ 药物宣教 □ 体位摆放宣教 □ 宣教平卧、侧卧及坐位的姿势摆放及注意事项 □ 告知合并糖尿病、高血压患者饮食注意事项 □ 告知患者在康复治疗中配合医师及治疗师 □ 主管护士与患者沟通，消除患者紧张情绪 □ 告知康复治疗过程中可能出现的情况及应对方式	□ 康复训练当日宣教 □ 告知饮食、体位注意事项 □ 给予患者及家属心理支持 □ 再次明确探视陪伴须知
护理处置	□ 核对患者，佩戴腕带 □ 建立入院护理病历 □ 协助患者留取各种标本 □ 测量体重	□ 协助医师及治疗师完成康复治疗前的相关检查 □ 做好宣教避免跌倒、滑倒等意外情况发生	□ 导引患者至康复治疗室 □ 核对患者资料及带药
基础护理	□ 三级护理 □ 晨晚间护理 □ 排泄管理 □ 患者安全管理	□ 三级护理 □ 晨晚间护理 □ 排泄管理 □ 患者安全管理	□ 二级护理／一级护理 □ 晨晚间护理 □ 患者安全管理
专科护理	□ 护理查体 □ 病情观察 □ 有无关节肿胀加重或下肢肿胀情况 □ 需要时，填写跌倒及压疮防范表 □ 需要时，请家属陪伴 □ 确定饮食种类 □ 心理护理	□ 病情观察 □ 患侧下肢疼痛及肿胀情况观察 □ 遵医嘱完成相关检查 □ 心理护理	□ 病情观察 □ 患侧下肢及踝关节情况观察 □ 心理护理
重点医嘱	□ 详见医嘱执行单	□ 详见医嘱执行单	□ 详见医嘱执行单
病情变异记录	□ 无　□ 有，原因： 1. 2.	□ 无　□ 有，原因： 1. 2.	□ 无　□ 有，原因： 1. 2.
护士签名			

时间	住院第 4~15 天	住院第 16~20 天 （出院日）
健康宣教	□ 康复训练后宣教 □ 药物作用及频率 □ 饮食、运动指导	□ 出院宣教 □ 复查时间 □ 服药方法 □ 运动指导 □ 指导饮食 □ 指导办理出院手续
护理处置	□ 遵医嘱完成相关检查	□ 办理出院手续 □ 书写出院小结
基础护理	□ 二级护理 □ 晨晚间护理 □ 排泄管理 □ 患者安全管理	□ 三级护理 □ 晨晚间护理 □ 协助或指导进食、进水 □ 协助或指导活动 □ 患者安全管理
专科护理	□ 病情观察 □ 监测生命体征及患侧肢体的情况观察 □ 心理护理	□ 病情观察 □ 监测生命体征 □ 监测生命体征及患侧肢体的情况观察 □ 出院指导（社区康复指导） □ 心理护理
重点医嘱	□ 详见医嘱执行单	□ 详见医嘱执行单
病情变异记录	□ 无 □ 有，原因： 1. 2.	□ 无 □ 有，原因： 1. 2.
护士签名		

（三）患者表单

跟腱断裂术后康复临床路径患者表单

适用对象：第一诊断为跟腱断裂（ICD-10：S86.001）；已行跟腱修补术（ICD-9-CM-3：83.885）

患者姓名：	性别：　　年龄：　　住院号：	门诊号：
住院日期：　　年　月　日	出院日期：　　年　月　日	标准住院日：14~21 天

时间	入院	住院第 1 天	住院第 2 天
医患配合	□ 配合询问病史、收集资料，请务必详细告知既往史、用药史、过敏史 □ 配合进行体格检查 □ 有任何不适请告知医师	□ 配合完善康复评估等相关入院检查，如采血、留尿 □ 医师与患者及家属介绍病情及康复知情同意书并签字	□ 配合完善相关检查 □ 如采血、留尿 □ 配合医师摆好检查体位
护患配合	□ 配合测量体温、脉搏、呼吸（3 次）、血压、体重（1 次） □ 配合完成入院护理评估（简单询问病史、过敏史、用药史） □ 接受入院宣教（环境介绍、病室规定、订餐制度、贵重物品保管等） □ 配合执行探视和陪伴制度 □ 有任何不适请告知护士	□ 配合测量体温、脉搏、呼吸（3 次）、询问大便情况（1 次） □ 接受康复治疗前宣教 □ 接受饮食宣教 □ 接受药物宣教	□ 配合测量体温、脉搏、呼吸（3 次）、询问大便情况（1 次） □ 康复训练返回病房后，配合接受生命体征的测量 □ 接受饮食宣教 □ 接受药物宣教 □ 有任何不适请告知护士
治疗师与患者配合	□ 接受入院康复治疗前宣教	□ 配合完善入院康复评定，针对关节活动度、身体围度、疼痛评分、关节功能、日常生活能力进行全面评估	□ 配合完成康复治疗（包括物理因子治疗、运动疗法、作业疗法等）
饮食	□ 遵医嘱饮食	□ 遵医嘱饮食	□ 遵医嘱饮食
排泄	□ 正常排尿便	□ 正常排尿便	□ 正常排尿便
活动	□ 指导下活动	□ 指导下活动	□ 指导下活动

时间	住院第 4~15 天	住院第 16~20 天	住院第 21 天（出院）
医患配合	□ 有任何不适请及时告诉医师 □ 治疗中有任何变化请及时反馈给医师	□ 有任何不适请及时告诉医师 □ 治疗中有任何变化请及时反馈给医师	□ 接受出院前指导，医师将告知出院后运动训练方法、注意事项、复诊及相关事宜 □ 了解复查程序 □ 获取出院诊断书
护患配合	□ 配合测量体温、脉搏、呼吸（3次）、询问大便情况（1次） □ 接受康复治疗前宣教 □ 接受饮食宣教 □ 接受药物宣教	□ 配合测量体温、脉搏、呼吸（3次）、询问大便情况（1次） □ 康复训练返回病房后，配合接受生命体征的测量 □ 接受饮食宣教 □ 接受药物宣教 □ 有任何不适请告知护士	□ 接受出院宣教 □ 办理出院手续 □ 获取出院带药 □ 了解服药方法、作用、注意事项 □ 了解复印病历程序
治疗师与患者配合	□ 配合完善中期康复评估 □ 配合完成各项物理因子及运动治疗	□ 配合完善出院康复评估 □ 配合完成各项物理因子及运动治疗 □ 指导出院康复训练方案	□ 了解出院后康复训练方法及相关注意事项
饮食	□ 遵医嘱饮食	□ 遵医嘱饮食	
排泄	□ 正常排尿便	□ 正常排尿便	
运动	□ 医嘱下活动	□ 医嘱下活动	

附：原表单（2017 年版）

跟腱断裂术后康复临床路径表单

适用对象：第一诊断为跟腱断裂（ICD-10：S86.001）；已行跟腱修补术（ICD-9-CM-3：83.885）

患者姓名：	性别： 年龄： 住院号：	门诊号：
住院日期： 年 月 日	出院日期： 年 月 日	标准住院日：14~21 天

时间	住院第 1 天	住院第 2 天	住院第 3 天
主要诊疗工作	□ 询问病史及体格检查 □ 完成病历书写 □ 开检查单 □ 上级医师查房与初期康复评定 □ 签署康复治疗知情同意书、自费项目协议书等 □ 向患者及家属交代病情及康复治疗方案	□ 主治医师查房，完成相关病历书写 □ 根据相关检查结果，排除康复治疗禁忌证 □ 拟定康复治疗方案 □ 制订康复目标 □ 必要时请相关科室会诊	□ 上级医师查房，观察患肢感觉运动情况等，根据情况调整具体治疗方案 □ 进一步明确康复治疗方案
重点医嘱	**长期医嘱：** □ 康复医学科护理常规 □ 二级护理 □ 饮食 □ 患者基础用药 □ 药物治疗 □ 体位摆放/制动 **临时医嘱：** □ 血常规、尿常规、粪便常规 □ 肝肾功能、电解质、血糖 □ 心电图 □ 踝关节 MRI、X 线、CT、肌电图、局部超声检查（根据病情选择） □ X 线胸片、肺功能、超声心动图（根据患者情况选择）	**长期医嘱：** □ 康复医学科护理常规 □ 二级护理 □ 饮食 □ 患者基础用药 □ 药物治疗 □ 体位摆放/制动 □ 物理因子治疗 □ 肌力训练 □ 关节活动度训练 **临时医嘱：** □ 请相关科室会诊	**长期医嘱：** □ 康复医学科护理常规 □ 二级护理 □ 饮食 □ 患者基础用药 □ 药物治疗 □ 体位摆放/制动 □ 物理因子治疗 □ 肌力训练 □ 关节活动度训练 **临时医嘱：** □ 必要的辅助检查 □ 根据病情需要下达
主要护理工作	□ 介绍病房环境、设施和设备 □ 体位摆放 □ 入院宣教及护理评定	□ 观察患者病情变化并及时报告医师 □ 心理与生活护理 □ 指导患者功能锻炼	□ 观察患者病情变化并及时报告医师 □ 心理与生活护理 □ 指导患者功能锻炼
病情变异记录	□ 无 □ 有，原因： 1. 2.	□ 无 □ 有，原因： 1. 2.	□ 无 □ 有，原因： 1. 2.
护士签名			
医师签名			

时间	住院第 4~15 天	住院第 16~20 天 （出院前日）	住院第 21 天 （出院日）
主要 诊疗 工作	□ 中期康复评定 □ 根据患者情况，随时调整治疗方案	□ 末期康复评定 □ 指导出院后康复训练方案：如体位摆放、主动抗阻训练过程等	□ 再次向患者及家属介绍出院后注意事项，出院后治疗及家庭保健 □ 患者办理出院手续，出院
重 点 医 嘱	**长期医嘱：** □ 康复医学科护理常规 □ 二级护理 □ 饮食 □ 患者既往基础用药 □ 药物治疗 □ 体位摆放 □ 物理因子治疗 □ 肌力训练 □ 关节活动度训练 □ 日常生活活动训练 **临时医嘱：** □ 根据病情需要下达	**长期医嘱：** □ 康复医学科护理常规 □ 二级护理 □ 饮食 □ 患者既往基础用药 □ 药物治疗 □ 体位摆放 □ 物理因子治疗 □ 肌力训练 □ 关节活动度训练 □ 日常生活活动训练 **出院医嘱：** □ 明日出院 □ 2 周后门诊复诊	**出院医嘱：** □ 通知出院 □ 依据病情给予出院康复指导
主要 护理 工作	□ 观察患者病情变化并及时报告医师 □ 心理与生活护理 □ 指导患者功能锻炼	□ 观察患者病情变化并及时报告医师 □ 心理与生活护理 □ 指导患者功能锻炼	□ 指导患者办理出院手续 □ 出院宣教
病情 变异 记录	□ 无　□ 有，原因： 1. 2.	□ 无　□ 有，原因： 1. 2.	□ 无　□ 有，原因： 1. 2.
护士 签名			
医师 签名			

第十九章

踝部韧带损伤康复临床路径释义

【医疗质量控制指标】

指标一、诊断需结合病史、临床表现和辅助检查。

指标二、对确诊病例尽量减少卧床时间，尽早负重。

指标三、根据康复评定结果制订康复计划。

指标四、治疗应在无痛范围进行。

一、踝部韧带损伤编码

1. 原编码：

疾病名称及编码：踝部韧带损伤（ICD-10：S93）

胫腓韧带撕裂（远端）（ICD-10：S93.402）

踝内侧副（韧带）损伤（ICD-10：S93.451）

跟腓（韧带）扭伤和劳损（ICD-10：S93.452）

三角（韧带）扭伤和劳损（ICD-10：S93.453）

胫腓远端（韧带）扭伤和劳损（ICD-10：S93.454）

距腓（韧带）扭伤和劳损（ICD-10：S93.455）

内侧副（韧带）扭伤和劳损（ICD-10：S93.456）

手术名称及编码：踝关节韧带修补术（ICD-9-CM-3：81.94001）

足韧带缝合术（ICD-9-CM-3：81.94003）

踝韧带缝合术（ICD-9-CM-3：81.94004）

2. 修改编码：

疾病名称及编码：踝部韧带损伤后遗症（ICD-10：T93.302）

二、临床路径检索方法

T93.302

三、国家医疗保障疾病诊断相关分组（CHS-DRG）

MDCX　影响健康因素及其他就医情况

XR2　其他康复治疗

四、踝部韧带损伤临床路径标准住院流程

（一）适用对象

第一诊断为踝部韧带损伤（ICD-10：S93/81.94001-94004），踝部韧带损伤（ICD-10：S93），胫腓韧带撕裂（远端）（ICD-10：S93.402），踝内侧副（韧带）损伤（ICD-10：S93.451），跟腓（韧带）扭伤和劳损（ICD-10：S93.452），三角（韧带）扭伤和劳损（ICD-10：S93.453），胫腓远端（韧带）扭伤和劳损（ICD-10：S93.454），距腓（韧带）扭伤和劳损（ICD-10：S93.455），内侧副（韧带）扭伤和劳损（ICD-10：S93.456），行踝关节韧带修补术（ICD-10：81.94001），足韧带缝合术（ICD-10：81.94003），踝韧带缝合术（ICD-10：81.94004）。

> **释义**
>
> ■ 适用对象编码参见以上。
> ■ 本路径适用对象为临床诊断为踝部韧带损伤的患者，如合并骨折、骨肿瘤、类风湿性关节炎等并发症，需进入其他相应路径。

（二）诊断依据

根据《临床诊疗指南·物理医学与康复分册》（中华医学会编著，人民卫生出版社，2005）。
1. 踝部外伤史。
2. 症状：疼痛、肿胀。
3. 体征：局部压痛，肿胀，前抽屉试验，内外翻应力试验等。
4. 辅助检查：踝关节正位/应力位X线片（双侧对比）、踝关节MRI等。

> **释义**
>
> ■ 本路径的制订主要参考《临床诊疗指南·物理医学与康复分册》《中国慢性踝关节外侧不稳定术后康复专家共识》《跟腱止点性腱病临床治疗专家共识》国内权威参考书籍和诊疗指南。
> ■ 病史、查体、临床症状和各项相关辅助检查是诊断踝部韧带损伤的初步依据，多数患者表现为急性或慢性反复发作的踝足部疼痛、可伴有踝关节及足的肿胀等症状。结合外伤病史、反复扭伤史或手术史，结合查体，例如前抽屉试验、应力位X线检查可明确诊断。
> ■ 部分患者临床表现不典型，如有条件，可辅助MRI、踝关节局部软组织超声等检查纳入路径。

（三）康复评定

根据《临床诊疗指南·物理医学与康复分册》（中华医学会编著，人民卫生出版社，2005）。
分别于入院后1~3天进行初期康复评定，入院后4~15天进行中期康复评定，出院前进行末期康复评定。
1. 疼痛评定。
2. 踝关节活动范围评定。
3. 踝关节稳定功能评定。
4. 下肢肌力评定。
5. 平衡功能评定。
6. 日常生活活动能力评定。

> **释义**
>
> ■ 康复评定是诊断踝部韧带损伤、合理制订康复治疗计划的初步依据。
> ■ 系统的康复评定不仅可以了解患者损伤的严重程度及功能障碍的情况，制订切实可行个体化的康复治疗方案，做到有的放矢，同时可以保障确切的疗效。

■ 根据疼痛、关节活动度、肌力障碍、肌肉萎缩、踝关节肿胀程度、平衡协调能力障碍、步行、步态功能对日常生活的影响程度不同将康复评定纳入临床路径。

（四）治疗方案的选择

1. 制动、踝关节支具的应用。
2. 运动疗法：包括肌力训练、关节活动度训练、站立训练、步行能力训练等。
3. 物理因子治疗。
4. 药物治疗：包括抗蛋白酶药、代谢药物、抗炎镇痛药、皮质类固醇制剂等。

> **释义**
>
> ■ 踝部韧带损伤多由外伤或不适当动作引起。
>
> ■ 韧带及软组织损伤即刻即出现肿胀，会导致疼痛、肢体不适，最终影响踝关节功能。需要引起足够的重视。POLICE 原则（protection-保护，optimal loading-适当负重，ice-冰敷，compression-加压包扎，elevation-抬高患肢）应用于急性踝关节扭伤。
>
> ■ 踝部韧带损伤术后早期通过加压包扎、抬高患肢、支具制动、患者教育、适当负荷来减轻患肢肿胀、缓解疼痛、促进伤口愈合，为随后的康复训练奠定基础。
>
> ■ 早期制动避免再次损伤，采用石膏或踝关节支具固定踝关节非常重要。
>
> ■ 当踝关节活动受限后，整个患侧下肢的活动随之减少，适度的运动负荷，例如适当的肌力训练、关节活动度训练、站立训练、步行能力训练不仅能维持肌力和保持关节活动度，同时对预防血栓等并发症也很重要。通过综合运动疗法，增加关节活动度和肌力，增强肌肉的协调和灵活性，改善步态，防止再次损伤。
>
> ■ 物理因子治疗能够起到改善循环、促进炎性物质代谢，减少渗出、减轻肿胀、松解粘连、缓解疼痛等功效。
>
> ■ 根据疼痛的程度不同可酌情给予抗炎镇痛和/或药物减轻疼痛与肿胀。抗蛋白酶药物、代谢药物、类固醇制剂等药物，如仅仅为普通的踝部韧带损伤早期不考虑进入路径，应予以剔除。

（五）进入路径标准

1. 第一诊断为踝部韧带损伤。
2. 当患者合并其他疾病，但住院期间不需要特殊处理也不影响第一诊断的临床路径流程实施时，可以进入路径。
3. 患者生命体征稳定，骨科临床处理已结束，且存在需要康复治疗的功能障碍。

> **释义**
>
> ■ 进入本路径的患者为第一诊断为踝部韧带损伤，需除外局部组织坏死、踝关节严重粘连、局部骨肿瘤、先天畸形等疾患。

■ 入院后常规检查发现有基础疾病，如高血压病、冠状动脉粥样硬化性心脏病、糖尿病、肝肾功能不全等其他基础疾病，经系统评估后对踝部韧带损伤诊断治疗无特殊影响者，可进入路径。但可能增加医疗费用，延长住院时间。

（六）标准住院日为 14~21 天

释义

■ 对于怀疑踝部韧带损伤的患者入院后，应在 1~3 天内完成入院康复评估和相关检查。

■ 确诊后，进入临床路径，根据损伤的类型和患者具体的功能障碍问题，进行系统的康复治疗。

■ 4~15 天后可进行中期康复评估，并根据中期康复评定结果进一步调整治疗方案。

■ 16~21 天症状好转，功能改善，并且基本掌握训练方法，完成出院评估后，可门诊继续治疗或回家进行正确的训练。

■ 定期门诊随访。

（七）住院期间的检查项目

1. 必需的检查项目：
(1) 血常规、尿常规、粪便常规。
(2) 肝肾功能、电解质、血糖、血脂、感染性疾病筛查（乙型肝炎、丙型肝炎、梅毒、艾滋病等）。
(3) 心电图。
2. 根据患者病情进行的检查项目：踝关节 MRI、踝关节 X 线、局部超声检查等。

释义

■ 血常规、尿常规、粪便常规是入院患者最基本的三大常规检查，进入路径的患者均需完成。肝肾功能、电解质、血糖、血脂、感染性疾病筛查、心电图可评估有无基础疾病，是否影响住院时间、费用及其治疗预后。

■ 由于本病临床表现、查体通常不典型，必要时需行踝关节 MRI、踝关节 X 线、局部超声检查等进一步明确。

（八）出院标准

1. 临床病情稳定。
2. 肢体功能逐步恢复良好，理解并掌握患肢安全活动方法。

> **释义**
>
> ■ 患者出院前应完成入院康复评估相关项目，观察踝关节肌肉力量、关节活动度、疼痛程度、平衡功能、日常行走能力等相关指标，日常生活自理能力是否有改善。

（九）变异及原因分析

1. 既往严重基础疾病而影响或其他损伤严重，影响第一诊断者需退出路径。
2. 住院期间出现骨折及出现严重并发症，需要进一步诊治或转科治疗，需退出路径。
3. 病程较长，关节挛缩严重，可导致住院时间延长和住院费用增加。

> **释义**
>
> ■ 按标准治疗方案如患者踝关节活动度、肌肉力量或者疼痛改善不明显，发现其他严重基础疾病，需调整药物治疗或继续其他基础疾病的治疗，则中止本路径。
>
> ■ 住院期间患者骨折愈合或者内固定情况发生变化出现新的症状需要手术治疗的需要终止本路径。
>
> ■ 因患者方面的主观原因不配合治疗，导致执行路径出现变异持续时间较长或者过程反复者，需医师在表单中予以说明。

五、踝部韧带损伤康复护理规范

1. 劳逸结合，注意保暖，加强营养，注意休息，避免劳损。
2. 注意良肢位摆放，抬高患肢，观察末梢循环情况。
3. 避免长时间制动，必要时在安全范围内行踝泵运动，预防静脉血栓形成。
4. 早期通过加压包扎，冰敷，支具制动，抬高患肢可有效减轻肿胀、缓解疼痛。
5. 必要时使用支具，使用支具时避免内外踝、足跟处压力性损伤。
6. 提倡个体化疼痛管理，及时行心理疏导。
7. 预防跌倒。

六、踝部韧带损伤康复营养治疗规范

1. 正常饮食无特殊要求。
2. 如合并高血压病，糖尿病、高脂血症等基础疾病，应按相应指南规范进行饮食调整。

七、踝部韧带损伤康复健康宣教

1. 解除患者思想顾虑，增强治疗信心。
2. 适度运动，避免劳累，保持关节活动度，避免关节粘连。
3. 注意保暖，避免受凉。
4. 加强患者踝关节主被动活动，加强独立站立及行走训练，提高行走稳定性，避免肌肉萎缩。
5. 避免剧烈运动，注意保护关节，避免再次损伤。

八、推荐表单

（一）医师表单

踝部韧带损伤康复临床路径医师表单

适用对象：第一诊断为踝部韧带损伤

患者姓名：	性别：	年龄：	门诊号：	住院号：
住院日期： 年 月 日	出院日期： 年 月 日			标准住院日：14~21 天

时间	住院第 1 天	住院第 2 天	住院第 3 天
主要诊疗工作	□ 询问病史及体格检查 □ 完成病历书写 □ 开检查单 □ 初期康复评定 □ 签署康复治疗知情同意书、自费项目协议书等 □ 向患者及家属交代病情	□ 主治医师查房，完成相关病历书写 □ 根据化验和相关检查结果，排除康复治疗禁忌证 □ 根据康复评定结果，拟定康复治疗方案 □ 必要时请相关科室会诊	□ 上级医师查房，观察患肢远端感觉运动情况等，根据情况调整具体治疗方案 □ 进一步明确康复治疗方案
重点医嘱	**长期医嘱：** □ 康复医学科护理常规 □ 二级护理 □ 饮食 □ 患者基础用药 □ 体位摆放/制动 **临时医嘱：** □ 血常规、尿常规、粪便常规 □ 肝肾功能、电解质、血糖 □ 心电图 □ 患踝 X 线、CT、MRI、肌电图、局部超声检查（根据病情选择） □ X 线胸片、肺功能、超声心动图（根据患者情况选择）	**长期医嘱：** □ 康复医学科护理常规 □ 二级护理 □ 饮食 □ 患者基础用药 □ 体位摆放/制动 □ 物理因子治疗 □ 肌力训练 □ 关节活动度训练 **临时医嘱：** □ 请相关科室会诊	**长期医嘱：** □ 康复医学科护理常规 □ 二级护理 □ 饮食 □ 患者基础用药 □ 体位摆放/制动 □ 物理因子治疗 □ 肌力训练 □ 关节活动度训练 **临时医嘱：** □ 根据病情需要下达
病情变异记录	□ 无 □ 有，原因： 1. 2.	□ 无 □ 有，原因： 1. 2.	□ 无 □ 有，原因： 1. 2.
医师签名			

时间	住院第 4~15 天	住院第 16~20 天 （出院前日）	住院第 21 天 （出院日）
主要 诊疗 工作	□ 中期康复评定 □ 根据患者情况，随时调整 　治疗方案	□ 末期康复评定 □ 指导出院后康复训练方案： 　如体位摆放、主动抗阻训练 　过程，站立行走等	□ 再次向患者及家属介绍出院 　后注意事项，出院后治疗及 　家庭保健 □ 患者办理出院手续，出院
重 点 医 嘱	**长期医嘱：** □ 康复医学科护理常规 □ 二级护理 □ 饮食 □ 患者既往基础用药 □ 体位摆放 □ 物理因子治疗 □ 肌力训练 □ 关节活动度训练 □ 日常生活活动训练 **临时医嘱：** □ 根据病情需要下达	**长期医嘱：** □ 康复医学科护理常规 □ 二级护理 □ 饮食 □ 患者既往基础用药 □ 体位摆放 □ 物理因子治疗 □ 肌力训练 □ 关节活动度训练 □ 平衡及协调训练 □ 日常生活活动训练 **出院医嘱：** □ 明日出院 □ 2 周后门诊复诊	**出院医嘱：** □ 通知出院 □ 依据病情给予出院康复指导
病情 变异 记录	□ 无　□ 有，原因： 1. 2.	□ 无　□ 有，原因： 1. 2.	□ 无　□ 有，原因： 1. 2.
医师 签名			

（二）护士表单

踝部韧带损伤康复临床路径护士表单

适用对象：第一诊断为踝部韧带损伤

患者姓名：	性别：　　年龄：　　门诊号：	住院号：
住院日期：　　年　月　日	出院日期：　　年　月　日	标准住院日：14~21 天

时间	住院第 1 天	住院第 2 天	住院第 3 天
健康宣教	□ 入院宣教 □ 介绍主管医师、护士 □ 介绍环境、设施 □ 介绍住院注意事项 □ 介绍探视和陪伴制度 □ 介绍贵重物品制度 □ 告知饮食、体位注意事项 □ 体位摆放宣教 □ 宣教平卧、侧卧及坐位的姿势摆放及注意事项 □ 告知合并糖尿病、高血压患者饮食注意事项	□ 药物宣教 □ 康复训练当日宣教 □ 告知患者在康复治疗中配合医师及治疗师 □ 主管护士与患者沟通，消除患者紧张情绪 □ 告知康复治疗过程中可能出现的情况及应对方式	□ 给予患者及家属心理支持，解除患者顾虑，增强治疗信心 □ 再次明确探视陪伴须知
护理处置	□ 核对患者，佩戴腕带 □ 建立入院护理病历 □ 测量身高、体重 □ 做好宣教避免跌倒、滑倒等意外情况发生 □ 导引患者至康复治疗室	□ 协助患者留取各种标本 □ 协助医师及治疗师完成康复治疗前的相关检查	□ 核对患者资料及带药
基础护理	□ 二级护理 □ 晨晚间护理 □ 排泄管理 □ 患者安全管理	□ 二级护理 □ 晨晚间护理 □ 排泄管理 □ 患者安全管理	□ 二级护理 □ 晨晚间护理 □ 排泄管理 □ 患者安全管理
专科护理	□ 护理查体 □ 病情观察 □ 有无关节肿胀加重或下肢肿胀情况 □ 需要时，填写跌倒及压疮防范表 □ 需要时，请家属陪伴 □ 确定饮食种类 □ 心理护理	□ 病情观察 □ 患侧下肢疼痛及肿胀情况观察 □ 遵医嘱完成相关检查 □ 心理护理	□ 病情观察 □ 患侧下肢及踝关节情况观察 □ 心理护理
重点医嘱	□ 详见医嘱执行单	□ 详见医嘱执行单	□ 详见医嘱执行单
病情变异记录	□ 无　□ 有，原因： 1. 2.	□ 无　□ 有，原因： 1. 2.	□ 无　□ 有，原因： 1. 2.
护士签名			

时间	住院第 4~15 天	住院第 16~20 天 （出院日）
健康宣教	□ 康复训练后宣教 □ 药物作用及频率 □ 饮食、运动指导	□ 出院宣教 □ 复查时间 □ 服药方法 □ 运动指导 □ 指导饮食 □ 指导办理出院手续
护理处置	□ 遵医嘱完成相关检查	□ 办理出院手续 □ 书写出院小结
基础护理	□ 二级护理 □ 晨晚间护理 □ 排泄管理 □ 患者安全管理	□ 三级护理 □ 晨晚间护理 □ 协助或指导活动 □ 患者安全管理
专科护理	□ 病情观察 □ 监测生命体征及患侧肢体的情况观察 □ 心理护理	□ 病情观察 □ 监测生命体征 □ 监测生命体征及患侧肢体的情况观察 □ 出院指导（社区康复指导） □ 心理护理
重点医嘱	□ 详见医嘱执行单	□ 详见医嘱执行单
病情变异记录	□ 无　□ 有，原因： 1. 2.	□ 无　□ 有，原因： 1. 2.
护士签名		

（三）患者表单

踝部韧带损伤康复临床路径患者表单

适用对象：第一诊断为踝部韧带损伤

患者姓名：		性别：	年龄：	门诊号：	住院号：
住院日期：	年　月　日	出院日期：	年　月　日		标准住院日：14~21 天

时间	入院	住院第 1 天	住院第 2 天
医患配合	□ 配合询问病史、收集资料，请务必详细告知既往史、用药史、过敏史 □ 配合进行体格检查 □ 有任何不适请告知医师 □ 签署康复治疗知情同意书、自费项目协议书等	□ 配合完善康复评估等相关入院检查，如采血、留尿及大便标本 □ 医师与患者及家属介绍病情及康复知情同意书并签字	□ 配合完善相关检查 □ 如采血、留尿及大便标本 □ 配合医师摆好检查体位
护患配合	□ 配合测量体温、脉搏、呼吸（3 次），血压、体重（1 次） □ 配合完成入院护理评估（简单询问病史、过敏史、用药史） □ 接受入院宣教（环境介绍、病室规定、订餐制度、贵重物品保管等） □ 配合执行探视和陪伴制度 □ 有任何不适请告知护士	□ 配合测量体温、脉搏、呼吸（3 次），询问大便情况（1 次） □ 接受康复治疗前宣教 □ 接受饮食宣教 □ 接受药物宣教	□ 配合测量体温、脉搏、呼吸（3 次），询问大便情况（1 次） □ 康复训练返回病房后，配合接受生命体征的测量 □ 接受饮食宣教 □ 接受药物宣教 □ 有任何不适请告知护士
治疗师与患者配合	□ 接受入院康复治疗前宣教	□ 配合完善入院康复评定，针对关节活动度、身体围度、疼痛评分、关节功能、日常生活能力进行全面评估	□ 配合完成康复治疗（包括物理因子治疗、运动疗法、作业疗法等）
饮食	□ 遵医嘱饮食	□ 遵医嘱饮食	□ 遵医嘱饮食
排泄	□ 正常排尿便	□ 正常排尿便	□ 正常排尿便
活动	□ 指导下活动	□ 指导下活动	□ 指导下活动

时间	住院第 4~15 天	住院第 16~20 天	住院第 21 天（出院）
医患配合	□ 有任何不适请及时告诉医师 □ 治疗中有任何变化请及时反馈给医师	□ 有任何不适请及时告诉医师 □ 治疗中有任何变化请及时反馈给医师 □ 加强学习居家康复方法	□ 接受出院前指导，医师将告知出院后运动训练方法、注意事项、复诊及相关事宜 □ 指导复查程序 □ 获取出院诊断书 □ 预约复诊时间
护患配合	□ 配合测量体温、脉搏、呼吸（3次），询问大便情况（1次） □ 接受康复治疗前宣教 □ 接受饮食宣教 □ 接受药物宣教	□ 配合测量体温、脉搏、呼吸（3次），询问大便情况（1次） □ 康复训练返回病房后，配合接受生命体征的测量 □ 接受饮食宣教 □ 接受药物宣教 □ 有任何不适请告知护士	□ 接受出院宣教 □ 办理出院手续 □ 获取出院带药 □ 指导服药方法、作用、注意事项 □ 指导复印病历程序
治疗师与患者配合	□ 配合完善中期康复评估 □ 配合完成各项物理因子及运动治疗	□ 配合完善出院康复评估 □ 配合完成各项物理因子及运动治疗 □ 指导出院康复训练方案	□ 指导出院后康复训练方法及相关注意事项
饮食	□ 遵医嘱饮食	□ 遵医嘱饮食	
排泄	□ 正常排尿便	□ 正常排尿便	
运动	□ 医嘱下活动	□ 医嘱下活动	

附：原表单（2017 年版）

踝部韧带损伤康复临床路径表单

适用对象：第一诊断为踝部韧带损伤

患者姓名：	性别：	年龄：	门诊号：	住院号：

住院日期： 年 月 日	出院日期： 年 月 日	标准住院日：14～21 天

时间	住院第 1 天	住院第 2 天	住院第 3 天
主要诊疗工作	□ 询问病史及体格检查 □ 完成病历书写 □ 开检查单 □ 上级医师查房与初期康复评定 □ 签署康复治疗知情同意书、自费项目协议书等 □ 向患者及家属交代病情及康复治疗方案	□ 主治医师查房，完成相关病历书写 □ 根据相关检查结果，排除康复治疗禁忌证 □ 拟定康复治疗方案 □ 必要时请相关科室会诊	□ 上级医师查房，观察患肢远端感觉运动情况等，根据情况调整具体治疗方案 □ 进一步明确康复治疗方案
重点医嘱	长期医嘱： □ 康复医学科护理常规 □ 二级护理 □ 饮食 □ 患者基础用药 □ 体位摆放／制动 临时医嘱： □ 血常规、尿常规、粪便常规 □ 肝肾功能、电解质、血糖 □ 心电图 □ 患踝 X 线、CT、MRI、肌电图、局部超声检查（根据病情选择） □ X 线胸片、肺功能、超声心动图（根据患者情况选择）	长期医嘱： □ 康复医学科护理常规 □ 二级护理 □ 饮食 □ 患者基础用药 □ 体位摆放／制动 □ 物理因子治疗 □ 肌力训练 □ 关节活动度训练 临时医嘱： □ 请相关科室会诊	长期医嘱： □ 康复医学科护理常规 □ 二级护理 □ 饮食 □ 患者基础用药 □ 体位摆放／制动 □ 物理因子治疗 □ 肌力训练 □ 关节活动度训练 临时医嘱： □ 根据病情需要下达
主要护理工作	□ 介绍病房环境、设施和设备 □ 体位摆放 □ 入院宣教及护理评定	□ 观察患者病情变化并及时报告医师 □ 心理与生活护理 □ 指导患者功能锻炼	□ 观察患者病情变化并及时报告医师 □ 心理与生活护理 □ 指导患者功能锻炼
病情变异记录	□ 无　□ 有，原因： 1. 2.	□ 无　□ 有，原因： 1. 2.	□ 无　□ 有，原因： 1. 2.
护士签名			
医师签名			

时间	住院第 4~15 天	住院第 16~20 天 （出院前日）	住院第 21 天 （出院日）
主要 诊疗 工作	□ 中期康复评定 □ 根据患者情况，随时调整 　治疗方案	□ 末期康复评定 □ 指导出院后康复训练方案： 　如体位摆放、主动抗阻训练 　过程等	□ 再次向患者及家属介绍出院 　后注意事项，出院后治疗及 　家庭保健 □ 患者办理出院手续，出院
重 点 医 嘱	长期医嘱： □ 康复医学科护理常规 □ 二级护理 □ 饮食 □ 患者既往基础用药 □ 体位摆放 □ 物理因子治疗 □ 肌力训练 □ 关节活动度训练 □ 日常生活活动训练 临时医嘱： □ 根据病情需要下达	长期医嘱： □ 康复医学科护理常规 □ 二级护理 □ 饮食 □ 患者既往基础用药 □ 体位摆放 □ 物理因子治疗 □ 肌力训练 □ 关节活动度训练 □ 日常生活活动训练 出院医嘱： □ 明日出院 □ 2 周后门诊复诊	出院医嘱： □ 通知出院 □ 依据病情给予出院康复指导
主要 护理 工作	□ 观察患者病情变化并及时 　报告医师 □ 心理与生活护理 □ 指导患者功能锻炼	□ 观察患者病情变化并及时报 　告医师 □ 心理与生活护理 □ 指导患者功能锻炼	□ 指导患者办理出院手续 □ 出院宣教
病情 变异 记录	□ 无　□ 有，原因： 1. 2.	□ 无　□ 有，原因： 1. 2.	□ 无　□ 有，原因： 1. 2.
护士 签名			
医师 签名			

第二十章

特发性脊柱侧凸康复临床路径释义

【医疗质量控制指标】

指标一、诊断要结合病史、临床表现、体格检查和影像学检查结果。

指标二、对符合诊断的病例需要尽早干预。

指标三、鉴别出其他类型的脊柱侧凸或度数过大的病例，可建议患者询问其他相关临床科室意见。

指标四、康复治疗方式需按指南内容进行多种方式综合干预。

一、特发性脊柱侧凸编码

1. 原编码：

疾病名称及编码：特发性脊柱侧凸（弯）（ICD-10：M41.1）

2. 修改编码：

疾病名称及编码：特发性脊柱侧凸（弯）（ICD-10：M41.291）

二、临床路径检索方法

M41

三、国家医疗保障疾病诊断相关分组（CHS-DRG）

MDCI　肌肉、骨骼疾病及功能障碍

IU2　颈腰背疾患

四、特发性脊柱侧凸康复临床路径标准住院流程

（一）适用对象

第一诊断为特发性脊柱侧凸（弯）（ICD-10：M41.1）。

（二）诊断依据

根据《临床诊疗指南·物理医学与康复分册》（中华医学会编著，人民卫生出版社，2005）、《康复医学（第6版）》（黄晓琳、燕铁斌主编，人民卫生出版社，2018）。

1. 症状：

（1）多见于儿童，青少年，女性较多。

（2）脊柱畸形。

（3）心肺功能障碍。

（4）脊神经根受挤压或牵拉产生相应症状。

2. 体征：

（1）双侧肩胛、骨盆、腰凹等处不对称。

（2）触诊可见某些节段棘突偏离颈部棘突至臀沟连线。

3. 影像学检查：站立位全脊柱正侧位 X 线片。

释义

■ 本路径的制订主要参考国内权威参考书籍和诊疗指南。如《临床诊疗指南·骨科分册》（中华医学会编著，人民卫生出版社，2009）。

■ 适用对象为临床诊断为特发性脊柱侧凸（弯）的患者，约占脊柱侧凸总数的80%，其发病原因不明，可能与遗传、姿势不良和大脑皮质运动控制等方面的因素有关。特发性脊柱侧凸可发生在生长期的任何阶段，但多在身体发育生长的高峰期出现。如为先天性脊柱侧凸、神经肌肉源性脊柱侧凸等，需进入其他相应路径。

■ 病史和临床症状是诊断特发性脊柱侧凸的初步依据。根据年龄分期，3岁以前发病，称为婴儿型特发性脊柱侧凸；3~9岁，称为幼年型特发性脊柱侧凸；10~17岁称为青少年特发性脊柱侧凸；18岁以后称为成年期脊柱侧凸。

1. 病史：

（1）了解患者发病年龄，主诉多为肩背或腰部双侧不对称，背部不对称隆起，可伴有腰背疼痛，可伴有心、肺功能受损，可伴有神经症状（包括步态异常，感觉异常和无力）。评价患者的健康状况及骨骼成熟程度，其母亲妊娠期的健康状况，早期妊娠内有无服药史，怀孕分娩过程中有无并发症等；家族中其他人员脊柱畸形的情况。

（2）知悉患者临床诊疗史，包括外科治疗与保守治疗，了解相关诊疗的具体内容，包括时间，形式、内固定或矫形支具的类型等。

2. 体格检查：

（1）畸形情况描述：侧弯类型，双肩高度，剃刀背方向及高度（可使用Scoliometer测量顶椎区躯干旋转），胸廓外形，腰部对称情况，躯干偏移、体重、身高、坐高，脊柱活动度。

（2）病因查体：皮肤的色素病变，背部有无毛发及囊性物，各个关节的活动性，完整的神经系统查体，测量双下肢绝对长度及相对长度，骨盆倾斜情况。

3. 辅助检查：

（1）X线检查：需要拍摄站立位脊柱正侧位全长像、左右弯曲像。X线测量包括：端椎、顶椎、应用Cobb法测量侧弯度数、椎体旋转度的测定。

（2）有神经症状者可选择行神经传导速度、肌电图或其他神经电生理检查：必要时行脊髓造影、造影后CT或全脊柱MRI检查以鉴别其他类型脊柱侧凸。

（3）有心、肺功能受损者检查肺功能、心脏功能等。

■ 脊柱侧凸不仅造成身体外观异常、脊柱运动功能障碍或因骨盆倾斜而跛行，而且还因为胸廓畸形而造成心肺功能障碍。严重的脊柱侧凸可压迫脊髓及神经，出现肢体无力、麻木、感觉异常及大小便异常。

■ 体征上以患者站立位观察为主，观察皮肤有无异常，检查双肩及肩胛是否对称，肩胛下角是否等高。观察胸廓有无畸形，两侧腰凹、骨盆及双下肢是否对称。同时，在患者站立位或向前弯腰至90°时，触诊患者背部棘突，如见某些节段棘突偏离脊柱中线，可考虑诊断脊柱侧凸。

■ 国际脊柱侧凸矫形和康复协会提出，应用Cobb方法测量站立位脊柱正位X线片的脊柱侧方弯曲≥10°为脊柱侧凸。

（三）康复评定

分别于入院后1~3天进行初期康复评定，入院后7~8天进行中期康复评定，出院前进行末期康复评定。

1. 脊柱姿势。

2. 关节活动范围评定。

3. 肌力评定。

4. 步行能力评定。

5. 心肺功能评定。

6. 日常生活活动能力评定。

7. 社会参与能力评定。

释义

■ 分别于入院后1~3天进行初期康复评定，佩戴支具后进行中期评定，出院前进行末期康复评定。主要包括：①脊柱姿势；②关节活动范围评定；③肌力评定；④平衡功能评定；⑤步行能力评定；⑥心肺功能评定；⑦足形状评估；⑧生长发育水平的评估；⑨骨强度评定；⑩心理功能评定；⑪进展风险评定；⑫疼痛评定；⑬日常生活活动能力评定；⑭生活质量评定；⑮社会参与能力评定。

■ 脊柱姿势评定观察或测量患者的姿势，了解其有无姿势异常，以便为制订康复治疗方案提供客观依据，包括脊柱的4个生理性弯曲和人体的标准姿势的评定。

■ 关节活动范围评定主要指脊柱关节活动度，包括关节主动活动和被动活动范围的评定。关节活动范围评定还需包括四肢和脊柱关节的松弛度评定。

■ 肌力评定指肌肉主动运动时的力量、幅度和速度，检查时令患者做肢体各个关节伸展、屈曲和旋转等动作，检查者从相反方向给予阻力，测试患者对阻力的克服力量，并注意两侧比较，根据肌力的情况，分为0~Ⅴ级。

■ 平衡功能评定主要包括静态和动态平衡功能评定。

■ 步行能力评定主要通过Hoffer能力分级、6分钟步行试验进行评定。Hoffer能力分级：Ⅰ级，不能步行；Ⅱ级，非功能性步行；Ⅲ级，家庭性步行；Ⅳ级，社区性步行。

■ 心肺功能评定包括代谢当量、心电运动负荷试验、心功能评级、肺容积和肺容量测定、肺通气功能测定和呼吸功能评级。

■ 足形状评估中，高弓足可能与神经系统疾病（如遗传性神经性肌萎缩）或脊髓异常（如肿瘤占位）有关。

■ 生长发育水平的评估包括Risser征、TRC测量、Tanner分期的确定。

■ 骨强度评定可采用超声骨强度仪进行非优势侧桡骨声速的测定。

■ 心理功能评定可进行焦虑、抑郁情绪评定。

■ 进展风险评定可通过患者的年龄、骨骼成熟度等判断脊柱侧凸进展的风险。

■ 疼痛评定可采用视觉模拟法进行评定。

■ 日常生活活动指一个人为了满足日常生活的需要每天所进行的必要活动，包括进食、梳妆、洗漱、沐浴、如厕、穿衣、从床上坐起、转移、行走、驱动轮椅、上下楼梯等，主要包括Barthel指数评定和功能独立性测量。

■ 生活质量评定主要采用脊柱侧弯患者专用的生活质量量表即中文版SRS-22量表进行评定。

■ 社会参与能力评定主要通过生活能力、工作能力、时间/空间定向、人物定向、社会交往能力评定。

（四）治疗方案的选择

根据《临床诊疗指南·物理医学与康复分册》（中华医学会编著，人民卫生出版社，2005）、《康复医学（第6版）》（黄晓琳、燕铁斌主编，人民卫生出版社，2018）。

1. 运动疗法：包括矫正体操、不对称爬行、肌力不平衡的矫正训练、姿势训练、矫形器内体操、改善呼吸运动的训练。
2. 侧方表面电刺激疗法。
3. 牵引治疗。
4. 矫形器治疗。
5. 物理因子治疗。
6. 作业治疗。

> **释义**
>
> ■ 根据《临床诊疗指南·物理医学与康复分册》（中华医学会编著，人民卫生出版社，2005）、《康复医学》（黄晓琳、燕铁斌主编，人民卫生出版社，第6版）及2016年SOSORT发布的治疗指南。
>
> ■ 根据患者年龄、侧凸程度和进展情况来选择和制订治疗方案。早期发现、早期矫治是获得良好治疗效果的关键。通常有以下几种选择方法：①对于10°~20°的脊柱侧凸，可密切随访，同时进行运动疗法、牵引治疗、物理因子治疗、作业治疗；②对于20°~45°的处于发育期的中度脊柱侧凸，佩戴侧凸矫形器是主要的治疗方法，同时行运动疗法、牵引治疗、物理因子治疗、作业治疗；③对于45°以上的脊柱侧凸，可考虑全天佩戴侧凸矫形器，辅以运动疗法等康复治疗，同时转介骨科，与骨科医师进行共同诊疗或曲度稍小但旋转畸形严重的患者，应手术矫正，术后再佩戴矫形器。
>
> ■ 运动疗法：包括矫正体操、不对称爬行、肌力不平衡的矫正训练、核心肌力训练、姿势训练、矫形器内体操训练、日常生活活动的训练。需根据患者脊柱侧凸形态，目前的治疗阶段，以及患者的需要进行个体化的实施。
>
> ■ 矫形器治疗：存在"剂量反应"，因此，患者每天佩戴的时长应与侧凸畸形的严重程度、患者的年龄、治疗的阶段和目的，以及患者依从性成比例。
>
> ■ 呼吸功能训练：包括进行必要的心肺耐力的训练。以及局部呼吸特异性训练策略，以促进特定肺叶的通气和扩张。
>
> ■ 其他治疗包括：①手法治疗，包括温和、短时间的动员和软组织放松技术，仅用于脊柱稳定性维持的目的，且需事先得到脊柱畸形保守治疗专科医师的确认；②真性长短腿的矫正，且需由脊柱畸形保守治疗专科医师决定；③牵引治疗；④物理因子治疗；⑤作业治疗。

（五）标准住院日为10~14天

> **释义**
>
> ■ 建议住院时间为7~10天。
>
> ■ 怀疑脊柱侧凸的患者入院后，完善检查1~3天，第2天开始进行运动疗法和手法治疗等，同时请矫形支具师会诊，入院后4~8天应加用矫形器治疗，并密切观察

患者身体和生理情况，同时指导患者出院后康复训练方法，交代出院后的注意事项。总住院时间不超过 10 天符合本路径要求。

（六）进入路径标准

1. 第一诊断必须符合特发性脊柱侧凸（ICD-10：M41.1）。
2. 如患有其他疾病，但住院期间不需要特殊处理，也不影响第一诊断的临床路径流程实施时，可以进入路径。

> **释义**
>
> ■ 进入本路径的患者为第一诊断为特发性脊柱侧凸，患者合并脊髓空洞症、Chiari 畸形、半椎体畸形、脊柱分节不良、神经纤维瘤病、脊髓栓系、腰椎管狭窄等时，需进入其他相应路径。
>
> ■ 入院后常规检查发现有基础疾病，如高血压、糖尿病、肝肾功能不全等，经系统评估后对特发性脊柱侧凸诊断治疗无特殊影响者，可进入路径。但可能增加医疗费用，延长住院时间。

（七）住院期间的检查项目

1. 必需的检查项目：
(1) 血常规、尿常规、粪便常规。
(2) 肝肾功能、电解质、血糖。
(3) 感染性疾病筛查（乙型肝炎、丙型肝炎、艾滋病、梅毒等）。
(4) 胸部 X 线片、心电图、心脏彩超，肺功能检查。
(5) X 线检查：站立位脊柱全长正侧位像、卧位左右弯曲像、骨盆正位像、全脊柱动力位片（过伸过屈，左侧屈右侧屈）、双下肢平片。
2. 根据患者病情进行的检查项目：
(1) 畸形部位脊柱 CT 扫描+三维重建。
(2) MRI 检查。
(3) 脊髓造影及造影后 CT 检查。
(4) 神经电生理检查。

> **释义**
>
> ■ 血常规、尿常规、粪便常规是最基本的三大常规检查，进入路径的患者均需完成。心电图、X 线胸片可评估有无基础疾病，是否影响住院时间、费用及其治疗预后。
>
> ■ X 线检查可帮助确定脊柱侧凸的范围、位置、原发弧度、代偿弧度、Cobb 角、脊柱的旋转程度、骨成熟度和脊柱柔韧性。

■ 畸形部位脊柱 CT 扫描+三维重建可进一步明确脊柱侧凸的三维畸形特征，评估两侧肺容积的大小等。MRI 检查可鉴别诊断椎管内神经轴索以及脊髓病变的情况，如阿诺尔德-基亚里综合征、脊髓空洞、脊髓纵裂等。

■ 此外，还应增加 25-羟维生素 D、生长激素、性激素的检查。

（八）出院标准

1. 生命体征和临床病情稳定。
2. 已达到预期康复目标，或者功能改善进入平台期。

> **释义**
>
> ■ 患者出院前应完成所有必须检查项目，且开始康复治疗。
>
> ■ 预期康复目标应该根据康复评定结论做出。包括脊柱结构和功能改善是否达到康复目标要求。对进入平台期患者，充分与患者及其家属沟通，必要时请脊柱外科医师会诊，确定是否寻求其他治疗。
>
> ■ 患者和家属已经掌握脊柱侧弯的基础训练方法，医嘱遵从性较好。

（九）变异及原因分析

1. 特发性脊柱侧弯病情严重，康复治疗无效，需转入其他专科治疗。
2. 辅助检查结果异常，需要复查，导致住院时间延长和住院费用增加。
3. 住院期间病情加重，出现并发症，需要进一步诊治，导致住院时间延长和住院费用增加。
4. 既往合并有其他系统疾病，特发性脊柱侧弯可能导致既往疾病加重而需要治疗，导致住院时间延长和住院费用增加。

> **释义**
>
> ■ 入院检查后发现脊柱侧凸严重（主弯 Cobb 角＞56°），则应终止本临床路径，转入脊柱外科；如合并其他严重疾病，如脊髓空洞症、阿诺尔德-基亚里综合征、脊髓栓系综合征等，则应终止本临床路径，转入神经外科。
>
> ■ 认可的变异原因主要是指患者入选路径后，在检查及治疗过程中发现患者合并存在事前未预知的、对本路径治疗可能产生影响的情况，需要终止执行路径或延长治疗时间、增加治疗费用。医师需在表单中明确说明。
>
> ■ 因患者方面的主观原因导致执行路径出现变异，需医师在表单中予以说明。
>
> ■ 术后早期转入康复病区的患者，出现疼痛、感染或术后并发症，需进一步治疗。

五、特发性脊柱侧凸康复护理规范

1. 入院时信息收集：了解患者基本情况，了解患者诊疗史，收集患者刚入院时的信息，包含：患者入院时的全身照，影像学资料，实验室检查结果，整体健康状况（包含身体结构与功能和活动能力，参与能力和心理健康状态）等。

2. 对于接受过矫形手术的患者：

（1）术后早期即转入康复病区的患者，依然需要关注患者感染的风险和疼痛的情况。并按照医师的镇痛医嘱完成规范化镇痛管理。

（2）监督患者正确合适地使用支具。

（3）指导患者正确的转移方式，如轴向翻身，钟摆样起床等。

（4）关注患者的营养状况。

（5）出院后的延时护理。

3. 对于未接受过手术治疗的患者：

（1）关注患者的营养状况。

（2）监督患者自我训练的完成度及训练反馈并及时与医疗团队反馈。

（3）出院后的延时护理。

六、特发性脊柱侧凸康复营养治疗规范

1. 评价营养的摄入：评估摄入的营养类型涉及影响正常骨生长和维持骨功能的部分，如钙，蛋白质，维生素 D 等。评估摄入的同时也要考虑患者个体的吸收率。

2. 能量摄入：对于患有脊柱侧凸的患者，尤其是伴有低体重，低体脂，体重指数小于正常值下限或者具有其他营养素摄入不良问题的患者，需要计算每天的能量摄入，改良患者每日的食谱。保证患者每日的能量摄入与同龄同性别人群相比，不具备太明显的差距。

3. 钙的摄入：脊柱侧凸的患者可能在钙的摄入上低于基线相同的其他人。需要评估患者钙的摄入，同时关心患者骨骺线的闭合情况。

4. 蛋白质及其他营养的摄入：此类患者还需关注蛋白质的摄入和其他营养的摄入，如维生素 D、维生素 C、铁、纤维素等。

5. 评价指标：如果考虑患者存在营养问题，可以对患者进行血液的实验室检查，用于明确维生素 D、钙等营养素的定量指标。

七、特发性脊柱侧凸康复健康宣教

1. 居家体操训练：回顾住院期间物理治疗师的训练指导，回归家庭后继续训练，每天 1 次。

2. 整体姿势再教育：25~30 分钟 1 次，休息 2~3 分钟，每周至少 2 次，维持至少 12 周。包括纠正上交叉体态，回归头部的正确位置，调整站姿，坐姿，步态。包含对照穿衣镜及家属监督下的姿势改良。

3. 全脊柱活动度的训练：60 分钟的门诊回访训练。30 分钟以上的家庭训练计划，每周 2 次。可以改善全脊柱的活动功能，提升患者的心理健康状态。

4. 坚持使用支具。遵照康复医师及假肢矫形师的指导，坚持使用矫形支具。

5. 家属的康复教育：明确患者家属"监督者"的身份意识。鼓励家属参与患者训练。指导家属观察子女的整体外观，功能改善，姿势变化，身高体重的改变等。

八、推荐表单

（一）医师表单

特发性脊柱侧凸康复临床路径医师表单

适用对象：第一诊断为特发性脊柱侧凸（弯）（ICD-10：M41.291）（无并发症患者）

患者姓名：	性别：	年龄：	门诊号：	住院号：

住院日期： 年 月 日	出院日期： 年 月 日	标准住院日：10~14 天

时间	住院第 1 天	住院第 2 天	住院第 3 天
主要诊疗工作	□ 询问病史及体格检查 □ 完成病历书写 □ 开检查单 □ 上级医师查房与初期康复评定	□ 上级医师查房 □ 继续进行相关检查 □ 根据相关检查结果，排除康复治疗禁忌证 □ 必要时请相关科室会诊	□ 根据病史、体检、平片、CT/MRI、康复评定等，确定治疗方案 □ 根据患者情况，行物理因子治疗 □ 完成上级医师查房记录等病历书写 □ 签署康复治疗知情同意书、自费项目协议书等 □ 向患者及家属交代病情及康复治疗方案
重点医嘱	**长期医嘱：** □ 康复医学科护理常规 □ 二级护理 □ 饮食 □ 患者既往基础用药 **临时医嘱：** □ 血常规、尿常规、粪便常规 □ 肝肾功能、电解质、血糖、25-羟维生素 D、生长激素、性激素 □ 心电图 □ X 线检查：站立位脊柱全长正侧位像、卧位左右弯曲像、骨盆正位像	**长期医嘱：** □ 康复医学科护理常规 □ 二级护理 □ 饮食 □ 患者既往基础用药 □ 物理因子治疗 □ 运动疗法 **临时医嘱：** □ 请相关科室会诊 □ 请矫形器工程师会诊 □ 畸形部位脊柱 CT 扫描+三维重建、脊髓造影及造影后 CT 检查、神经电生理检查、肺功能、超声心动图（根据患者情况选择） □ 综合康复评定：脊柱姿势、关节活动范围评定、肌力评定、步行能力评定、进展风险评定、疼痛评定、生活质量评定、社会参与能力评定 □ 平衡功能测定 □ 心肺运动功能试验 □ 骨强度测定 □ 焦虑、抑郁量表 □ 日常生活活动能力评定	**长期医嘱：** □ 康复医学科护理常规 □ 二级护理 □ 饮食 □ 患者既往基础用药 □ 物理因子治疗 □ 运动疗法 **临时医嘱：** □ 根据患者病情，选择性制作矫形器
病情变异记录	□ 无 □ 有，原因： 1. 2.	□ 无 □ 有，原因： 1. 2.	□ 无 □ 有，原因： 1. 2.
医师签名			

时间	住院第 4~8 天	住院第 9~13 天	住院第 10~14 天 （出院日）
主要诊疗工作	□ 上级医师查房与中期康复评定 □ 完成病程 □ 注意皮肤情况、疼痛及神经功能变化 □ 向患者及家属交代病情及注意事项	□ 上级医师查房，末期康复评定明确是否出院 □ 完成出院记录、病案首页、出院证明书等 □ 指导出院后康复训练方法，向患者交代出院后的注意事项，如日常生活中注意保护颈椎、腰椎，避免引发颈腰痛复发的因素，返院复诊的时间、地点，发生紧急情况时的处理等 □ 如果患者不能出院，在病程记录中说明原因和继续治疗的方案	□ 再次向患者及家属介绍出院后注意事项，出院后治疗及家庭保健 □ 患者办理出院手续，出院
重点医嘱	长期医嘱 □ 康复医学：科护理常规 □ 二级护理 □ 既往基础用药 □ 物理因子治疗 □ 运动疗法 □ 矫形器应用 临时医嘱： □ 根据病情需要下达	长期医嘱： □ 康复医学科护理常规 □ 二级护理 □ 基础疾病用药 □ 依据病情下达 出院医嘱： □ 出院医嘱 □ 明日出院 □ 2 周后门诊复查 □ 如有不适，随时来诊	出院医嘱： □ 通知出院 □ 依据病情给予出院带药及出院康复指导（家庭运动疗法、矫形器佩戴、矫形体操）
病情变异记录	□ 无　□ 有，原因： 1. 2.	□ 无　□ 有，原因： 1. 2.	□ 无　□ 有，原因： 1. 2.
医师签名			

（二）护士表单

特发性脊柱侧凸康复临床路径护士表单

适用对象：第一诊断为特发性脊柱侧凸（弯）（ICD-10：M41.291）（无并发症患者）

患者姓名：	性别：	年龄：	门诊号：	住院号：
住院日期： 年 月 日	出院日期： 年 月 日			标准住院日：10~14 天

时间	住院第 1 天	住院第 2 天	住院第 3 天
健康宣教	□ 入院宣教 □ 介绍主管医师、护士 □ 介绍环境、设施 □ 介绍住院注意事项 □ 介绍探视和陪伴制度 □ 介绍贵重物品制度	□ 康复运动宣教 □ 姿势矫正宣教 □ 告知患者在检查中配合医师 □ 与患者沟通，消除患者紧张情绪 □ 告知检查后可能出现的情况及应对方式	□ 康复运动宣教 □ 姿势矫正宣教 □ 告知患者在检查中配合医师 □ 与患者沟通，消除患者紧张情绪 □ 告知检查后可能出现的情况及应对方式
护理处置	□ 核对患者，佩戴腕带 □ 建立入院护理病历 □ 协助患者留取各种标本 □ 测量体重	□ 协助医师完成相关检查、康复评定 □ 康复运动前准备 □ 姿势矫正方法	□ 协助医师完成相关检查 □ 康复运动前准备 □ 姿势矫正方法
基础护理	□ 二级护理 □ 晨晚间护理 □ 患者安全管理	□ 二级护理 □ 晨晚间护理 □ 患者安全管理	□ 二级护理 □ 晨晚间护理 □ 患者安全管理
专科护理	□ 护理查体 □ 日常生活活动指导 □ 跌倒防范 □ 需要时，请家属陪伴 □ 确定饮食种类 □ 心理护理	□ 病情观察 □ 日常生活活动指导 □ 跌倒防范 □ 遵医嘱完成相关检查 □ 心理护理	□ 病情观察 □ 日常生活活动指导 □ 跌倒防范 □ 遵医嘱完成相关检查 □ 心理护理
重点医嘱	□ 详见医嘱执行单	□ 详见医嘱执行单	□ 详见医嘱执行单
病情变异记录	□ 无 □ 有，原因： 1. 2.	□ 无 □ 有，原因： 1. 2.	□ 无 □ 有，原因： 1. 2.
护士签名			

时间	住院第 4~8 天	住院第 9~13 天	住院第 10~14 天 （出院日）
健康宣教	□ 康复运动宣教 □ 姿势矫正宣教 □ 矫形器佩戴宣教	□ 康复运动宣教 □ 姿势矫正宣教 □ 矫形器佩戴宣教	□ 出院宣教 □ 复查时间 □ 康复运动宣教 □ 姿势矫正宣教 □ 矫形器佩戴宣教 □ 指导办理出院手续
护理处置	□ 康复运动前准备 □ 姿势矫正方法 □ 遵医嘱完成相关指导	□ 康复运动前准备 □ 姿势矫正方法 □ 遵医嘱完成相关指导	□ 办理出院手续 □ 书写出院小结
基础护理	□ 二级护理 □ 晨晚间护理 □ 患者安全管理	□ 二级护理 □ 晨晚间护理 □ 患者安全管理	□ 二级护理 □ 晨晚间护理 □ 患者安全管理
专科护理	□ 护理查体 □ 日常生活活动指导 □ 跌倒防范 □ 心理护理	□ 病情观察 □ 日常生活活动指导 □ 跌倒防范 □ 心理护理	□ 病情观察 □ 日常生活活动指导 □ 出院指导 □ 心理护理
重点医嘱	□ 详见医嘱执行单	□ 详见医嘱执行单	□ 详见医嘱执行单
病情变异记录	□ 无　□ 有，原因： 1. 2.	□ 无　□ 有，原因： 1. 2.	□ 无　□ 有，原因： 1. 2.
护士签名			

（三）患者表单

特发性脊柱侧凸康复临床路径患者表单

适用对象：第一诊断为特发性脊柱侧凸（弯）（ICD-10：M41.291）（无并发症患者）

患者姓名：		性别： 年龄： 门诊号：		住院号：
住院日期： 年 月 日		出院日期： 年 月 日		标准住院日：10~14 天

时间	住院第 1 天	住院第 2 天	住院第 3 天
医患配合	□ 配合询问病史、收集资料，请务必详细告知既往史、用药史、过敏史 □ 配合进行体格检查 □ 有任何不适请告知医师	□ 配合完善相关检查、康复评定 □ 医师与患者及家属介绍病情谈话及签字 □ 积极配合会诊	□ 签署康复治疗知情同意书 □ 配合完成康复运动 □ 配合完成物理因子治疗 □ 配合进行姿势矫正
护患配合	□ 配合测量体温、脉搏、呼吸（3次）、血压、体重（1次） □ 配合完成入院护理评估（简单询问病史、过敏史、用药史） □ 接受入院宣教（环境介绍、病室规定、订餐制度、贵重物品保管等） □ 配合执行探视和陪伴制度 □ 有任何不适请告知护士	□ 配合测量体温、脉搏、呼吸（3次）、询问大便情况（1次） □ 接受康复运动宣教 □ 接受姿势矫正宣教 □ 接受饮食宣教	□ 接受康复运动宣教 □ 接受姿势矫正宣教 □ 接受饮食宣教
饮食	□ 遵医嘱饮食	□ 遵医嘱饮食	□ 遵医嘱饮食
排泄	□ 正常排尿便	□ 正常排尿便	□ 正常排尿便
活动	□ 正常活动	□ 正常活动	□ 正常活动

时间	住院第 4~8 天	住院第 9~13 天	住院第 10~14 天（出院日）
医患配合	□ 配合完成中期康复评定 □ 及时向医师汇报疼痛及神经功能变化 □ 询问医师病情及注意事项 □ 配合完成康复运动 □ 配合完成物理因子治疗 □ 配合进行姿势矫正 □ 配合完成矫形器制作	□ 配合完成末期康复评定 □ 询问出院后注意事项及返院复诊的时间、地点，发生紧急情况时的处理等 □ 配合完成康复运动 □ 配合完成物理因子治疗 □ 配合进行姿势矫正 □ 配合进行矫形器矫正	□ 接受出院前指导 □ 知道复查程序 □ 获取出院诊断书
护患配合	□ 配合康复运动 □ 配合姿势矫正 □ 配合矫形器制作 □ 接受进食、进水、排便等生活护理 □ 配合活动，预防皮肤压力伤 □ 注意活动安全，避免坠床或跌倒 □ 配合执行探视及陪伴	□ 配合康复运动 □ 配合姿势矫正 □ 配合矫形器制作 □ 接受进食、进水、排便等生活护理 □ 配合活动，预防皮肤压力性损伤 □ 注意活动安全，避免坠床或跌倒 □ 配合执行探视及陪伴	□ 接受出院宣教 □ 办理出院手续 □ 获取出院康复指导 □ 指导运动、姿势和矫形器矫正的方法、作用及注意事项 □ 指导复印病历程序
饮食	□ 遵医嘱饮食	□ 遵医嘱饮食	□ 遵医嘱饮食
排泄	□ 正常排尿便	□ 正常排尿便	□ 正常排尿便
活动	□ 正常活动	□ 正常活动	□ 正常活动

附：原表单（2017年版）

特发性脊柱侧凸康复临床路径表单

适用对象：第一诊断为特发性脊柱侧凸（ICD-10：M41.1）（无并发症患者）

患者姓名：	性别：	年龄：	门诊号：	住院号：
住院日期： 年 月 日	出院日期： 年 月 日			标准住院日：10~14天

时间	住院第1天	住院第2天	住院第3天
主要诊疗工作	□ 询问病史及体格检查 □ 完成病历书写 □ 开检查单 □ 上级医师查房与初期康复评定	□ 上级医师查房 □ 继续进行相关检查 □ 根据相关检查结果，排除康复治疗禁忌证 □ 必要时请相关科室会诊	□ 根据病史、体检、X线平片、CT/MRI等，确定治疗方案 □ 根据患者情况，行物理因子治疗 □ 完成上级医师查房记录等病历书写 □ 签署康复治疗知情同意书、自费项目协议书等 □ 向患者及家属交代病情及康复治疗方案
重点医嘱	长期医嘱： □ 康复医学科护理常规 □ 二级护理 □ 饮食 □ 患者既往基础用药 临时医嘱： □ 血常规、尿常规、粪便常规 □ 肝肾功能、电解质、血糖 □ 心电图 □ X线检查：站立位脊柱全长正侧位像、卧位左右弯曲像、骨盆正位像 □ 畸形部位脊柱CT扫描+三维重建、脊髓造影及造影后CT检查、神经电生理检查、肺功能、超声心动图（根据患者情况选择）	长期医嘱： □ 康复医学科护理常规 □ 二级护理 □ 饮食 □ 患者既往基础用药 □ 物理因子治疗 □ 运动疗法 临时医嘱： □ 请相关科室会诊 □ 请矫形器工程师会诊	长期医嘱： □ 康复医学科护理常规 □ 二级护理 □ 饮食 □ 患者既往基础用药 □ 物理因子治疗 □ 运动疗法 临时医嘱： □ 根据患者病情，制作或不制作矫形器
主要护理工作	□ 介绍病房环境、设施和设备 □ 体位摆放 □ 入院宣教及护理评定	□ 宣教 □ 观察病情变化 □ 心理和生活护理	□ 宣教 □ 正确执行医嘱 □ 观察治疗后反应
病情变异记录	□ 无 □ 有，原因：	□ 无 □ 有，原因：	□ 无 □ 有，原因：
护士签名			
医师签名			

时间	住院第 4~8 天	住院第 9~13 天 （出院前日）	住院第 10~14 天 （出院日）
主要诊疗工作	□ 上级医师查房与中期康复评定 □ 完成病程 □ 注意疼痛及神经功能变化 □ 向患者及家属交代病情及注意事项	□ 上级医师查房，末期康复评定明确是否出院 □ 完成出院记录、病案首页、出院证明书等 □ 指导出院后康复训练方法，向患者交代出院后的注意事项，如日常生活中注意保护腰椎，避免引发腰痛复发的因素，返院复诊的时间、地点，发生紧急情况时的处理等 □ 如果患者不能出院，在病程记录中说明原因和继续治疗的方案	□ 再次向患者及家属介绍出院后注意事项，出院后治疗及家庭保健 □ 患者办理出院手续，出院
重点医嘱	长期医嘱： □ 康复医学科护理常规 □ 二级护理 □ 既往基础用药 □ 物理因子治疗 □ 运动疗法 □ 矫形器应用 临时医嘱： □ 根据病情需要下达	长期医嘱： □ 康复医学科护理常规 □ 二级护理 □ 基础疾病用药 □ 依据病情下达 出院医嘱： □ 出院医嘱 □ 明日出院 □ 2 周后门诊复查 □ 如有不适，随时来诊	出院医嘱： □ 通知出院 □ 依据病情给予出院带药及出院康复指导（家庭运动疗法、矫形器佩戴、矫形体操）
主要护理工作	□ 正确执行医嘱 □ 随时观察患者病情变化 □ 心理与生活护理	□ 指导患者办理出院手续 □ 出院康复指导	□ 出院家庭护理指导 □ 康复护理指导 □ 告知复诊时间和地点
病情变异记录	□ 无　□ 有，原因： 1. 2	□ 无　□ 有，原因： 1. 2	□ 无　□ 有，原因： 1. 2
护士签名			
医师签名			

参考文献

［1］中华医学会．临床诊疗指南·物理医学与康复分册．北京：人民卫生出版社，2005.

［2］黄晓琳，燕铁斌．康复医学．5 版．北京：人民卫生出版社，2013.

［3］《脑外伤、脑出血术后和脑卒中早期康复诊疗原则》（卫办医政发〔2013〕25 号）．

［4］黄晓琳．颅脑损伤康复．北京：人民卫生出版社，2018.

［5］黄晓琳，燕铁斌．康复医学．6 版．北京：人民卫生出版社，2018.

［6］王玉龙．康复功能评定学．3 版．北京：人民卫生出版社，2018.

［7］倪朝民．神经康复学．3 版．北京：人民卫生出版社，2018.

［8］张元鸣飞，樊静，周谋望，等．2013—2018 年国家三级医院康复医学科住院患者医疗服务与质量安全报告：基于医院质量监测系统病案首页数据．中国康复医学杂志，2020，35（7）：771-774.

［9］岳寿伟．中国腰痛康复指南·物理医学与康复学指南与共识．北京：人民卫生出版社，2019：8-47.

［10］BAENA-BEATO PÁ, ARTERO EG, ARROYO-MORALES M, et al. Aquatic therapy improves pain, disability, quality of life, body composition and fitness in sedentary adults with chronic low back pain. A controlled clinical trial. Clin Rehabil, 2014, 28（4）：350-360.

［11］STEFFENS D, MAHER CG, PEREIRA LS, et al. Prevention of Low Back Pain: A Systematic Review and Meta-analysis. JAMA Intern Med, 2016, 176（2）：199-208.

［12］SHIRI R, KARPPINEN J, LEINO-ARJAS P, et al. The association between obesity and low back pain: a meta-analysis. Am J Epidemiol, 2010, 171（2）：135-154.

［13］北京市卫生局．物理医学与康复科诊疗常规．北京：中国协和医科大学出版社，2002.

［14］南登崑．康复医学．4 版．北京：人民卫生出版社，2011.

［15］陈孝平．外科学（八年制教材）．2 版．北京：人民卫生出版社，2010.

［16］中国康复医学会颈椎病专业委员会．颈椎病诊治与康复指南．中国康复医学会颈椎病专业委员会眩晕学组成立大会暨眩晕多学科研讨会，2012.

［17］杨子明，李放，陈华江．颈椎病的分型、诊断及非手术治疗专家共识（2018）．中华外科杂志，2018，56（6）：401-402.

［18］章薇，李金香，娄必丹，等．中医康复临床实践指南·项痹（颈椎病）．康复学报，2020，30（5）：337-342.

［19］McCORMICK J R, SAMA A J, SCHILLER N C, et al. Cervical Spondylotic Myelopathy: A Guide to Diagnosis and Management. JAM Board Fam Med, 2020, 33（2）：303-313.

［20］王雪强，王于领，张志杰，等．运动疗法治疗颈痛的中国专家共识．上海体育学院学报，2020，44（1）：59-69.

［21］陈肖敏，王元姣．康复护理临床路径．北京：人民卫生出版社，2019.

［22］潘海燕．健康教育配合物理疗法对大学生颈椎病患者疗效与心理健康的影响．中国学校卫生，2017，38（8）：1245-1247.

［23］梅蓉，景蓉．颈椎病健康教育管理的研究进展．中国医药导报，2018，15（35）：43-46.

［24］曾敏．综合护理干预在颈椎病康复治疗中的应用价值研究．实用临床护理学电子杂志，

2018, 3 (30)：57.

[25] 王洁．腰椎滑脱病人的术前术后护理探讨．护理学，2020, 9 (4)：279-283.

[26] 张晓熊．加速康复外科理念在退变性腰椎滑脱症患者围手术期护理中的应用．中国实用医药，2020, 15 (8)：185-186.

[27] 贾连顺．腰椎滑脱和腰椎滑脱症．中国矫形外科杂志，2001, 8 (8)：815-817.

[28] REVEL M, POIRAUDEAU S, AULELEY G R, et al. Capacity of the clinical picture to characterize low back pain relieved by facet joint anesthesia. Proposed criteria to identify patients with painful facet joints. Spine, 1998, 23 (18)：1972-1976.

[29] LIPPITT, Alan B. The facet joint and its role in spine pain. Management with facet joint injections. Spine, 1984, 9 (7)：746-750.

[30] Eisenstein S M, Parry C R. The lumbar facet arthrosis syndrome. Clinical presentation and articular surface changes. Journal of Bone & Joint Surgery British Volume, 1987, 69 (1)：3-7.

[31] 姜青峰．腰腿痛的牵引康复护理观察体会．医学信息，2012, 25 (12)：305.

[32] 武继祥．假肢与矫形器的临床应用．北京：人民卫生出版社，2012.

[33] 励建安．物理医学与康复医学．比胜，黄晓琳主译．北京：科学出版社，2018.

[34] 赵正权，武继祥．康复治疗师临床工作指南：矫形器与假肢治疗技术．北京，人民卫生出版社，2019.

[35] 汪斯衡，蒋佳，陈世益，等．肩关节前方不稳的康复治疗研究进展．中国运动医学杂志，2016, 35 (12)：1172-1175.

[36] WILK K E, MACRINA L C, REINOLD M M. Non-Operative Rehabilitation for Traumatic and Atraumatic Glenohumeral Instability. International Journal of Sports Physical Therapy, 2006, 1 (1)：16-31.

[37] 王昕．早期护理对肩关节前脱位手法复位后康复的影响研究．中国实用医药，2019, 14 (03)：179-181.

[38] 张凯搏，唐新，李箭，等．2019年美国骨科医师学会（AAOS）肩袖损伤临床实践指南解读．中国运动医学杂志，2020, 39 (5)：403-412.

[39] CHEN R E, ILYA V. Long Head of Biceps Injury：Treatment Options and Decision Making. Sports Medicine and Arthroscopy Review, 2018, 26 (3)：139-144.

[40] NHO S J, STRAUSS E J, LENART B A, et al. Long head of the biceps tendinopathy：diagnosis and management. Journal of the American Academy of Orthopaedic Surgeons, 2010, 18 (11)：645-656.

[41] 郑彩娥，李秀云．实用康复护理学．北京：人民卫生出版社，2012：360-369.

[42] 贾宗海，梁高峰，耿朝萌，等．难复性肘关节脱位合并肱动脉损伤的治疗策略．中国骨与关节损伤杂志，2020, 35 (5)：464-466.

[43] 蒋协远，查晔军．肘关节损伤治疗之我见．中国骨与关节杂志，2016, 5 (4)：241-244.

[44] 熊敏芬，王伟．健康教育对骨折患者康复结局的影响．实用临床护理学杂志，2018, 3 (14)：58-59.

[45] 中华医学会．临床诊疗指南·临床营养科分册．北京：人民卫生出版社，2007.

[46] 陈秀云，刘瑞兰，王莉，等．跟腱断裂的术后护理与康复指导．中国运动医学杂志，2002, 21 (4)：426-428.

[47] 李宏云，徐翰林，白露，等．跟腱止点性腱病临床治疗专家共识．中国运动医学杂志，2019, 38, (10)：829-833.

[48] 施忠民，陈城，马燕红，等．中国慢性踝关节外侧不稳定术后康复专家共识．中华骨与关节外科杂志，2019, 12 (10)：747-753.

[49] NORMAND E, FRANCO A, MARCIL V. Nutrition and physical activity level of adolescents with idiopathic scoliosis：A narrative review. The Spine Journal, 2019, 20 (5)：785-799.

［50］NEGRINI S, DONZELLI S, AULISA A G, et al. 2016 SOSORT guidelines: Orthopaedic and reha-bilitation treatment of idiopathic scoliosis during growth. Scoliosis and Spinal Disorders, 2018, 13.

［51］J. Y. Thompson, E. M. Williamson, M. A. Williams, et al. Effectiveness of scoliosis－specific exercises for adolescent idiopathic scoliosis compared with other non－surgical interventions: a sys-tematic review and meta－analysis, 2019, 105（2）: 214-234.

［52］DUNN JOHN, HENRIKSON NORA B, MORRISON CAITLIN C, et al. Screening for Adolescent Idiopathic Scoliosis: Evidence Report and Systematic Review for the US Preventive Services Task Force, 2018, 319（2）: 173-187.

［53］JANICKI JA, ALMAN B. Scoliosis: Review of diagnosis and treatment. Paediatr Child Health, 2007, 12（9）: 771-776.

附录 1

脑梗死恢复期康复临床路径病案质量监控表单

1. 进入临床路径标准
疾病诊断：脑梗死恢复期（ICD-10：I63.900）
2. 病案质量监控表

监控项目 监控重点 住院时间		评估要点		监控内容	分数	减分理由	备注
首页		主要诊断名称及编码		脑梗死恢复期（ICD-10：I63.900）	5□ 4□ 3□		
		其他诊断名称及编码		无遗漏，编码准确	1□ 0□		
		其他项目		内容完整、准确、无遗漏	5□ 4□ 3□ 1□ 0□		
住院第1天（急诊室到病房或直接到卒中单元	入院记录	现病史	主要症状	是否记录： 一侧肢体无力或麻木，语言障碍等 持续时间（天）	5□ 4□ 3□ 1□ 0□		院24小时内完成
			病情演变过程	是否描述主要症状的演变过程，如： 诱因：有无致病因素 起病情况：安静（睡眠）或活动中起病，是否急性起病 局灶神经功能缺损症状及体征发生、发展及演变的全过程，进展-加重-缓解过程。如肌力下降程度，从不能持物进展到不能抬举等 发病具体时间点（如几点发病到目前的时间，以小时计算） 按症状出现的时间顺序、方式、严重程度描述	5□ 4□ 3□ 1□ 0□		

续　表

住院时间 / 监控项目 / 监控重点		评估要点		监控内容	分数	减分理由	备注
住院第 1 天（急诊室到病房或直接到卒中单元	入院记录	现病史	其他伴随症状	是否描述相应的伴随症状如：头痛、头晕、恶心、呕吐、胸闷、心悸、出汗、抽搐、发热、意识状态、二便情况等	5□ 4□ 3□ 1□ 0□		院 24 小时内完成
			院外诊疗过程	是否描述诊断及治疗经过是否做过头颅 CT 或 MRI 检查等用药情况及效果	5□ 4□ 3□ 1□ 0□		
		既往史个人史家族史		是否按照病历书写规范记录，并重点记录：过敏史过敏药物、食物、化学物质等吸烟饮酒史：时间及频率是否有既往病史高血压、血液病、颅内血管畸形、CAA、脑肿瘤等溶栓及抗凝药物史家族中是否有上述病史	5□ 4□ 3□ 1□ 0□		
		体格检查		是否按照病历书写规范记录，并重点记录重要体征，无遗漏，如：神经系统体征关节活动度	5□ 4□ 3□ 1□ 0□		
		辅助检查		是否记录辅助检查结果，如：头颅 CT 或 MRI凝血功能	5□ 4□ 3□ 1□ 0□		
	首次病程记录	病例特点		是否简明扼要，重点突出，无遗漏：1. 年龄、既往健康状况、特殊的生活习惯及嗜好等2. 病情特点3. 突出的症状和体征4. 辅助检查结果5. 其他疾病史	5□ 4□ 3□ 1□ 0□		入院 8 小时内完成
		初步诊断		第一诊断为：脑梗死恢复期（ICD - 10：I63. 900）	5□ 4□ 3□ 1□ 0□		

监控项目　住院时间 监控重点		评估要点	监控内容	分数	减分理由	备注
住院第 1 天（急诊室到病房或直接到卒中单元	首次病程记录	诊断依据	是否充分、分析合理 根据《临床诊疗指南物理医学与康复分册》（中华医学会编著，人民卫生出版社）、《临床诊疗指南神经病学分册》（中华医学会编著，人民卫生出版社） 1. 临床表现：意识障碍、运动功能障碍、感觉功能障碍、言语功能障碍、吞咽功能障碍、认知功能障碍、 精神、情感、心理障碍、膀胱及直肠功能障碍、日常生活功能障碍、脑神经麻痹 2. 影像学检查：CT、MRI 发现的相应脑病病变	5□ 4□ 3□ 1□ 0□		入院 8 小时内完成
		鉴别诊断	是否根据病例特点与下列疾病鉴别： 诊断明确	5□ 4□ 3□ 1□ 0□		
		诊疗计划	是否全面并具有个性化： 1. 必需的检查项目 （1）血常规、尿常规、粪便常规 （2）肝肾功能、电解质、血糖、血脂、凝血功能、同型半胱氨酸 （3）感染性疾病筛查（乙型肝炎、丙型肝炎、梅毒、艾滋病等） （4）心电图检查 2. 根据具体情况可选择的检查项目 （1）头颅 MRI、CTA、MRA 或 DSA （2）心、肺功能检查 （3）超声检查：心脏、血管、腹部等 3. 病情评估 4. 康复专科评估 5. 康复方案 6. 脑血管病二级预防 7. 预防并发症 8. 向家属交代病情，健康宣教	5□ 4□ 3□ 1□ 0□		

续　表

监控项目 住院时间	监控重点	评估要点	监控内容	分数	减分理由	备注
住院第1天（急诊室到病房或直接到卒中单元）	病程记录	上级医师查房记录	是否有重点内容并结合本病例： 1. 补充病史和查体 2. 诊断、鉴别诊断分析 3. 进行病情初步评估，病情严重度及预后评估 4. 治疗方案分析，提出诊疗意见，确定康复方案 5. 提示需要观察和注意的内容 6. 风险评估，并发症预防（深静脉血栓、压疮、关节挛缩等）	5□ 4□ 3□ 1□ 0□		入院48小时内完成
		住院医师查房记录	是否记录、分析全面： 1. 神经系统症状及体征变化 2. 分析辅助检查结果 3. 记录分析治疗效果 4. 记录调整的治疗方案、调整的药物等及原因分析 5. 上级医师查房意见的执行情况 6. 病情评估及预后评估 7. 并发症预防（深静脉血栓、压疮、关节挛缩等）	5□ 4□ 3□ 1□ 0□		
住院第2天	病程记录	上级医师查房记录	是否有重点内容并结合本病例： 1. 分析检查结果 2. 解决存在的问题 3. 指导康复治疗			
		住院医师查房记录	是否记录、分析全面： 1. 神经系统症状及体征变化，特别要对住院期间症状及体征进展或缓解情况进行描述 2. 分析辅助检查结果 3. 记录分析治疗效果 4. 记录调整的治疗方案、调整的药物等及原因分析 5. 上级医师查房意见的执行情况	5□ 4□ 3□ 1□ 0□		

续 表

住院时间 \ 监控项目 \ 监控重点		评估要点	监控内容	分数	减分理由	备注
住院第3天	病程记录	上级医师查房记录	是否有重点内容并结合本病例: 1. 症状体征是否有改善 2. 分析检查结果 3. 解决存在的问题 4. 康复治疗结果评估 5. 风险评估	5□ 4□ 3□ 1□ 0□		
		住院医师查房记录	是否记录、分析全面: 1. 神经系统症状及体征变化,特别要对住院期间症状及体征进展或缓解情况进行描述 2. 分析辅助检查结果 3. 记录分析治疗效果 4. 记录调整的治疗方案、调整的药物等及原因分析 5. 上级医师查房意见的执行情况			
住院第4~19天	病程记录	住院医师查房记录	是否记录、分析全面: 1. 神经系统症状及体征变化,特别要对住院期间症状及体征进展或缓解情况进行描述 2. 分析辅助检查结果 3. 记录分析治疗效果 4. 记录调整的治疗方案、调整的药物等及原因分析 5. 评估康复治疗效果 6. 病情评估和预后评估 7. 并发症预防情况 8. 上级医师查房意见的执行情况	5□ 4□ 3□ 1□ 0□		
		上级医师查房记录	是否有重点内容并结合本病例: 1. 症状体征是否有改善 2. 分析检查结果 3. 解决存在的问题 4. 康复治疗结果评估 5. 风险评估	5□ 4□ 3□ 1□ 0□		

续 表

监控项目\监控重点\住院时间		评估要点	监控内容	分数	减分理由	备注
住院第20~27天（出院前日）	病程记录	住院医师查房记录	是否记录、分析全面： 1. 神经系统症状及体征变化，特别要对住院期间症状及体征进展或缓解情况进行描述 2. 分析辅助检查结果 3. 记录分析治疗效果 4. 记录调整的治疗方案、调整的药物等及原因分析 5. 评估康复治疗效果 6. 病情评估和预后评估 7. 并发症预防情况	5□ 4□ 3□ 1□ 0□		
		上级医师查房记录	是否有重点内容并结合本病例： 1. 症状体征是否有改善 2. 分析检查结果 3. 解决存在的问题 4. 康复治疗结果评估 5. 风险评估 6. 指导下一步治疗	5□ 4□ 3□ 1□ 0□		
住院第21~28天（出院日）	病程记录	住院医师查房记录	是否记录、分析 目前病情平稳 病情评估及疗效评估 目前的治疗情况 分析符合出院标准 出院后的治疗方案 出院后注意事项及带药	5□ 4□ 3□ 1□ 0□		
		上级医师查房记录	是否记录、分析 疗效评估，预期目标完成情况 确定符合出院标准 出院后治疗方案	5□ 4□ 3□ 1□ 0□		
	出院记录		记录是否齐全，重要内容无遗漏，如： 1. 入院情况 2. 诊疗经过： 3. 出院情况：症状体征、功能恢复等 4. 主要辅助检查 5. 出院医嘱：出院带药需写明药物名称、用量、服用方法，需要调整的药物要注明调整的方法；出院后患者需要注意的事项；门诊复查时间及项目等	5□ 4□ 3□ 1□ 0□		

续　表

监控项目／住院时间／监控重点		评估要点	监控内容	分数	减分理由	备注
	特殊检查、特殊治疗同意书等医学文书		内容包括自然项目（另页书写时）特殊检查、特殊治疗项目名称、目的、可能出现的并发症及风险患者或家属签署是否同意检查或治疗患者签名医师签名等如非患者本人签字需有委托书	5□ 4□ 3□ 1□ 0□		
	病危（重）通知书		自然项目（另页书写时）、目前诊断、病情危重情况，患方签名、医师签名并填写日期	5□ 4□ 3□ 1□ 0□		
医嘱	长期医嘱	住院第 1 天	1. 康复医学科护理常规 2. 二级护理 3. 基础疾病用药 4. 神经营养药物 5. 运动疗法 6. 吞咽治疗 7. 针灸治疗 8. 认知和言语治疗 9. 促醒治疗（昏迷患者） 10. 物理因子治疗	5□ 4□ 3□ 1□ 0□		
		住院第 2 天	1. 康复医学科护理常规 2. 分级护理 3. 基础疾病用药 4. 神经营养药物 5. 运动疗法 6. 吞咽治疗 7. 针灸治疗 8. 认知和言语治疗 9. 促醒治疗（昏迷患者） 10. 物理因子治疗			
		住院第 3 天	1. 康复医学科护理常规 2. 分级护理 3. 基础疾病用药 4. 神经营养药物 5. 运动疗法 6. 吞咽治疗 7. 针灸治疗 8. 认知和言语治疗 9. 促醒治疗（昏迷患者） 10. 物理因子治疗			

续 表

住院时间 / 监控项目 / 监控重点		评估要点	监控内容	分数	减分理由	备注
医嘱	长期医嘱	住院第4~19天	1. 康复医学科护理常规 2. 分级护理 3. 基础疾病用药 4. 神经营养药物 5. 作业治疗 6. 运动疗法 7. 吞咽治疗 8. 针灸治疗 9. 认知和言语治疗 10. 促醒治疗（昏迷患者） 11. 物理因子治疗	5□ 4□ 3□ 1□ 0□		
		住院第20~27天（出院前日）	1. 康复医学科护理常规 2. 分级护理 3. 基础疾病用药 4. 神经营养药物 5. 运动疗法 6. 作业治疗 7. 吞咽治疗 8. 针灸治疗 9. 认知和言语治疗 10. 促醒治疗（昏迷患者） 11. 物理因子治疗			
		住院第21~28天（出院日）	1. 通知出院 2. 依据病情给予出院带药及建议 3. 给予出院康复指导			
	临时医嘱	住院第1天	1. 日常生活能力评定 2. 酌情进行认知功能评定 3. 血常规、尿常规、肝功能、肾功能、血糖、血脂、血生化、心电图、凝血功能			
		住院第2天	1. 依据病情需要下达 2. 其他特殊医嘱			
		住院第3天	1. 依据病情需要下达 2. 其他特殊医嘱			
		住院第4~19天	1. 异常检查复查 2. 依据病情需要下达 3. 其他特殊医嘱			

续　表

监控项目 / 监控重点 / 住院时间		评估要点	监控内容	分数	减分理由	备注
医嘱	临时医嘱	住院第20~27天（出院前日	1. 明日出院 2. 末期康复评定 3. 出院前康复指导	5□ 4□ 3□ 1□ 0□		
		住院第21~28天（出院日	1. 通知出院 2. 依据病情给予出院带药及建议 3. 给予出院康复指导			
一般书写规范		各项内容	完整、准确、清晰、签字	5□ 4□ 3□ 1□ 0□		
变异情况		变异条件及原因	1. 合并脑梗死后出血或其他严重疾病而影响第一诊断者需退出路径 2. 辅助检查结果异常，需要其他相关专业处理，或因此导致住院时间延长和住院费用增加 3. 住院期间病情加重，出现并发症，需要其他相关专业诊治，导致住院时间延长和住院费用增加 4. 既往合并有其他系统疾病，脑梗死后可能导致既往疾病加重而需要治疗，导致住院时间延长和住院费用增加	5□ 4□ 3□ 1□ 0□		

附录 2

制定/修订《临床路径释义》的基本方法与程序

曾宪涛　蔡广研　陈香美　陈新石　葛立宏　高润霖　顾　晋　韩德民
贺大林　胡盛寿　黄晓军　霍　勇　李单青　林丽开　母义明　钱家鸣
任学群　申昆玲　石远凯　孙　琳　田　伟　王　杉　王行环　王宁利
王拥军　邢小平　徐英春　鱼　锋　张力伟　郑　捷　郎景和

中华人民共和国国家卫生和计划生育委员会采纳的临床路径（Clinical pathway）定义为针对某一疾病建立的一套标准化治疗模式与诊疗程序，以循证医学证据和指南为指导来促进治疗和疾病管理的方法，最终起到规范医疗行为，减少变异，降低成本，提高质量的作用。世界卫生组织（WHO）指出临床路径也应当是在循证医学方法指导下研发制定，其基本思路是结合诊疗实践的需求，提出关键问题，寻找每个关键问题的证据并给予评价，结合卫生经济学因素等，进行证据的整合，诊疗方案中的关键证据，通过专家委员会集体讨论，形成共识。可以看出，遵循循证医学是制定/修订临床路径的关键途径。

临床路径在我国已推行多年，但收效不甚理想。当前，在我国推广临床路径仍有一定难度，主要是因为缺少系统的方法论指导和医护人员循证医学理念薄弱[1]。此外，我国实施临床路径的医院数量少，地域分布不平衡，进入临床路径的病种数量相对较少，病种较单一；临床路径实施的持续时间较短[2]，各学科的临床路径实施情况也参差不齐。英国国家与卫生保健研究所（NICE）制定临床路径的循证方法学中明确指出要定期检索证据以确定是否有必要进行更新，要根据惯用流程和方法对临床路径进行更新。我国三级综合医院评审标准实施细则（2013 年版）中亦指出"根据卫生部《临床技术操作规范》《临床诊疗指南》《临床路径管理指导原则（试行）》和卫生部各病种临床路径，遵循循证医学原则，结合本院实际筛选病种，制定本院临床路径实施方案"。我国医疗资源、医疗领域人才分布不均衡[3]，并且临床路径存在修订不及时和篇幅限制的问题，因此依照国家卫生和计划生育委员会颁发的临床路径为蓝本，采用循证医学的思路与方法，进行临床路径的释义能够为有效推广普及临床路径、适时优化临床路径起到至关重要的作用。

基于上述实际情况，为规范《临床路径释义》制定/修订的基本方法与程序，本团队使用循证医学[4]的思路与方法，参考循证临床实践的制定/修订的方法[5]制定本共识。

一、总则

1. 使用对象：本《制定/修订<临床路径释义>的基本方法与程序》适用于临床路径释义制定/修订的领导者、临床路径的管理参加者、评审者、所有关注临床路径制定/修订者，以及实际制订临床路径实施方案的人员。

2. 临床路径释义的定义：临床路径释义应是以国家卫生和计划生育委员会颁发的临床路径为蓝本，克服其篇幅有限和不能及时更新的不足，结合最新的循证医学证据和更新的临床实践指南，对临床路径进行解读；同时在此基础上，制定出独立的医师表单、护士表单、患者表单、临床药师表单，从而达到推广和不断优化临床路径的目的。

3. 制定/修订必须采用的方法：制定/修订临床路径释义必须使用循证医学的原理及方法，更要结合我国的国情，注重应用我国本土的医学资料，整个过程避免偏倚，符合便于临床使用的需求。所有进入临床路径释义的内容均应基于对现有证据通过循证评价形成的证据以及对各种可选的干预方式进行利弊评价之后提出的最优指导意见。

4. 最终形成释义的要求：通过提供明晰的制定/修订程序，保证制定/修订临床路径释义的流程化、标准化，保证所有发布释义的规范性、时效性、可信性、可用性和可及性。

5. 临床路径释义的管理：所有临床路径的释义工作均由卫生和计划生育委员会相关部门统一管理，并委托相关学会、出版社进行制定/修订，涉及申报、备案、撰写、表决、发布、试用反馈、实施后评价等环节。

二、制定/修订的程序及方法

1. 启动与规划：临床路径释义制定/修订前应得到国家相关管理部门的授权。被授权单位应对已有资源进行评估，并明确制定/修订的目的、资金来源、使用者、受益者及时间安排等问题。应组建统一的指导委员会，并按照学科领域组建制定/修订指导专家委员会，确定首席专家及所属学科领域各病种的组长、编写秘书等。

2. 组建编写工作组：指导委员会应由国家相关管理部门的领导、临床路径所涉及的各个学科领域的专家、医学相关行业学会的领导、卫生经济学领域专家、循证医学领域专家、期刊编辑与传播领域专家、出版社领导、病案管理专家、信息部门专家、医院管理者等构成。按照学科组建编写工作小组，编写小组由首席专家、组长、编写秘书等人员组成，首席专家应由该学科领域具有权威性与号召力的专家担任，负责总体的设计和指导，并具体领导工作的开展。应为首席专家配备1~2名编写秘书，负责整个制定/修订过程的联络工作。按照领域疾病具体病种来遴选组长，再由组长遴选参与制定/修订的专家及秘书。例如，以消化系统疾病的临床路径释义为例，选定首席专家及编写秘书后，再分别确定肝硬化腹水临床

路径释义、胆总管结石临床路径释义、胃十二指肠临床路径释义等的组长及组员。建议组员尽量是由具有丰富临床经验的年富力强的且具有较高编写水平及写作经验的一线临床专家组成。

3. 召开专题培训：制定/修订工作小组成立后，在开展释义制定/修订工作前，就流程及管理原则、意见征询反馈的流程、发布的注意事项、推广和实施后结局（效果）评价等方面，对工作小组全体成员进行专题培训。

4. 确定需要进行释义的位点：针对国家正式发布的临床路径，由各个专家组根据各级医疗机构的理解情况、需要进一步解释的知识点、当前相关临床研究及临床实践指南的进展进行讨论，确定需要进行释义的位点。

5. 证据的检索与重组：对于固定的知识点，如补充解释诊断的内容可以直接按照教科书、指南进行释义。诊断依据、治疗方案等内容，则需要检索行业指南、循证医学证据进行释义。与循证临床实践指南[5]类似，其证据检索是一个"从高到低"的逐级检索的过程。即从方法学质量高的证据向方法学质量低的证据的逐级检索。首先检索临床实践指南、系统评价/Meta分析、卫生技术评估、卫生经济学研究。如果有指南、系统评价/Meta分析则直接作为释义的证据。如果没有，则进一步检索是否有相关的随机对照试验（RCT），再通过RCT系统评价/Meta分析的方法形成证据体作为证据。除临床大数据研究或因客观原因不能设计为RCT和诊断准确性试验外，不建议选择非随机对照试验作为释义的证据。

6. 证据的评价：若有质量较高、权威性较好的临床实践指南，则直接使用指南的内容；指南未涵盖的使用系统评价/Meta分析、卫生技术评估及药物经济学研究证据作为补充。若无指南或指南未更新，则主要使用系统评价/Meta分析、卫生技术评估及药物经济学研究作为证据。此处需注意系统评价/Meta分析、卫生技术评估是否需要更新或重新制作，以及有无临床大数据研究的结果。需要采用AGREE Ⅱ工具[5]对临床实践指南的方法学质量进行评估，使用AMSTAR工具或ROBIS工具评价系统评价/Meta分析的方法学质量[6-7]，使用Cochrane风险偏倚评估工具评价RCT的

方法学质量[7]，采用 QUADAS-2 工具评价诊断准确性试验的方法学质量[8]，采用 NICE 清单、SIGN 清单或 CASP 清单评价药物经济学研究的方法学质量[9]。

证据质量等级及推荐级别建议采用 GRADE 方法学体系或牛津大学循证医学中心（Oxford Centre for Evidence - Based Medicine, OCEBM）制定推出的证据评价和推荐强度体系[5]进行评价，亦可由临床路径释义编写工作组依据 OCEBM 标准结合实际情况进行修订并采用修订的标准。为确保整体工作的一致性和完整性，对于质量较高、权威性较好的临床实践指南，若其采用的证据质量等级及推荐级别与释义工作组相同，则直接使用；若不同，则重新进行评价。应优先选用基于我国人群的研究作为证据；若非基于我国人群的研究，在进行证据评价和推荐分级时，应由编写专家组制定适用性评价的标准，并依此进行证据的适用性评价。

7. 利益冲突说明：WHO 对利益冲突的定义为："任何可能或被认为会影响到专家提供给 WHO 建议的客观性和独立性的利益，会潜在地破坏或对 WHO 工作起负面作用的情况。"因此，其就是可能被认为会影响专家履行职责的任何利益。

因此，参考国际经验并结合国内情况，所有参与制定/修订的专家都必须声明与《临床路径释义》有关的利益关系。对利益冲突的声明，需要做到编写工作组全体成员被要求公开主要经济利益冲突（如收受资金以与相关产业协商）和主要学术利益冲突（如与推荐意见密切相关的原始资料的发表）。主要经济利益冲突的操作定义包括咨询服务、顾问委员会成员以及类似产业。主要学术利益冲突的操作定义包括与推荐意见直接相关的原始研究和同行评议基金的来源（政府、非营利组织）。工作小组的负责人应无重大的利益冲突。《临床路径释义》制定/修订过程中认为应对一些重大的冲突进行管理，相关措施包括对相关人员要求更为频繁的对公开信息进行更新，并且取消与冲突有关的各项活动。有重大利益冲突的相关人员，将不参与就推荐意见方向或强度进行制定的终审会议，亦不对存在利益冲突的推荐意见进行投票，但可参与讨论并就证据的解释提供他们的意见。

8. 研发相关表单：因临床路径表单主要针对医师，而整个临床路径的活动是由医师、护师、患者、药师和检验医师共同完成的。因此，需要由医师、护师和方法学家共同制定/修订医师表单、护士表单和患者表单，由医师、药师和方法学家共同制定/修订临床药师表单。

9. 形成初稿：在上述基础上，按照具体疾病的情况形成初稿，再汇总全部初稿形成总稿。初稿汇总后，进行相互审阅，并按照审阅意见进行修改。

10. 发布/出版：修改完成，形成最终的文稿，通过网站进行分享，或集结成专著出版发行。

11. 更新：修订《临床路径释义》可借鉴医院管理的 PDSA 循环原理［计划（plan），实施（do），学习（study）和处置（action）］对证据进行不断的评估和修订。因此，发布/出版后，各个编写小组应关注研究进展、读者反馈信息，适时的进行《临床路径释义》的更新。更新/修订包括对知识点的增删、框架的调改等。

三、编制说明

在制/修订临床路径释义的同时，应起草《编制说明》，其内容应包括工作简况和制定/修订原则两大部分。

1. 工作简况：包括任务来源、经费来源、协作单位、主要工作过程、主要起草人及其所做工作等。

2. 制定/修订原则：包括以下内容：（1）文献检索策略、信息资源、检索内容及检索结果；（2）文献纳入、排除标准，论文质量评价表；（3）专家共识会议法的实施过程；（4）初稿征求意见的处理过程和依据：通过信函形式、发布平台、专家会议进行意见征询；（5）制/修订小组应认真研究反馈意见，完成意见汇总，并对征询意见稿进行修改、完善，形成终稿；（6）上一版临床路径释义发布后试行的结果：对改变临床实践及临床路径执行的情况，患者层次、实施者层次和组织者层次的评价，以及药物经济学评价等。

参考文献

[1] 于秋红，白水平，栾玉杰，等．我国临床路径相关研究的文献回顾［J］．护理学杂志，2010，25（12）：85-87. DOI：10. 3870/hlxzz. 2010. 12. 085.

[2] 陶红兵，刘鹏珍，梁婧，等．实施临床路径的医院概况及其成因分析［J］．中国医院管理，2010，30（2）：28-30. DOI：10. 3969/j. issn. 1001-5329. 2010. 02. 013.

[3] 彭明强．临床路径的国内外研究进展［J］．中国循证医学杂志，2012，12（6）：626-630. DOI：10. 3969/j. issn. 1672-2531. 2010. 06. 003.

[4] 曾宪涛．再谈循证医学［J］．武警医学，2016，27（7）：649-654. DOI：10. 3969/j. issn. 1004-3594. 2016. 07. 001.

[5] 王行环．循证临床实践指南的研发与评价［M］．北京：中国协和医科大学出版社，2016：1-188.

[6] Whiting P, Savović J, Higgins JP, et al. ROBIS：A new tool to assess risk of bias in systematic reviews was developed［J］. J Clin Epidemiol, 2016, 69：225-234. DOI：10. 1016/j. jclinepi. 2015. 06. 005.

[7] 曾宪涛，任学群．应用 STATA 做 Meta 分析［M］．北京：中国协和医科大学出版社，2017：17-24.

[8] 邬兰，张永，曾宪涛．QUADAS-2 在诊断准确性研究的质量评价工具中的应用［J］．湖北医药学院学报，2013，32（3）：201-208. DOI：10. 10. 7543/J. ISSN. 1006-9674. 2013. 03. 004.

[9] 桂裕亮，韩晟，曾宪涛，等．卫生经济学评价研究方法学治疗评价工具简介［J］．河南大学学报（医学版），2017，36（2）：129-132. DOI：10. 15991/j. cnki. 41-1361/r. 2017. 02. 010.

DOI：10. 3760/cma. j. issn. 0376-2491. 2017. 40. 004

基金项目：国家重点研发计划专项基金（2016YFC0106300）

作者单位：430071 武汉大学中南医院泌尿外科循证与转化医学中心（曾宪涛、王行环）；解放军总医院肾内科（蔡广研、陈香美），内分泌科（母义明）；《中华医学杂志》编辑部（陈新石）；北京大学口腔医学院（葛立宏）；中国医学科学院阜外医院（高润霖、胡盛寿）；北京大学首钢医院（顾晋）；首都医科大学附属北京同仁医院耳鼻咽喉头颈外科（韩德民），眼科中心（王宁利）；西安交通大学第一附属医院泌尿外科（贺大林）；北京大学人民医院血液科（黄晓军），胃肠外科（王杉）；北京大学第一医院心血管内科（霍勇）；中国医学科学院北京协和医院胸外科（李单青），消化内科（钱家鸣），内分泌科（邢小平），检验科（徐英春），妇产科（郎景和）；中国协和医科大学出版社临床规范诊疗编辑部（林丽开）；河南大学淮河医院普通外科（任学群）；首都医科大学附属北京儿童医院（申昆玲、孙琳）；中国医学科学院肿瘤医院（石远凯）；北京积水潭医院脊柱外科（田伟、鱼锋）；首都医科大学附属北京天坛医院（王拥军、张力伟）；上海交通大学医学院附属瑞金医院皮肤科（郑捷）

通信作者：郎景和，Email：langjh@hotmil. com